面向21世纪高等医药院校精品课程教材
（供临床医学、护理学、预防医学、麻醉学、医学检验、
医学影像、中医、药学、生物科学等专业用）

系统解剖学
复习纲要和练习

主　编　邵华信　宋铁山
副主编　金建华　陈成春　金联洲
主　审　姜云杰　楼新法

浙江大學出版社

前　言

本书是以部颁高等医学教育《系统解剖学》教学大纲为基础、以教材《系统解剖学》(柏树令主编)和《系统解剖学》(姜云杰主编)为蓝本编写的。全书除绪论外共十九章,每章分为复习纲要、练习题、练习题参考答案三部分。练习题包括名词解释、单项选择题、多项选择题、填空题、问答题和填图题。各类题型数量合理、重点突出;命题力求规范化、概念清楚、一目了然。

《系统解剖学复习纲要和练习》与一般习题集迥异,具有两个鲜明特点:一是"提纲挈领、执简驭繁";教材内容浩如烟海,学生最大的困难是"易懂难记",故本书根据教学大纲的要求进行归纳总结,除突出重点外,对难点条分缕析,期望学生在全面学习《系统解剖学》教材后,在自修复习时既能较好地掌握和理解全书的基本知识,又能牢固掌握重点,提高应试能力;其二是"发人深省、学用结合",即通过解析各种类型的练习题,随时检验学习效果,以便了解自我,找出不足,激发学习兴趣。

在教学过程中,同学们经常向老师要"重点"或希望上课时要"重点"突出,他们所说的"重点"可能是指为了应试必需记忆的内容。我们试图通过本书将所谓的"重点"提供给读者,便于学生抓住重点,提高学习效率,在有限的教学时数内提高教学质量。如果是这样,本书不仅可供各类全日制医学专业(临床医学、麻醉、影像、护理、预防、检验等)学生使用,也可供各类成人教育、医师和护士执业资格考试复习和培训使用。

邵华信　宋铁山

2005年8月于温州医学院

面向21世纪高等医药院校精品课程配套用书

《系统解剖学复习纲要和练习》编委会名单

主　编：邵华信　宋铁山

副主编：金建华　陈成春　金联洲

主　审：姜云杰　楼新法

编著者：（按姓氏笔画为序）

王　欣　孙淑红　宋铁山　邵华信

陈成春　金建华　金联洲　周　鹏

胡斯旺　徐向党　崔怀瑞　梅　劲

温　昱　戴开宇

目　　录

绪 论

📖复习纲要

一、人体的分部与器官系统

人体从外形上分为10个局部：头部、颈部、背部、胸部、腹部、盆会阴部和左、右上肢及左、右下肢。

构成人体的基本单位是细胞，细胞与细胞间质共同构成组织。人体的基本组织有上皮组织、结缔组织、肌组织和神经组织。几种组织相互结合构成具有一定形态和功能的器官。联合起来共同完成某一生理过程的若干器官构成系统。人体有运动系统、消化系统、呼吸系统、泌尿系统、生殖系统、脉管系统、感觉器、神经系统和内分泌系统。

二、人体解剖学姿势、方位术语、轴和面

为了正确描述人体各器官的形态结构、位置以及它们之间的相互关系，制定公认的统一标准，即解剖学姿势和方位术语。初学者必须准确掌握这项基本知识，以利于学习和交流，避免误解。

（一）标准解剖学姿势

身体直立，两眼平视前方；两足并拢，足尖朝前；上肢垂于躯干两侧，手掌朝向前方。

（二）方位术语

1.上和下　按解剖学姿势，头居上，足在下。在比较解剖学或胚胎学中，由于动物和胚胎体位的关系，常用颅侧代替上，用尾侧代替下。

2.近侧和远侧　在四肢，上又称为近侧，即靠近肢体根部；下又称为远侧，即距离肢体根部较远。近侧和远侧多用于描述部位间的关系。

3.前和后　靠身体腹面者为前，靠背面者为后。在比较解剖学上通常称为腹侧和背侧。在描述手时则常用掌侧和背侧。

4.内侧和外侧　以身体的中线为准，距中线近者为内侧，反之为外侧。

在描述上肢结构时，因前臂的尺骨与桡骨并列，尺骨在内侧，桡骨居外侧，故可用尺侧代替内侧，用桡侧代替外侧。在描述下肢结构时，小腿的胫骨与腓骨并列，胫骨在内侧，腓骨居外侧，故又可用胫侧代替内侧，腓侧代替外侧。

5.浅和深　距体表近者为浅，反之为深。

（三）轴和面

1.轴　以解剖学姿势为准，人体可设3个相互垂直的轴。

(1)矢状轴:为前后方向的轴。

(2)冠状(额状)轴:为左右方向的轴。

(3)垂直轴:为上下方向与地平面互相垂直的轴。

轴多用于表达关节运动时,骨的位移轨迹所沿的轴线。

2. 面　按照轴线,可将人体或器官切成不同的切面,以便从不同角度观察某些结构。

(1)矢状面:沿着矢状轴方向所做的切面。矢状面是将人体分为左右两部分的纵切面,若切面恰好通过人体的正中线,则称正中矢状面。

(2)冠状面(额状面):沿着冠状轴方向所做的切面。冠状面是将人体分为前后两部分的纵切面,与矢状面和水平面相垂直。

(3)水平面(横切面):与水平线平行的切面。水平面将人体分为上下两部分,与上述两个纵切面相垂直。

需要说明的是,器官的切面一般不以人体的长轴为准,而以其自身的长轴为准:①沿其长轴所做的切面为纵切面;②与长轴垂直的切面为横切面。

练习题

(一)名词解释

1. 解剖学姿势　2. 冠状轴　3. 水平面　4. 正中矢状面

(二)单项选择题

1. 将人体分为左右两部分的切面称　(　　)

A. 冠状面　B. 水平面　C. 纵切面

D. 正中矢状面　E. 矢状面

2. 下列叙述中,正确的是　(　　)

A. 上下方向通过人体且与地平面相互垂直的轴,称垂直轴

B. 距肢体根部较近的称近侧,反之为远侧

C. 距体表近者为浅,反之为深

D. 将人体分成左右均等两半的切面,称正中矢状面

E. 以上都对

练习题参考答案

(略)

(邵华信)

第一章　骨　学

📖复习纲要

一、总论

(一)骨的分类

1.按部位分类

(1)躯干骨:成人,24块椎骨,1块骶骨,1块尾骨,12对肋,1块胸骨。

(2)颅骨:脑颅骨8块,面颅骨15块,听小骨6块。

(3)附肢骨:上肢骨64块,下肢骨62块。

2.按形态分类

(1)长骨:呈棒状,多位于四肢,运动中起杠杆作用。形态特征:①骨体(干);②两端膨大称骺;③骨体内的腔为髓腔,内容骨髓。如肱骨、股骨等。

(2)短骨:形态特征:近立方形,有多个关节面。如腕骨、跗骨。

(3)扁骨:呈板状,如胸骨、肋骨等。

(4)不规则骨:形状不规则,如椎骨、颞骨等。

(二)骨的构造

1.骨质

(1)骨密质:位于骨的表面,可承受一定的压力。

(2)骨松质:位于骨的内部,结构疏松,呈海绵状,由骨小梁构成。

2.骨髓　骨髓是位于髓腔和骨松质间隙内的软组织:①红骨髓,胎儿和幼儿期全部是红骨髓。成年人长骨、短骨、扁骨和不规则骨内均为红骨髓,有造血功能。②黄骨髓,约5岁后,长骨髓腔内的红骨髓逐渐被脂肪组织所代替,成为黄骨髓,并失去造血功能。

3.骨膜　紧贴在除关节面以外的骨的表面。骨膜含有丰富的血管、神经和成骨细胞、破骨细胞,对骨的营养、生长及再生有重要意义。

二、躯干骨

(一)椎骨

1.椎骨的一般形态　椎骨由椎体、椎弓组成,除第1颈椎、骶骨和尾骨外,椎体的后面与椎弓共同围成椎孔,相邻椎弓根的上、下切迹围成椎间孔。由椎弓发出7个突起:一个棘突,一对横突,一对上关节突和下关节突。各部椎骨特征比较如表1-1所示。

表 1-1 各部椎骨特征比较

名称	椎体	椎孔	横突	棘突
颈椎	小、椭圆形	三角形	横突孔	2～6 末端分叉
胸椎	心形、有肋凹	圆 形	有肋凹	向后下倾斜
腰椎	特大、肾形	三角形	无肋凹	板状、水平向后

2.特殊颈椎

(1)第 1 颈椎:又称寰椎,呈环状,无椎体、棘突和关节突。

(2)第 2 颈椎:又称枢椎,椎体向上有一突起,称齿突。

(3)第 7 颈椎:又称隆椎,棘突长,末端不分叉,是计数椎骨序数的体表标志。

3.骶骨 呈三角形,底向上,尖朝下,前面凹、后面凸。主要结构:①骶骨岬;②骶管裂孔;③骶角。

4.尾骨

(二)胸骨

1.位置和形态 位于胸廓前中部,为长形扁骨,上宽下窄。

2.分部 自上而下分为胸骨柄、胸骨体和胸骨剑突。胸骨柄上缘中分的凹陷为颈静脉切迹。

(三)肋

由肋骨和肋软骨构成,12 对,第 1～7 对称真肋,第 8～10 对称假肋,第 11～12 对称浮肋。

第 1 肋骨宽、短,分上下面、内外缘,无肋沟和肋角;内缘前部有前斜角肌结节;在上面,前斜角肌结节的前后方分别有锁骨下静脉和锁骨下动脉沟。

第 1 肋软骨与胸骨之间为软骨结合;第 2～7 肋软骨与胸骨之间为微动关节。

第 10、9、8 肋软骨依次与上位肋软骨相连,形成肋弓。

躯干骨的骨性标志如下:

1.颈静脉切迹 在胸骨柄上缘,左、右锁骨内侧端之间,向后约平对第 2 胸椎体下缘。

2.胸骨角 是胸骨柄与胸骨体相连结处微向前凸的角,两侧与第 2 肋软骨相连,是计数肋骨的体表标志;向后约平对第 4 胸椎体下缘。

3.剑突 在胸骨下端,两侧肋弓构成的胸骨下角内。

4.肋弓 由第 10、9、8 肋软骨依次与上位肋软骨相连而成。

5.第 7 颈椎棘突 屈颈时,在项部、平肩处的突起;是计数椎骨棘突序数的标志。

6.骶角 是第 5 骶椎的下关节突,临床上以此来确定骶管裂孔位置。

三、颅骨

(一)颅的组成

1.脑颅骨 共有 8 块,不成对的有额骨、筛骨、蝶骨和枕骨;成对的有颞骨和顶骨。额骨、顶骨和枕骨主要参入组成颅盖;蝶骨、筛骨、枕骨和颞骨主要参入组成颅底。

颅盖骨的特点:骨密质构成颅盖骨的外板和内板,两板之间的松质称为板障,内有板障静脉通过。

2. 面颅骨　共有15块，成对的有上颌骨、鼻骨、泪骨、颧骨、下鼻甲和腭骨，不成对的有下颌骨、舌骨和犁骨。上颌骨位于面颅中央，其外上方为颧骨，后方接腭骨，内侧面连结下鼻甲。骨性鼻腔的中央是犁骨，参入构成骨性鼻中隔的后下部。舌骨位于喉的上方，借韧带连于颅底。下颌骨位于面颅的前下方。

（二）颅的整体观

1. 颅顶面观　可见冠状缝、矢状缝、人字缝。

2. 颅后面观　枕外隆凸、乳突和上项线。

3. 颅底内面观

（1）颅前窝：容纳大脑额叶。主要结构为筛板，板上有许多筛孔→鼻腔。

（2）颅中窝：容纳大脑颞叶。中央部是蝶骨体，上面有垂体窝，前两侧有视神经管，后方有鞍背。临床上通常将垂体窝和鞍背合称为蝶鞍。在蝶鞍的两侧，由前内侧向后外侧依次有圆孔、卵圆孔和棘孔。蝶骨体与颞骨岩部尖端之间为破裂孔，此孔的后外侧有颈动脉管内口。

（3）颅后窝：容纳小脑和脑干。中央有枕骨大孔→椎管，后方中央有隆起的枕内隆凸，自此向两侧为横窦沟；横窦沟向前下延续为乙状窦沟，其末端终于颈静脉孔。颈静脉孔与枕骨大孔之间有舌下神经管。颞骨岩部后面为内耳门→内耳道→内耳道底。

4. 颅底外面观　颅底外面凹凸不平，孔裂多。为了便于记忆，可将其分为前、中、后3区：①前区，主要结构有牙槽弓和骨腭；②中区，可见与颅底内面相通的卵圆孔和棘孔，下颌窝和关节结节，颈动脉管外口→颈动脉管→颈动脉管内口；③后区，于枕骨大孔外侧可见枕骨髁；茎突与乳突之间有茎乳孔，是面神经管的外口。

5. 颅侧面观　可见颞骨乳突，乳突前方有外耳门→外耳道。外耳门前方为颧弓，在体表可摸到。以颧弓平面为界分为上方的颞窝和下方的颞下窝。

（1）颞窝：其前下部是额、顶、蝶、颞4骨连结处，称翼点。翼点骨质薄弱，且内面有脑膜中动脉的前支经过，故外伤或骨折时，易损伤动脉而形成颅腔内血肿。

（2）颞下窝：是上颌体和颧骨后方的不规则间隙，向内通翼腭窝。翼腭窝是上颌骨、腭骨和蝶骨翼突之间不规则的间隙，是口腔、鼻腔、眶、颅中窝和颞下窝的交通要道。

下颌支的后缘与下颌体下缘相交处称下颌角，是常用的骨性标志。

6. 颅前面观　由上而下分为额区、眶、骨性鼻腔和骨性口腔。

（1）额区：（略）

（2）眶：容纳眼球和眼副器，呈四面锥体形。尖朝向后内侧→ 神经管→颅中窝；底朝前外侧称眶口。上壁前外侧有泪腺窝；内侧壁前部有泪骨与上颌 围成的泪囊窝（泪囊窝→鼻泪管→下鼻道）；外侧壁经眶上裂→颅中窝；下壁后方与外侧 界处有眶下裂→翼腭窝。

（3）骨性鼻腔：不规则、上窄下宽的腔。居面颅中央，上 腔，下为口腔，两侧毗邻眶、筛窦和上颌窦；前方经梨状孔开口于颜面，后方以鼻后孔与 相通。鼻腔被骨性鼻中隔分为左右两半。鼻腔外侧壁有三个向下卷曲的上、中、下鼻 鼻甲下方为相应的鼻道。上鼻甲与蝶骨体之间的间隙为蝶筛隐窝。

骨内的含气腔隙。有4对：①额窦→中

（4）鼻旁窦：位于鼻腔周围，并且与鼻腔相通 ，后群→上鼻道；③蝶窦→蝶筛隐窝；④鼻道；②筛窦，分前、中、后三群，前群和中群→ 窦底，炎症产物积聚时，直立体位不易引上颌窦→中鼻道。上颌窦最大，并且开口位

流。

(5)骨性口腔：由上颌骨、腭骨和下颌骨围成。

颅的骨性标志：枕外隆凸、乳突、颧弓、下颌角、下颌头、眶缘、眉弓、舌骨。

四、附肢骨

(一)上肢骨

1. 上肢带骨

(1)锁骨：横于颈胸交界处，呈“S”形弯曲，内侧 2/3 段凸向前，外侧 1/3 段凸向后，全长可在体表触及。内侧端与胸骨构成胸锁关节，外侧端与肩胛骨构成肩锁关节。锁骨骨折多见于中、外 1/3 段交界处。

(2)肩胛骨：呈三角形的扁骨，位于胸廓后外侧，介于第 2～7 肋骨之间。分为：①两面，前面为肩胛下窝，后面偏上方有一横行的肩胛冈，其上、下方有冈上窝和冈下窝。肩胛冈的外侧端称肩峰；②三个角，上角平对第 2 肋，下角平第 7 肋或第 7 肋间隙，为计数肋序数的标志，外侧角粗大、肥厚，有朝向外侧的关节盂；③三缘，上缘短薄，靠其外侧端有指状的喙突。

2. 自由上肢骨

(1)肱骨：位于臂部。上端主要有肱骨头，朝向上后内侧，骨干与上端移行处较细，为外科颈。骨干中部的外侧面有三角肌粗隆，后面有从上内侧行向下外侧的桡神经沟，肱骨中段骨折时，容易损伤桡神经。下端内侧部有肱骨滑车，与尺骨相关节，外侧部有肱骨小头，与桡骨相关节；此外，在下端的两侧各有一个内上髁和外上髁；内上髁后方有尺神经沟。

(2)尺骨：居前臂内侧，上粗下细。上端后方较大的为鹰嘴，前下方较小的称冠突，两者之间的凹陷称滑车切迹，与肱骨滑车相关节。尺骨鹰嘴为上肢重要的骨性标志。

(3)桡骨：位于前臂外侧，上细下粗。上端为桡骨头，其上方有关节凹，与肱骨小头相关节，周围的环状关节面与尺骨的桡切迹相关节。下端有腕关节面与腕骨相关节。下端内侧有尺切迹，与尺骨头相关节。

(4)手骨：①腕骨，共 8 块，排成近侧和远侧两列，由桡侧向尺侧，近侧列依次为手舟骨、月骨、三角骨和豌豆骨；远侧列是大多角骨、小多角骨、头状骨和钩骨；②掌骨，共 5 块，属长骨；③指骨，属长骨，除拇指两节外，其他 4 指均为 3 节。

上肢骨的骨性标志[illegible]肩胛骨下角，肩胛冈，肩峰，喙突，内上髁，外上髁桡骨，尺骨鹰嘴。

(二)下肢骨

1. 下肢带骨——髋骨 [illegible]于躯干下端两侧，由髂骨、坐骨和耻骨构成。幼年期三骨之间为软骨结合。成年后软骨骨化[illegible]骨融合为一，在融合处的外面有深窝，称髋臼。

(1)髂骨：构成髋骨上部，分[illegible]骨体和髂骨翼。体构成髋臼的上 2/5，翼上缘称髂嵴，两侧髂嵴最高点的连线，约平第 4 腰[illegible]突，可作为腰椎穿刺的定位标志。髂嵴前端为髂前上棘，后端为髂后上棘，是骨髓穿刺的[illegible]部位。髂骨翼内面的浅窝称髂窝，窝下界的骨嵴为弓状线，此线后端接耳状面。

(2)坐骨：构成髋骨的后下部，分为坐[illegible]和坐骨支。体构成髋臼的后下 2/5。后缘有尖形的坐骨棘，其上、下方分别有坐骨大切迹[illegible]迹。体向前上移行为坐骨支，移行处后部的隆起为坐骨结节。

(3)耻骨：构成髋骨的前下部，分为体和上、[illegible]体构成髋臼前下 1/5。在耻骨上、下支移行处的内侧，为耻骨联合面。耻骨上支上缘的骨嵴称耻骨梳，其前端终止于耻骨结节。耻骨下支与坐骨支共同围成闭孔。

2. 自由下肢骨

(1)股骨：位于大腿，是最粗大的长骨，长度约占身长的1/4。上端为股骨头，与髋臼相关节，其下外侧的狭细部分称股骨颈。颈外侧的隆起称大转子，下内侧称小转子。股骨下端两侧膨大，形成内侧髁和外侧髁。

(2)髌骨：位于股骨下端的前面，是人体最大的籽骨，镶嵌于股四头肌腱内。

(3)胫骨：位于小腿内侧。上端向两侧形成内侧髁和外侧髁，上端前面有胫骨粗隆。下端内侧下方的突起称内踝。下端的下面和内踝的外侧面与距骨相关节。

(4)腓骨：位于小腿外侧。上端稍膨大称腓骨头。下端膨大形成外踝。

(5)足骨：由7块跗骨、5块跖骨和14块趾骨组成。跗骨分为前、中、后3列：①后列包括上方的距骨和下方的跟骨；②中列为足舟骨；③前列为3块楔骨和骰骨。

下肢骨的骨性标志：髂嵴、髂前上棘、耻骨结节、坐骨结节、大转子、胫骨粗隆、内踝、外踝。

练习题

(一)名词解释

1. 翼点　2. 胸骨角　3. 椎间孔　4. 椎管　5. 颅囟　6. 肱骨外科颈　7. 桡神经沟　8. 髂嵴　9. 骶角　10. 骨髓

(二)单项选择题

1. 下列关于骨的叙述，正确的是 (　)

A. 骨又称骨骼　B. 骨由骨组织构成

C. 骨构成人体的支架和外形　D. 成人共有206块骨

E. 骨约占成人体重的60%

2. 下列关于骨的理化性质的叙述，正确的是 (　)

A. 无机质形成骨的支架　B. 有机质使骨具有弹性和韧性

C. 壮年人骨的有机质约占2/3　D. 老年人骨的无机质约占2/3

E. 幼儿骨的有机质约占2/3

3. 下列关于骨的构造的叙述，正确的是 (　)

A. 由骨密质、骨松质和骨膜构成　B. 由骨密质、骨松质和骨髓构成

C. 由骨质、骨膜、骨髓、神经和血管构成　D. 由骨密质、骨松质和黄骨髓构成

E. 由骨质、红骨髓和黄骨髓构成

4. 有横突孔的椎骨是 (　)

A. 颈椎　B. 胸椎　C. 腰椎

D. 骶椎　E. 尾骨

5. 下列关于躯干骨组成的叙述，正确的是 (　)

A. 椎骨、尾骨、骶骨　B. 椎骨、肋、胸骨柄

C. 椎骨、骶骨、尾骨、胸骨、肋　D. 胸骨、肋、肩胛骨
E. 椎骨、肋骨、锁骨、肩胛骨

6. 胸骨角两侧平对　(　)
A. 第 6 肋　B. 第 5 肋　C. 第 4 肋
D. 第 3 肋　E. 第 2 肋

7. 肋骨　(　)
A. 简称肋　B. 属长骨　C. 后端与胸椎相关节
D. 前端与胸骨相连　E. 内面近上缘处有肋沟

8. 下列关于椎骨的叙述，正确的是　(　)
A. 颈椎棘突均分叉　B. 颈椎均有肋凹
C. 第 12 胸椎无肋凹　D. 胸椎棘突板状水平向后
E. 腰椎关节突关节面几乎呈矢状

9. 相邻椎弓根的上下切迹围成　(　)
A. 椎孔　B. 椎管　C. 横突孔
D. 椎间孔　E. 椎弓

10. 下列关于颈静脉切迹的叙述，正确的是　(　)
A. 颈椎体上的血管压迹　B. 锁骨内侧端的凹陷
C. 胸骨体侧缘中分的凹陷　D. 胸骨柄上缘中分的凹陷
E. 以上都不对

11. 下列关于椎孔的叙述，正确的是　(　)
A. 由椎体与椎弓根围成　B. 由椎体与椎弓板围成
C. 有脊神经通过　D. 由椎体与椎弓围成
E. 是椎骨之间的孔

12. 椎动脉沟位于　(　)
A. 寰椎后弓的上面　B. 寰椎后弓的下面
C. 寰椎前弓的上面　D. 寰椎前弓的下面
E. 寰椎上关节凹前面

13. 下列选项中，属脑颅骨的是　(　)
A. 颧骨　B. 额骨　C. 犁骨
D. 腭骨　E. 上颌骨

14. 下列选项中，属面颅骨的是　(　)
A. 额骨　B. 筛骨　C. 上颌骨
D. 顶骨　E. 蝶骨

15. 参与颅中窝构成的是　(　)
A. 蝶骨、颞骨　B. 筛骨、蝶骨　C. 颞骨、枕骨
D. 颞骨、枕骨、蝶骨　E. 颞骨、颧骨

16. 蝶鞍是　(　)
A. 垂体和颈动脉沟的统称　B. 垂体窝和交叉沟的统称
C. 垂体窝和斜坡的统称　D. 垂体窝和鞍背的统称

E. 垂体窝、蝶窦的统称

17. 组成颧弓的是　(　　)

A. 颧骨颞突和上颌骨颧突　B. 颞骨颧突和颧骨眶下突

C. 颧骨颞突和颞骨颧突　D. 上颌骨颧突和颞骨颧突

E. 上颌骨颧突和颧骨颧突

18. 骨性鼻中隔由　(　　)

A. 鼻骨和筛骨构成　B. 犁骨和筛板构成

C. 额骨和犁骨构成　D. 泪骨和筛骨构成

E. 犁骨和筛骨垂直板构成

19. 下列关于颅骨的叙述，错误的是　(　　)

A. 含有红、黄骨髓　B. 额骨与顶骨在冠字缝处相连结

C. 脑颅骨围成颅腔　D. 颅后窝由枕骨和颞骨构成

E. 包括 8 块脑颅骨和 15 块面颅骨

20. 卵圆孔位于　(　　)

A. 额骨　B. 颞骨　C. 枕骨

D. 筛骨　E. 蝶骨

21. 构成翼点的为　(　　)

A. 额骨、蝶骨小翼、枕骨、顶骨　B. 顶骨、蝶骨大翼、额骨、枕骨

C. 额骨、顶骨、颞骨、蝶骨大翼　D. 颧骨、额骨、枕骨、颞骨

E. 额骨、顶骨、颞骨、颧骨

22. 中鼻甲属于　(　　)

A. 犁骨　B. 上颌骨　C. 筛骨

D. 蝶骨　E. 额骨

23. 鼻泪管开口于　(　　)

A. 上鼻道　B. 中鼻道　C. 半月裂孔

D. 筛漏斗　E. 下鼻道

24. 组成眼眶内侧壁的是　(　　)

A. 上颌骨、泪骨、筛骨和蝶骨体　B. 鼻骨、泪骨、蝶骨小翼和筛骨

C. 蝶骨大翼、额骨、颞骨和鼻骨　D. 泪骨、额骨、筛骨和蝶骨体

E. 泪骨、额骨、筛骨和上颌骨

25. 鼻旁窦位于　(　　)

A. 额骨、蝶骨、颧骨、上颌骨内　B. 筛骨、上颌骨、下颌骨、蝶骨内

C. 颞骨、下颌骨、颧骨、上颌骨内　D. 上颌骨、蝶骨、额骨、下颌骨内

E. 上颌骨、蝶骨、额骨、筛骨内

26. 关于骨腭的组成，下列正确的是　(　　)

A. 上颌骨腭突和腭骨水平板　B. 上颌骨腭突和蝶骨翼突

C. 腭骨水平板和筛板　D. 两侧上颌骨腭突

E. 上颌骨腭突和筛板

27. 额窦开口于　(　　)

A. 上鼻道　　B. 中鼻道前部　　C. 中鼻道后部
D. 下鼻道　　E. 蝶筛隐窝

28. 后筛窦开口于 (　　)
A. 中鼻道中部　　B. 蝶筛隐窝　　C. 中鼻道后部
D. 上鼻道　　E. 下鼻道

29. 前囟闭合的时间是 (　　)
A. 生前　　B. 生后 6 个月　　C. 生后 1～2 岁
D. 生后 2～3 岁　　E. 生后 3～4 岁

30. 下列关于肩胛骨的叙述,错误的是 (　　)
A. 上角平对第 2 肋　　B. 前面由肩胛冈分成冈上窝和冈下窝
C. 肩胛冈外侧突起称肩峰　　D. 下角平对第 7 肋或第 7 肋间隙
E. 外侧缘又称腋缘

31. 肩胛骨的主要骨性标志是 (　　)
A. 肩峰、喙突、冈上窝和肩胛切迹　　B. 肩胛骨内侧角、肩峰、肩胛下窝
C. 外侧角、内侧缘、冈下窝和肩峰　　D. 肩胛骨下角、肩胛冈、肩峰和喙突
E. 外侧角、冈上窝和肩胛切迹和肩峰

32. 下列关于锁骨的叙述,正确的是 (　　)
A. 与喙突相关节　　B. 胸骨端扁平　　C. 内侧 2/3 段凸向后
D. 借关节盘与胸骨体相关节　　E. 骨折多见于中、外 1/3 段交界

33. 下列关于肱骨的叙述,正确的是 (　　)
A. 内上髁前方有尺神经沟　　B. 肱骨滑车位于下端外侧
C. 肱骨小头位于下端内侧部　　D. 上端和骨干相接处称解剖颈
E. 肱骨大结节和内、外上髁都可在体表摸到

34. 下列关于肱骨的叙述,正确的是 (　　)
A. 大结节在小结节的外上方　　B. 小结节位于肱骨上端内侧
C. 解剖颈位于大、小结节的下方　　D. 肱骨头在大、小结节的前内方
E. 大、小结节在体表可扪及

35. 肱骨下端的主要骨性标志是 (　　)
A. 内上髁和外上髁　　B. 肱骨小头和内上髁
C. 肱骨滑车和外上踝　　D. 尺神经沟和肱骨滑车
E. 肱骨小头和肱骨滑车

36. 尺骨下端的骨性结构为 (　　)
A. 尺骨粗隆、尺骨头和尺骨茎突　　B. 桡切迹、尺骨粗隆和尺骨茎突
C. 环状关节面、尺骨粗隆和尺骨茎突　　D. 尺骨头、尺骨粗隆和尺骨茎突
E. 尺骨头、环状关节面和尺骨茎突

37. 尺神经沟是 (　　)
A. 肱骨外上髁后下方的浅沟　　B. 肱骨内上髁后下方的浅沟
C. 肱骨滑车后下方的浅沟　　D. 肱骨滑车后上方的浅沟
E. 肱骨小头后下方的浅沟

38. 下列关于桡神经沟的叙述，正确的是　（　）

A. 为肱骨外上髁后下方的浅沟　B. 为桡骨上端外侧的浅沟

C. 桡神经和肱深动脉沿此沟经过　D. 桡动脉和桡神经沿此沟经过

E. 以上都对

39. 下列关于尺骨的叙述，正确的是　（　）

A. 鹰嘴突向前下方，伸肘时进入鹰嘴窝内

B. 桡切迹位于冠突的外侧面

C. 冠突突向后上方，屈肘时进入冠突窝内

D. 尺骨上端又称尺骨头

E. 尺骨鹰嘴于体表不易摸到

40. 下列关于桡骨和尺骨的叙述，错误的是　（　）

A. 均为长骨　B. 下端均有茎突　C. 尺骨位于桡骨内侧

D. 桡骨环状关节面与尺骨桡切迹相关节

E. 手着地时，尺骨是前臂的主要承重或传力骨

41. 近侧列腕骨有　（　）

A. 手舟骨、月骨、三角骨、豌豆骨

B. 小多角骨、大多角骨、头状骨、距骨

C. 环状关节面、尺骨头和桡切迹

D. 尺骨头、环状关节面和尺骨茎突

E. 大多角骨、小多角骨、头状骨、钩骨

42. 下列关于手骨的叙述，正确的是　（　）

A. 均属于长骨　B. 由 8 块腕骨组成

C. 各指均有 3 节长骨　D. 钩骨与第 5 掌骨头构成关节

E. 包括腕骨、掌骨和指骨

43. 下列关于坐骨的叙述，正确的是　（　）

A. 坐骨大孔由坐骨围成　B. 坐骨棘在体表可扪到

C. 坐骨小切迹位于坐骨棘上方　D. 坐骨结节是坐骨最低部，可在体表扪到

E. 以上都对

44. 下列关于耻骨的叙述，正确的是　（　）

A. 闭孔由耻骨上、下支围成　B. 耻骨体构成髋臼的大部分

C. 耻骨下支向后下与坐骨体结合　D. 耻骨梳参加构成骨盆界线

E. 耻骨梳可在体表扪及

45. 构成髋臼的是　（　）

A. 髂骨、坐骨、耻骨的骨体　B. 坐骨体、坐骨支和髂骨体

C. 耻骨体、耻骨支和髂骨体　D. 髂骨翼、坐骨支和耻骨支

E. 髂骨体、坐骨支和耻骨支

46. 骶管麻醉的定位标志是　（　）

A. 骶角　B. 骶岬　C. 骶管裂孔

D. 骶前孔　E. 骶正中嵴

47. 下列关于股骨的叙述，错误的是 ( )
A. 是人体最长的骨 B. 股骨头朝向内、上、前
C. 股骨颈最细 D. 大转子可于体表扪及
E. 大、小转子之间的前面有转子间嵴

48. 胫骨下端的骨性结构是 ( )
A. 内踝、腓切迹和距骨关节面 B. 外踝和腓切迹
C. 腓关节面、腓切迹和外踝 D. 腓关节面和内踝
E. 外踝和距骨关节面

49. 下列关于腓骨的叙述，正确的是 ( )
A. 位于小腿内侧 B. 有重要的负载功能
C. 下端与胫骨构成胫腓关节 D. 腓骨头的外上方有腓骨头关节面
E. 腓骨头和外踝可在体表扪到

50. 下列关于跗骨的叙述，正确的是 ( )
A. 由 8 块骨组成 B. 大部分属于短骨
C. 距骨位于上方，跟骨位于下方 D. 足舟骨位于跟骨前方
E. 排成近侧和远侧两列

(三) 多项选择题

1. 下列选项中，属于躯干骨的有 ( )
A. 椎骨 B. 胸骨 C. 肋
D. 锁骨 E. 肩胛骨

2. 胸椎的特点是 ( )
A. 椎体侧面有肋凹 B. 有横突孔 C. 椎体呈肾形
D. 横突末端前面有横突肋凹 E. 棘突向后下方倾斜，呈叠瓦状

3. 计数肋的骨性标志是 ( )
A. 颈静脉切迹 B. 胸骨角 C. 胸骨下角
D. 肩胛骨下角 E. 以上都是

4. 上肢骨的骨性标志是 ( )
A. 肱骨内上髁 B. 肱骨小结节嵴 C. 肩胛骨下角
D. 桡骨茎突 E. 三角肌粗隆

5. 下肢骨的骨性标志是 ( )
A. 髂嵴 B. 大转子 C. 腓骨头
D. 内踝 E. 坐骨结节

6. 翼腭窝借 ( )
A. 圆孔通颅中窝 B. 切牙孔通口腔 C. 蝶腭孔通鼻腔
D. 眶上裂入眶 E. 翼上颌裂通颞下窝

7. 下列关于肱骨的叙述，正确的有 ( )
A. 肱骨头外下方为小结节 B. 外科颈易发生骨折
C. 肱骨滑车位于肱骨小头的外侧 D. 内上髁后方的浅沟称尺神经沟
E. 下端后方有鹰嘴窝

(四)填空题

1.根据形态不同,骨可分为4类:______骨、______骨、______骨和__________骨。

2.骨是一种器官,其构造包括__________、__________和__________。

3.成人躯干骨包括24块__________、1块__________、1块__________、1块__________、12对__________。

4.每块椎骨由前面的______和后面的__________组成。

5.椎间孔由椎骨的______和______围成,孔内主要有______和______经过。

6.低头时,颈部突出最明显的是第______颈椎棘突;胸骨角两侧平对第______肋,后平对第__________胸椎体下缘;肩胛骨下角平对第__________肋或肋间隙。

7.脑颅骨有8块,其中不成对的有______、______、______和________,成对的有________和________。

8.颅中窝由__________、__________等围成。蝶鞍两侧,自前内向后外依次有三对孔,即__________、__________和__________。

9.骨性鼻腔的顶主要由________构成,骨性鼻中隔由______和______构成。

10.开口于中鼻道的鼻旁窦是__________、__________和__________,开口于上鼻道的是__________,开口于蝶筛隐窝的是__________。

(五)问答题

1.试述骨的构造。

2.椎骨的一般形态结构如何?

3.颅底内面三个窝可见哪些结构?

4.鼻旁窦包括哪些?各位于何处?开口在什么地方?

5.简述翼腭窝的通邻。

6.在肩部、肘部及腕部各可摸到哪些主要骨性标志?

练习题参考答案

(一)名词解释

1.颞窝内额、顶、蝶、颞四骨的交汇处称翼点。此处骨质薄弱,深方有脑膜中动脉前分支经过,外伤或骨折时容易损伤动脉,引起颅腔内血肿。

2.胸骨柄与体连接处,向前微凸出称胸骨角,其两侧与第2肋软骨相连,是计数肋序数的标志。

3.椎间孔由相邻椎骨的椎上、下切迹共同围成,有脊神经和血管通过。

4.椎体与椎弓共同围成的孔,所有椎孔相互贯通,构成容纳脊髓的椎管。

5.新生儿颅骨,在多骨相连接的交汇部位,由于骨化尚未完毕,仍为结缔组织膜,称颅囟。

6.肱骨骨干与上端相接处较细,称外科颈,此处较易发生骨折。

7.肱骨骨干中部后面有一条由上内侧向下外侧,呈螺旋状的浅沟,称桡神经沟,有桡神经通过。

8.髂骨翼上缘称髂嵴,呈弓形,两侧髂嵴最高点的连线,约平第4腰椎棘突,可作为腰椎穿刺的定位标志。

9.骶管裂孔两侧向下的骨突,称骶角,是骶管麻醉的标志。

10.骨髓为填充于骨髓腔和骨松质网眼内的软组织,分为红骨髓和黄骨髓,红骨髓有造血功能。

(二)单项选择题

1.D 2.B 3.C 4.A 5.C 6.E 7.C 8.E 9.D 10.D 11.D 12.A 13.B 14.C 15.A 16.D 17.C 18.E 19.A 20.E 21.C 22.C 23.E 24.A 25.E 26.A 27.B 28.D 29.C 30.B 31.D 32.E 33.E 34.A 35.A 36.E 37.B 38.C 39.B 40.E 41.A 42.E 43.D 44.D 45.A 46.A 47.E 48.A 49.E 50.C

(三)多项选择题

1.ABC 2.ADE 3.BD 4.ACD 5.ABCDE 6.ACE 7.BDE

(四)填空题

1.长 短 扁 不规则
2.骨质 骨膜 骨髓
3.椎骨 骶骨 尾骨 胸骨 肋骨
4.椎体 椎弓
5.椎上切迹 椎下切迹 脊神经 血管
6.7 2 4 7
7.额骨 筛骨 蝶骨 枕骨 颞骨 顶骨
8.蝶骨 颞骨 圆孔 卵圆孔 棘孔
9.筛板 筛骨垂直板 犁骨
10.额窦 上颌窦 筛窦的前、中群 筛窦的后群 蝶窦

(五)问答题

1.骨主要由骨质、骨膜和骨髓构成:①骨质,分为骨密质和骨松质,骨密质配布于骨的表层,致密而坚硬;骨松质配布于骨的内部,呈海绵状;②骨膜,为纤维结缔组织膜,覆盖在除关节面以外所有的骨表面,对骨的营养、再生、改建、修复和感觉具有重要作用;③骨髓,填充于骨髓腔和骨松质间隙内,分为红骨髓和黄骨髓,前者有造血功能。

2.椎骨由椎体和椎弓组成。椎弓分椎弓根和椎弓板,椎弓板发出7个突起:一个棘突,向两侧伸出一对横突,向上下各伸出一对上关节突和下关节突。椎弓根上、下各有一个切迹,两个相邻椎骨的上、下切迹共同围成椎间孔,是脊神经和血管的通道。椎体与椎弓共同围成椎孔。

3.①颅前窝,有筛孔→鼻腔;②颅中窝,中间部有垂体窝和鞍背(两者合称蝶鞍),视神经管,交叉前沟,颈动脉沟和破裂孔;两侧部有眶上裂→眶,圆孔,卵圆孔,棘孔和鼓室盖;③颅后窝,中央有枕骨大孔→椎管,内耳门,舌下神经管内口,颈静脉孔,横窦沟及乙状窦沟。

4.鼻旁窦包括①上颌窦:位于上颌骨体内,开口于中鼻道。②额窦:位于额骨眉弓和眉间的深面,开口于中鼻道前部。③蝶窦:位于蝶骨体内,开口于蝶筛隐窝(上鼻甲后方)。④筛窦:

位于筛骨迷路内，分前、中、后三群，前群和中群开口于中鼻道，后群开口于上鼻道。

5. 位于上颌骨体、蝶骨翼突与腭骨之间的间隙：①向外→颞下窝；②向前→眶下裂→眼眶；③向内→蝶腭孔→鼻腔；④向后→圆孔→颅中窝；⑤向后→翼管→颅底外面；⑥向下经腭大孔通口腔。

6. ①肩部：锁骨、肩胛冈、肩峰、喙突、肩胛骨下角、大结节；②肘部：内上髁、外上髁、桡骨头、尺骨鹰嘴；③腕部：尺骨茎突、桡骨茎突。

（徐向党）

第二章　关节学

复习纲要

骨与骨之间借助于结缔组织、软骨或骨的连结称关节。从连结形式上可分为直接连结和间接连结两种。

一、总论

(一)骨连结的分类

- 直接连结
  - 纤维连结:韧带连结、缝
  - 骨性结合
  - 软骨连结
    - 透明软骨连结
    - 纤维软骨连结
- 间接连结(关节或滑膜关节)

(二)间接连结——关节

关节是骨连结的最高分化形式,其特点是相对骨面之间有腔隙,腔内充以滑液,一般具有较大的活动性。

1.关节的基本构造

(1)关节面:是构成关节各骨的邻接面,多为一凸(关节头)一凹(关节窝),表面覆有一层关节软骨(多为透明软骨)。关节软骨使关节头和关节窝的形态更为适应,其表面光滑,且敷少许滑液,故使运动更加灵活;由于软骨具有弹性,因而可承受负荷和减缓震荡。关节软骨无血管神经分布,其营养依赖滑液和关节囊滑膜层血管的渗透供给。

(2)关节囊:为结缔组织构成的膜囊,包在关节的周围,封闭关节腔,两端附着于关节面周缘的骨面。关节囊可分为外表的纤维层和内面的滑膜层。

①纤维层:由致密结缔组织构成,其厚薄、松紧随关节的部位和运动的情况而不同,此层富含血管、神经和淋巴管。

②滑膜层:薄而柔韧,以薄层疏松结缔组织为基础,内面衬以单层扁平上皮。滑膜上皮可分泌滑液,除具润滑作用外,还是关节软骨和关节盘等进行物质代谢的媒介。

(3)关节腔:由关节软骨与关节囊的滑膜层共同围成,内含少量滑液,呈密闭的负压状态,这种结构体现了关节运动灵活性与稳固性的统一。

2.关节的辅助结构

(1)韧带:由致密结缔组织构成,分布于关节周围,呈扁带、圆索或膜状。分为囊内韧带和囊外韧带两种:①囊外韧带,多与关节囊相连,形成关节囊局部特别增厚的部分,有的则独立存在。②囊内韧带，被滑膜层包裹。韧带的主要功能是限制关节的运动幅度，增强关节的稳固性；其次是为肌提供附着点，有的韧带本身就是由肌腱延续而成，如膝关节的髌韧带。

(2)关节盘：位于两关节面之间的纤维软骨板，周缘附于关节囊，将关节腔分为上下两部分。关节盘使关节头与关节窝更加适应，关节运动可分别在上、下关节腔进行，从而增加了运动的灵活性和多样化；此外还可缓冲震荡。

(3)关节唇：附着于关节窝周缘的纤维软骨环，可加深关节窝，增强关节的稳固性。

(4)滑膜襞：是滑膜层突入关节腔形成的皱襞，若襞内含脂肪组织则形成滑膜脂垫。滑膜襞的作用：①增大了滑膜的表面积，利于滑液的分泌和吸收；②关节运动时(尤其是负重较大时)，缓和冲撞和震荡。

3.关节的运动　在肌肉收缩的牵拉下，骨循着关节轴所规定的轨迹进行移位运动，关节起着枢纽的作用。根据运动轴的方位，有以下几种形式：

(1)屈和伸：关节围绕冠状轴的运动；运动时，两骨角度变小为屈，反之为伸。踝关节的屈称跖屈，踝关节的伸称背屈。

(2)内收和外展：关节围绕矢状轴的运动，内收是向正中面靠拢的运动，反之为外展。

(3)旋转：关节围绕垂直轴的运动；骨的前面转向内侧称旋内，转向外侧称旋外。在前臂，手背转向前方的运动称旋前，反之称旋后。

4.关节的分类　见表2-1所示。

表2-1　按运动轴的数目和关节面的形态分类

运动轴数目	关节形式	关节面特点	运动形式
单轴关节	滑车关节 车轴关节	关节头呈滑车状 关节头呈圆柱状	屈伸 旋转
双轴关节	椭圆关节 鞍状关节	关节头呈椭圆形 两关节面呈鞍状	屈伸、收展 屈伸、收展
多轴关节	球窝关节 平面关节	关节头大、窝浅 两关节面均平坦	屈伸、收展、旋转 滑动、转动

有的球窝关节关节窝特深，包绕关节头的大部分，称杵臼关节，如髋关节等。

二、中轴骨的连结

(一)躯干骨的连结

1.脊柱　脊柱是由24块椎骨、1块骶骨、1块尾骨及其连结构成的一个整体，既坚固又柔韧。

(1)椎间盘：是相邻椎体间的软骨连结。椎间盘中央为胶状的髓核，周围是多层纤维软骨组成的纤维环，它将相邻椎骨的椎体牢固地连结起来，并可限制髓核向周围膨出。椎间盘有一定的弹性，可缓冲外力对脊柱的震动，并允许脊柱做屈伸和旋转运动。颈部和腰部活动度较大，椎间盘也较厚，其中腰部最厚，颈部次之，且前部厚，后部薄。在病理情况下，髓核可从纤维环的薄弱或损伤处突出，常见的为向后外侧脱出，可造成压迫脊神经根的症状。

(2)脊柱的长韧带：主要有3条：①前纵韧带，紧贴椎体和椎间盘前面，厚而坚韧，上起枕骨大孔前缘，下达骶骨前面。前纵韧带有限制脊柱过度后伸的作用。②后纵韧带，在椎体后面,上起枢椎,达骶管前壁,窄而坚韧。后纵韧带有限制脊柱过度前屈和防止椎间盘向后脱出的作用。③棘上韧带,上下连续的韧带,在胸、腰、骶部紧贴棘突末端,在颈部则呈板片状,由弹性结缔组织构成,称项韧带。

(3)椎弓间短韧带:包括:①黄韧带,连结于相邻椎弓板之间,由黄色的弹性纤维构成,参与椎管壁的构成,并可限制脊柱的过度前屈;②棘间韧带;③横突间韧带。

(4)关节突关节:为平面关节,只能做轻微的滑动,但由于脊柱各部关节面方位不同又各有特点:①颈部的关节面近于水平位,运动形式较多;②胸部的关节面近冠状位,运动形式和灵活性受到限制;③腰部的关节面近矢状位,限制了旋转运动,但屈伸和侧屈幅度较大。

关节突关节的运动与椎间盘、韧带的活动互相配合、互相制约,共同保证了脊柱的稳定性和灵活性。

(5)脊柱的整体观

1)前面和后面观(略)

2)侧面观:主要是4个生理性弯曲:①颈曲,凸弯向前;②胸曲,凸弯向后;③腰曲,凸向前;④骶曲,凸向后。4个生理性弯曲增大了脊柱的弹性,维持人体重心的稳定和减少震荡,增加胸腔和骨盆腔的容积。

脊柱构成人体的中轴,上托颅,下接下肢带骨,中连肋,参加胸腔、腹腔和盆腔后壁的构成。脊柱可作屈伸、侧屈、旋转和环转运动,其中腰部和颈部活动范围较大,故损伤也较为多见。

2.胸廓　胸廓是胸壁的骨性基础和支架。

(1)组成
- 骨和软骨:胸骨、12对肋(肋骨、肋软骨)、12块胸椎
- 骨连结
  - 肋椎关节
    - 肋头关节
    - 肋横突关节
  - 胸肋关节
  - 椎间盘

第8～10肋前端与上位肋借肋软骨连结,构成肋弓。

(2)胸廓的整体观:上窄下宽,左右径大于前后径;有前、后、侧壁和上、下两口:①上口由胸骨柄上缘、第1肋及第1胸椎体围成;②下口由胸骨剑突、肋弓、第11肋前部、第12肋及第12胸椎体围成。

年龄、性别、生活条件及疾病等因素均可影响胸廓的形态。

(二)颅的连结

各颅骨之间多以缝或软骨结合,舌骨以韧带与颅底相连,仅下颌骨与颞骨构成颞下颌关节。

颞下颌关节(下颌关节):由下颌头、颞骨的下颌窝和关节结节构成。关节囊松弛,关节腔内有关节盘,将关节腔分为上、下两部分。

下颌关节属联动关节,关系到咀嚼、语言、表情等功能。运动时,下颌关节可使下颌骨作上提、下降、前进、后退和侧方运动。若张口过大且关节囊前壁又特别松弛,下颌头连同关节盘一起滑至关节结节的前方,不能退回关节窝,造成颞下颌关节脱位,致使口裂不能闭合。

三、附肢骨的连结

(一)上肢骨的连结

1. 上肢带骨的连结

(1)胸锁关节:由锁骨的胸骨关节面与胸骨柄的锁切迹及第1肋软骨上面共同构成。关节囊坚韧,前后面较薄,周围有韧带增强。关节腔内有一近似圆形的关节盘,将关节腔分为内下和外上两部分。胸锁关节可作三轴性的微动运动,使锁骨外侧端上提、下降和前后运动,此外,尚能作轻微的旋转运动。

(2)肩锁关节:由肩胛骨肩峰关节面与锁骨肩峰端关节面构成。关节囊较松弛,有喙锁韧带加固;属平面关节,可作各方向的微动运动。

(3)喙肩韧带:于喙突与肩峰之间。

(4)喙肩弓:由喙肩韧带、肩峰、喙突共同构成,架于肩关节上方,有防止肱骨头向上脱位的作用。

2. 自由上肢骨的连结

(1)肩关节:肩关节由肱骨头与肩胛骨的关节盂构成。该关节的特点是肱骨头大、呈半球形,关节盂浅、小;虽然关节盂周缘有盂唇,略增加了关节盂的深度,但关节盂的面积仍仅为关节头的1/3～1/4,所以,肩关节是全身运动最为灵活的关节。

肩关节囊薄而松弛,囊上壁、后壁、前壁均分别有韧带和肌加强,而囊的下壁缺乏韧带和肌,最为薄弱,故肩关节脱位以前下脱位为多见。

肩关节属球窝关节,可作屈、伸,收、展,旋转和环转运动。

(2)肘关节:由肱骨下端和尺、桡骨上端构成,包括三个关节:①肱尺关节,由肱骨滑车与尺骨滑车切迹构成,属滑车关节;②肱桡关节,由肱骨小头与桡骨关节凹构成,属球窝关节;③桡尺近侧关节,由桡骨环状关节面与尺骨桡切迹构成,属车轴关节。三个关节包在一个关节囊内。

关节囊前后松弛薄弱,两侧有尺侧副韧带和桡侧副韧带加强。此外,在桡骨头周围有桡骨环状韧带;该韧带前、后端分别附着于尺骨桡骨切迹的前、后缘,与切迹共同形成一个漏斗形的骨纤维环,包绕桡骨头;4岁以前的幼儿,桡骨头尚在发育之中,且环状韧带较松弛,当肘关节伸直位牵拉前臂时,易发生桡骨头半脱位。

肘关节的运动:①肱尺关节可沿略斜的冠状轴作屈伸运动;②桡尺近侧关节与桡尺远侧关节是联动(合)关节,可使前臂作旋转运动;③肱桡关节虽属球窝关节,但只能配合上述两关节活动,即与肱尺关节一起进行屈伸运动,配合桡尺近侧关节进行旋转运动。

(3)桡尺骨连结:

1) 桡尺近侧关节(略)。

2) 前臂骨间膜:是长而宽的坚韧结缔组织膜,连结于桡尺两骨的骨间嵴之间。当前臂处于旋前或旋后位时,骨间膜松弛;而处于中间位时,骨间膜紧张。所以前臂骨折时,应将前臂骨固定于中间位,以防止骨间膜挛缩,影响愈合后前臂的旋转功能。

3) 桡尺远侧关节:尺骨头构成关节头,关节窝由桡骨的尺切迹与腕关节盘的近侧面构成,属车轴关节。

(4)手关节:包括桡腕关节、腕骨间关节、腕掌关节、掌指关节和指骨间关节。

1）桡腕关节：关节窝由桡骨下端关节面和尺骨下端的关节盘构成，手舟骨、月骨和三角骨近侧关节面联合组成关节头，属椭圆关节。关节囊薄而松弛，周围有韧带加强。

桡腕关节可作屈、伸、收、展以及环转运动，其中伸的幅度比屈的小，这是由于掌侧韧带较为坚韧，使后伸的运动受到限制，另外，由于桡骨茎突比尺骨茎突低，外展的幅度比内收的小。

2）腕间关节：由近侧列腕骨与远侧列腕骨组成，属微动关节。

3）腕掌关节：由远侧列腕骨与掌骨底组成，属微动关节。拇指腕掌关节为鞍状关节，能作屈、伸、收、展、对掌及环转运动。

（二）下肢骨的连结

1.下肢带骨的连结　包括骶髂关节、耻骨联合、髋骨与脊柱间的韧带连结等。

(1)骶髂关节：由骶骨与髂骨的耳状面构成，属微动关节。关节面凹凸不平，嵌合紧密，关节囊坚韧，并有坚强的韧带加固。骶髂关节的这些结构特点，增强了关节的稳固性，一定程度上限制了关节的活动，有利于重力通过其向下肢传递。

(2)骶结节韧带：呈扇形，起于骶、尾骨侧缘，向外经骶棘韧带的后方，附着于坐骨结节。

(3)骶棘韧带：位于骶结节韧带前方，较薄，呈三角形，起于骶、尾骨侧缘，向外与骶结节韧带交叉后附着于坐骨棘。

上述两条韧带与坐骨大、小切迹共同围成坐骨大孔和坐骨小孔，是盆腔与臀部和会阴部之间的通道，有肌、神经、血管等通过。

(4)耻骨联合：由两侧的耻骨联合面借纤维软骨构成的耻骨间盘连接而成，上、下方有韧带加强。女性分娩过程中，耻骨联合有一定的可动性，使骨盆发生暂时性的扩大。

(5)骨盆：由左右髋骨、骶骨和尾骨及其连结构成。骨盆以界线为标志分为大骨盆和小骨盆。骨盆界线：骶骨岬向两侧→弓状线→耻骨梳→耻骨结节→耻骨联合上缘。

一般所称的骨盆是指小骨盆而言。小骨盆有上、下两口：①上口由界线围成；②下口由尾骨尖、骶结节韧带、坐骨结节、坐骨支、耻骨下支和耻骨联合下缘围成。两侧坐骨支和耻骨下支连成耻骨弓，耻骨弓向下开放的角称耻骨下角。小骨盆上下口之间的腔称骨盆腔。骨盆的性别差异如表 2-2 所示。

表 2-2　骨盆的性别差异

比较项目	女　性	男　性
骨盆外形	短而宽	高而窄
骨盆上口	近圆形	近心形
骨盆下口	较宽大	较窄小
耻骨下角	90°～100°	70°～75°

2.自由下肢骨的连结

(1)髋关节：由股骨头与髋臼构成，属杵臼关节。在髋臼的边缘有髋臼唇，加深了关节窝的深度。在髋臼切迹上横架有髋臼横韧带。

关节囊厚而坚韧，向上附着于髋臼周缘和髋臼横韧带，向下，前面附着于转子间线，后面仅包裹股骨颈内侧 2/3，故股骨颈后面有一部分位于关节囊外。由于上述原因，股骨颈骨折时，根据骨折部位不同可有囊内、囊外骨折之分。

髋关节周围有韧带加强，主要有：①髂股韧带，在前面，呈人字形，向上附于髂前下棘，向下附于股骨转子间线；②股骨头韧带，连于髋臼横韧带与股骨头凹之间。

髂股韧带可限制大腿过度后伸，对维持直立姿势具有重要意义。

髋关节属三轴关节，可作屈、伸，收、展和旋转运动。

(2)膝关节：由股骨、胫骨和髌骨构成。关节囊较薄而松弛，周围有韧带加固。囊外韧带有：①髌韧带，在前方，是股四头肌肌腱的延续；②胫侧副韧带，在内侧；③腓侧副韧带，在外侧；④腘斜韧带，在后面。囊内韧带为膝交叉韧带，包括前交叉韧带和后交叉韧带，作用是使股骨与胫骨牢固连接，防止胫骨向前、后移位。

在股骨内、外侧髁与胫骨内、外侧髁之间，垫有两块由纤维软骨构成的半月板，分别称内侧半月板和外侧半月板。半月板上面凹陷，下面平坦，浅缘(附着缘)厚，深缘(游离缘)薄。半月板的作用一是加深胫骨髁关节面的深度，使之与股骨关节面相适应，二是在剧烈运动时，缓冲震荡。

膝关节主要作屈、伸运动。当膝关节半屈位时，小腿可作轻度的旋内、旋外运动。

(3)足关节：包括踝关节、跗骨间关节、跗跖关节、跖趾关节和趾骨间关节。

1)踝关节：由胫、腓骨下端的关节面与距骨滑车构成，属滑车关节。关节囊前后较薄，两侧较厚，并有韧带加强。

距骨滑车前宽后窄，当足背屈时，较宽的前部进入关节窝内，关节稳定；跖屈时，如走下坡路时，距骨滑车较窄的后部进入较宽的关节窝前部，关节不够稳定，此时容易发生扭伤。

2)跗骨间关节：是跗骨诸骨之间的关节，以距跟关节、距跟舟关节和跟骰关节较为重要。

距跟关节和距跟舟关节是联合关节，运动时，跟骨和足舟骨连同其余的足骨对距骨作足内翻或足外翻运动。足底转向内侧称为足内翻，足底转向外侧称为足外翻。足内、外翻常与踝关节协同运动。

跟骰关节和距跟舟关节共同构成跗横关节，又称 Chopart 关节，其关节腔连线呈横置的“S”形，临床上可沿此线施行截肢手术。

(4)足弓：由跗骨、跖骨借足底的韧带、肌腱等具有弹性和收缩力的组织共同构成的一个凸向上的弓，可分为纵弓和横弓。

1)纵弓：①内侧纵弓，由跟骨、距骨、舟骨、3 块楔骨和第 1～3 跖骨构成，弓的最高点为距骨头；②外侧纵弓，由跟骨、骰骨及第 4、5 跖骨构成，弓的最高点为骰骨。

2)横弓：由骰骨、3 块楔骨和跖骨构成，弓的最高点为中间楔骨。

足弓的功能主要是：①将人体重力从踝关节传递到跟骨结节、第 1 跖骨头和第 5 跖骨头三点上，以保证能稳固地站立于高低不平的地面上；②在行走和跳跃时，发挥“弹簧”作用，缓冲震荡；③保护足底血管、神经免受压迫。如韧带或肌损伤，先天性软组织发育不良或足骨骨折等，均可导致足弓塌陷，形成扁平足。

练习题

(一)名词解释

1. 椎间盘　2. 胸骨下角　3. 胸廓　4. 骨盆　5. 足弓　6. 坐骨大孔　7. 肋弓

(二)单项选择题

1. 关节的基本构造是 ( )
A. 关节腔、关节囊、关节盘
B. 关节腔、关节面、关节囊
C. 关节窝、关节头、关节囊
D. 关节面、关节唇、关节腔
E. 关节盂、关节头、关节腔

2. 关节围绕冠状轴的运动称 ( )
A. 环转
B. 屈、伸
C. 旋内
D. 收、展
E. 旋后

3. 关节围绕矢状轴的运动称 ( )
A. 屈、伸
B. 旋内
C. 收、展
D. 旋外
E. 环转

4. 不属于关节辅助结构的是 ( )
A. 关节囊
B. 关节盘
C. 关节唇
D. 韧带
E. 翼状襞

5. 关节围绕垂直轴的运动称为 ( )
A. 环转
B. 收、展
C. 屈、伸
D. 旋转
E. 背屈

6. 属于椎体间连结的是 ( )
A. 黄韧带
B. 棘上韧带
C. 横突间韧带
D. 项韧带
E. 前纵韧带

7. 下列关于椎间盘的叙述,错误的是 ( )
A. 位于相邻椎体之间
B. 髓核位于盘的中央部
C. 纤维环由透明软骨构成
D. 腰部最厚
E. 纤维环破裂时,髓核易向后外侧脱出

8. 防止脊柱过度后伸的是 ( )
A. 后纵韧带
B. 项韧带
C. 棘上韧带
D. 棘间韧带
E. 前纵韧带

9. 不属于椎弓间连结的是 ( )
A. 关节突关节
B. 黄韧带
C. 后纵韧带
D. 棘上韧带
E. 横突间韧带

10. 脊柱中,旋转运动幅度较大的是 ( )
A. 颈部
B. 胸部
C. 腰部
D. 骶部
E. 尾部

11. 脊柱中,屈伸运动灵活的是 ( )
A. 颈部
B. 胸部
C. 腰部
D. 骶部
E. 尾部

12. 下列关于喙肩弓的叙述,正确的是 ( )
A. 由喙突与锁骨肩峰端共同构成
B. 位于肩关节前方
C. 有防止肩关节向前脱位的作用
D. 由喙肩韧带与肩峰共同构成

E. 由肩峰、喙肩韧带与喙突共同构成

13. 下列关于肩关节的叙述，错误的是　(　　)

A. 是典型的球窝关节　B. 关节盂周缘有关节唇

C. 关节窝容纳关节头的 1/4～1/3　D. 可做两轴运动

E. 关节囊下壁最薄弱

14. 肩关节常见的脱臼方位是　(　　)

A. 前方　B. 前下方　C. 上方

D. 后方　E. 后下方

15. 穿过肩关节囊的是　(　　)

A. 喙肱肌的肌键　B. 肱三头肌的肌腱

C. 冈上肌的肌腱　D. 肱肌的肌腱

E. 肱二头肌长头腱

16. 下列关于肘关节的叙述，错误的是　(　　)

A. 肱桡关节属球窝关节　B. 肱尺关节属滑车关节

C. 桡尺近侧关节属车轴关节　D. 可做三轴运动

E. 桡骨小头半脱位发生于 4 岁以前

17. 下列关于腕关节的叙述，错误的是　(　　)

A. 关节窝由桡骨和尺骨组成　B. 是椭圆关节

C. 能作屈伸、收展运动　D. 关节囊的前后和两侧有韧带加强

E. 关节头由手舟骨、月骨和三角骨构成

18. 下列关于腕关节的叙述，正确的是　(　　)

A. 关节窝由桡骨下端构成　B. 关节头由近侧列腕骨构成

C. 属于椭圆关节　D. 外展幅度大于内收

E. 伸的幅度大于屈

19. 下列关于拇指腕掌关节的叙述，错误的是　(　　)

A. 关节面由大多角骨与第 1 掌骨底构成　B. 属球窝关节

C. 可作屈伸、收展和对掌运动　D. 是鞍状关节

E. 以上都不对

20. 下列关于髋关节的叙述，错误的是　(　　)

A. 关节面由股骨头和髋臼构成　B. 髋臼周围附有关节唇

C. 属三轴关节　D. 关节囊向下达转子间线和转子间嵴

E. 关节囊周围有多条韧带加强

21. 下列关于膝关节前交叉韧带的叙述，正确的是　(　　)

A. 限制胫骨向前移动　B. 起自股骨内侧髁的外侧面

C. 限制胫骨向后移动　D. 伸膝时最松弛

E. 屈膝时最紧张

22. 下列关于膝关节的叙述，正确的是　(　　)

A. 关节面由股骨和腓骨构成　B. 后交叉韧带可限制胫骨后移

C. 伸膝时半月板后移　D. 屈膝时，前交叉韧带紧张

E. 以上都不对

23. 下列关于踝关节的叙述，错误的是 （ ）
A. 关节面由胫骨和外踝构成 B. 关节囊两侧有韧带加强
C. 是单轴关节 D. 踝关节的伸称背屈
E. 关节扭伤多发生于跖屈状态

24. 下列关于骨盆的叙述，错误的是 （ ）
A. 由髋骨、骶、尾骨及其连结构成 B. 分为大骨盆和小骨盆
C. 小骨盆分为上口、下口和骨盆腔 D. 小骨盆上口由界线围成
E. 骨盆无性别差异

25. 骨盆界线不包括 （ ）
A. 耻骨联合面 B. 骶骨岬 C. 弓状线
D. 耻骨结节 E. 耻骨梳

26. 颞下颌关节 （ ）
A. 有囊内韧带 B. 无关节盘 C. 有关节唇
D. 是车轴关节 E. 易向下前脱位

27. 有囊内韧带的是 （ ）
A. 肘关节 B. 肩关节 C. 踝关节
D. 膝关节 E. 胸锁关节

28. 有关节盘的关节是 （ ）
A. 髋关节 B. 关节突关节 C. 踝关节(距小腿关节)
D. 肩关节 E. 胸锁关节

29. 属于联动关节的是 （ ）
A. 腕关节 B. 膝关节 C. 颞下颌关节
D. 肩关节 E. 肘关节

30. 不参与脊柱构成的是 （ ）
A. 前纵韧带 B. 后纵韧带 C. 棘间韧带
D. 骶棘韧带 E. 黄韧带

(三)多项选择题

1. 下列关于关节面的叙述，正确的是 （ ）
A. 通常是一凸一凹 B. 凸的一侧称关节头
C. 凹的一侧称关节窝 D. 表面被覆关节软骨
E. 关节面之间无腔隙

2. 防止脊柱过度前屈的是 （ ）
A. 后纵韧带 B. 前纵韧带 C. 黄韧带
D. 棘上韧带 E. 横突间韧带

3. 有关节盘的是 （ ）
A. 踝关节(距小腿关节) B. 颞下颌关节 C. 肩关节
D. 膝关节 E. 胸锁关节

4. 参与围成骨盆界线的是 （ ）

A. 骶骨岬　B. 髂嵴　C. 弓状线
D. 耻骨梳　E. 耻骨联合上缘

5. 下列关于颞下颌关节的叙述，正确的是　(　　)
A. 关节腔内有关节盘　B. 颞骨的关节结节参加关节构成
C. 关节囊松弛　D. 只允许下颌骨作上提、下降运动
E. 属于联动(合)关节

6. 联动(合)关节有　(　　)
A. 腕关节　B. 膝关节　C. 桡尺远侧关节
D. 颞下颌关节　E. 踝关节

7. 脊柱可作的运动是　(　　)
A. 前屈　B. 后伸　C. 侧屈
D. 旋转　E. 环转

(四)填空题

1. 直接连结分为__________连结、__________连结和__________连结 3 类。

2. 关节的基本结构包括__________、__________和__________。

3. 关节的辅助结构有__________、__________和关节唇、__________和滑膜囊。

4. 脊柱的 4 个生理弯曲是__________、__________、__________、__________和__________。

5. 颞下颌关节的关节面由颞骨的__________、__________和下颌骨的__________构成。

6. 肘关节由__________、__________和__________ 3 个关节构成。

7. 有囊内韧带的关节是__________、__________。

8. 关节腔内有关节盘的是__________、__________和__________等。

9. 小骨盆下口由尾骨尖、__________、坐骨结节、__________、耻骨下支和__________下缘围成。

(五)问答题

1. 关节的基本结构有哪些？

2. 简述肘关节的构成。

3. 试述膝关节的结构及其特点。

练习题参考答案

(一)名词解释

1. 椎间盘：是连结相邻两个椎体间的软骨盘，周围部是纤维软骨环，中央部是富有弹性的髓核。纤维环的后外侧较薄弱，破裂时可致髓核突向椎间孔或椎管，压迫脊神经根或脊髓，称椎间盘脱出症。

2. 胸骨下角：是指两侧肋弓在前正中线相交形成的向下开放的角，角间夹有剑突，在体表可扪到。

3. 胸廓：由 12 个胸椎、12 对肋、1 个胸骨及其连结共同构成的笼状支架，具有一定的弹

性和活动性，具有支持和保护胸、腹腔器官的作用，并参与呼吸运动。

4.骨盆：由左右髋骨和骶骨、尾骨及其骨连结构成，以界线为界分为大骨盆和小骨盆。

5.足弓：是跗骨和跖骨借韧带牢固相连形成的、向上凸的弓，分为内侧纵弓、外侧纵弓和横肱。

6.坐骨大孔：由骶棘韧带与坐骨大切迹围成，有肌、血管和神经通过。

7.肋弓：是第8～10对肋的前端借肋软骨依次与上位肋软骨连结形成的弓。

(二)单项选择题

1.B 2.B 3.C 4.A 5.D 6.E 7.C 8.E 9.C 10.A 11.C 12.E 13.D 14.B 15.E 16.D 17.A 18.C 19.B 20.D 21.A 22.B 23.A 24.E 25.A 26.E 27.D 28.E 29.C 30.D

(三)多项选择题

1.ABCD 2.ACDE 3.BDE 4.ACDE 5.ABCE 6.CD 7.ABCDE

(四)填空题

1.纤维 软骨 骨

2.关节面 关节囊 关节腔

3.韧带 关节盘 滑膜襞

4.颈曲 胸曲 腰曲 骶曲

5.下颌窝 下颌结节 下颌头

6.肱尺关节 肱桡关节 桡尺近侧关节

7.膝关节 髋关节

8.膝关节 胸锁关节 颞下颌关节

9.骶结节韧带 坐骨支 耻骨联合

(五)问答题

1.关节的基本结构包括三部分：

(1)关节面一般是一凸一凹，表面覆有关节软骨，关节软骨无血管、淋巴管和神经。

(2)关节囊由纤维结缔组织构成，附着于关节面的周缘，并与骨膜融合延续。囊的外层是纤维膜，厚且坚韧，富含血管、神经和淋巴管；内层为滑膜，薄而柔软，能产生滑液。

(3)关节腔是由关节囊滑膜与关节软骨围成的密闭的腔隙，为滑膜关节所独有，腔内含少量滑液，呈负压。

2.肘关节由三个关节组成：①肱尺关节，由肱骨滑车和尺骨滑车切迹构成；②肱桡关节，由肱骨小头和桡骨头上面的关节凹构成；③桡尺近侧关节，由桡骨头环状关节面与尺骨的桡切迹构成。

三个关节包在一个关节囊内。关节囊前、后壁薄而松弛，两侧有副韧带加强。此外，环绕桡骨头的桡骨环状韧带参加桡尺近侧关节的组成。幼儿的桡骨头尚未发育完善，环状韧带松弛，当肘关节处于伸直位猛拉前臂时，常可发生桡骨头半脱位。

3.关节面由股骨下端、胫骨上端和髌骨构成；关节囊宽、松弛，前壁有股四头肌腱、髌骨和髌韧带。

膝关节的特点是：①关节囊内有交叉韧带，前交叉韧带可防止胫骨向前移位，后交叉韧带可防止胫骨向后移位；②关节腔内有半月板（内侧半月板和外侧半月板），半月板上面凹陷，下面平坦，浅缘厚，深缘（游离缘）薄，其功能一是加深了关节窝，这样不仅增加了稳固性又增加了活动的多样性；二是在剧烈运动时，缓冲震荡。

（邵华信）

第三章　肌　学

复习纲要

一、总论

肌根据构造不同，分为平滑肌、心肌和骨骼肌。心肌和平滑肌属于不随意肌，骨骼肌为随意肌。运动系统所叙述的是骨骼肌。每块骨骼肌是一器官，都有一定的位置、形态、结构和血管、神经；它们大多附着于骨和分布于关节周围。全身的肌按所在的部位可分为头肌、颈肌、躯干肌、上肢肌和下肢肌。

（一）肌的形态分类和构造

按肌的外形，大致可分为长肌、短肌、阔肌和轮匝肌 4 种。每块肌包括肌腹和肌腱两部分，阔肌的腱性部分成薄膜状，称腱膜。

（二）肌的起止、配布和作用

肌附着于两块以上的骨，中间跨过一个或多个关节，收缩时牵动骨而产生运动。通常将接近身体正中面或四肢近侧骨面上的附着点看作是肌的起点（定点），另一端则为止点（动点），但起、止点在一定条件下可以相互置换。

（三）肌的辅助装置

在肌的周围，由结缔组织构成，具有保护和加强肌工作效能的作用。

1. 筋膜

（1）浅筋膜：位于皮下，由疏松结缔组织构成。

（2）深筋膜：位于浅筋膜的深面，由致密结缔组织构成，包被在肌的表面，并随肌的分层而分层，在四肢可附着于骨形成肌间隔等。

2. 滑膜囊　位于腱与骨面接触处，为一密闭的结缔组织扁囊，内含滑液。

3. 腱鞘　是包在肌腱外面的鞘管，位于肌腱活动度较大的部位。腱鞘分为纤维层和滑膜层。滑膜层又分为壁层和脏层，两者之间的间隙内含有滑液。

肌的分类、构造、辅助结构总结：长短扁肌轮匝肌，肌腹肌腱两相依，筋膜腱鞘滑膜囊，辅助减少摩擦力。

二、头肌

（一）面肌

面肌位于眼、口、鼻的周围，特点是起自颅骨止于皮肤，分环形肌和辐射肌，收缩时，可改变皮肤外形或使孔裂缩小和开大。主要有：①颅顶肌，收缩时，可提眉并使额部皮肤出现皱纹；②眼轮匝肌，在眼裂周围，收缩时可使眼裂闭合等；③颊肌，在面颊深部，主要功能是协助咀嚼和吸吮等。

（二）咀嚼肌

咀嚼肌配布于颞下颌关节周围，见表 3-1 所示。

表 3-1 咀嚼肌起止和作用

肌名称	起 点	止 点	主要作用
咬肌	颧弓下缘和内面	咬肌粗隆	上提下颌骨
颞肌	颞窝	下颌骨冠突	上提下颌骨
翼内肌	翼窝	下颌骨角内面	上提下颌骨
翼外肌	蝶骨大翼 蝶骨小翼	下颌颈	两侧收缩拉下颌向前 一侧收缩拉下颌向对侧

三、颈肌

（一）颈浅肌

颈浅肌主要有胸锁乳突肌。

胸锁乳突肌起自胸骨柄前面和锁骨的胸骨端，两头汇合向后上止于颞骨乳突。作用：一侧收缩使头向同侧倾斜，脸转向对侧；两侧同时收缩使头后仰。

（二）颈深肌

1. 外侧群　有前、中、后斜角肌，均起自颈椎横突；其中前斜角肌和中斜角肌止于第 1 肋，后斜角肌止于第 2 肋。前、中斜角肌与第 1 肋之间的空隙，称斜角肌间隙，有锁骨下动脉和臂丛经过。

2. 内侧群　有头长肌和颈长肌等，合称椎前肌。

四、躯干肌

躯干肌包括背肌、胸肌、膈、腹肌和会阴肌。

（一）背肌

1. 背浅肌　包括斜方肌、背阔肌、肩胛提肌、菱形肌。

（1）斜方肌：位于项背部浅层的三角形扁肌。主要作用：①两侧同时收缩，使肩胛骨向脊柱靠拢，呈“挺胸”姿式；②若肩胛骨固定，作用与胸锁乳突肌相同。该肌瘫痪时，产生“塌肩”。

（2）背阔肌：位于胸侧部和背下部的扁肌，可使肩关节内收、旋内和后伸，如“倒背手”姿势。若上肢固定可引体向上。

2. 背深肌　主要为竖脊肌（骶棘肌），其位于脊柱两侧的沟内，作用是维持脊柱正常姿势和后伸、头后仰，一侧收缩可使脊柱侧屈。

3. 胸腰筋膜　竖脊肌周围的深筋膜特别发达，称胸腰筋膜。在腰部，筋膜明显增厚，并分为浅、中、深三层包裹着竖脊肌和腰方肌，形成竖脊肌鞘和作为某些肌的起点。在剧烈运动中，胸腰筋膜常可扭伤，为腰背肌劳损病因之一。

（二）胸肌

1.胸上肢肌　包括胸大肌、胸小肌、前锯肌。

(1)胸大肌:胸廓前面,起自锁骨内侧半、胸骨和第1～6肋软骨,止于肱骨大结节嵴。胸大肌使臂内收、旋内,如上肢固定,可引体向上。

(2)前锯肌:位于胸侧壁,起自上8或9个肋骨,经肩胛骨前面,止于肩胛骨内侧缘和下角。主要作用是:①拉肩胛骨向前紧贴胸廓;②使肩胛骨下角旋外,助臂上举;③若肩胛骨固定,可提肋助深吸气。

2.胸固有肌　包括肋间外肌、肋间内肌等。肋间外肌收缩可吸气,肋间内肌收缩可呼气。

（三）膈

膈为呈穹隆状的、分隔胸腹腔的扁肌,起自胸廓下口和腰椎,止于中心腱。膈收缩时,圆顶展平下降,助吸气并增加腹压;舒张时助呼气。膈上有3个裂孔:①主动脉裂孔,约平对第12胸椎;②食管裂孔,约平对第10胸椎;③腔静脉孔,约平对第8胸椎。上述3孔分别有相应的结构通过。

膈总结:膈顶向上似穹隆,上下分隔腹和胸;周围肌腹中心腱,3个裂孔上下通;收缩下降主动吸,舒张呼气向上升。

（四）腹肌

1.前外侧群　均为扁肌,包括腹直肌和腹外斜肌、腹内斜肌和腹横肌。

(1)腹外斜肌:位于腹前外侧壁的浅层,肌束由外上方斜向前下方,于腹直肌外侧缘附近移行为腱膜。腹外斜肌腱膜形成的结构有:①腹股沟韧带,为腱膜下缘增厚,张于髂前上棘与耻骨结节之间形成的韧带;②腔隙韧带(陷窝韧带),为腹股沟韧带内侧端分出的一小束腱纤维向下后返折至耻骨梳形成的韧带;③腹股沟管浅(皮下)环,在耻骨结节的外侧上方,为腱膜形成的三角形裂孔。

(2)腹内斜肌:位于腹外斜肌的深面。肌束主要由外下方斜向内上方,于腹直肌外侧缘附近移行为腱膜,并分前、后两层,参与腹直肌鞘的构成。

(3)腹横肌:位于腹内斜肌的深面。肌束由外侧横行向内侧,于腹直肌外侧附近移行为腱膜,并参与腹直肌鞘的构成。

腹横肌腱膜下缘与腹内斜肌腱膜下缘结合,呈弓状跨过精索后方,附着于耻骨梳的内侧端,称腹股沟镰或联合腱。

腹横肌和腹内斜肌下缘各分出少量肌束,向下包绕精索和睾丸,称为提睾肌。

2.后群　包括腰大肌和腰方肌。

腹股沟管位于腹股沟韧带内侧半上方、腹前外侧壁的肌和筋膜间的斜行裂隙,长约4～5cm,男性有精索通过,女性有子宫圆韧带通过。腹股沟管有两个口和四个壁。两口:①内口,称腹股沟管深环(腹环);②外口,称腹股沟管浅环(皮下环)。四壁:①前壁是腹外斜肌腱膜和腹内斜肌;②后壁是腹横筋膜和腹股沟镰;③上壁是腹内斜肌及腹横肌弓状下缘;④下壁为腹股沟韧带。

腹股沟管四壁总结:前面盖着口袋盖儿,后面贴着裤腰片儿,上边顶着横斜梁儿,下边踩着沟韧带儿。(注:口袋指腹股沟管,口袋盖指腹外斜肌腱膜;裤腰带指腹横肌,裤腰片指腹横肌深面的腹横筋膜;横斜梁指腹横肌、腹内斜肌的弓状下缘和腹股沟韧带;沟韧带指腹股沟

韧带)

五、上肢肌

(一)上肢带肌

上肢带肌分布于肩关节周围,见表3-2所示。

表3-2　上肢带肌的起止和作用

名称	起点	止点	主要作用
三角肌	锁骨外侧、肩峰、肩胛冈	三角肌粗隆	肩关节外展
冈上肌	冈上窝	肱骨大结节上部	肩关节外展
冈下肌	冈下窝	肱骨大结节中部	肩关节旋外
小圆肌	肩胛骨外侧缘	肱骨大结节下部	肩关节旋外
大圆肌	肩胛骨下角	肱骨小结节嵴	肩关节内收、旋内、伸
肩胛下肌	肩胛下窝	肩胛骨内侧缘	肩关节内收、旋内

(二)臂肌

1.前群　有肱二头肌、喙肱肌、肱肌。

(1)肱二头肌:①起点,长头起自盂上结节,肌腱通过关节囊,短头起自肩胛骨喙突;②两头合成一个肌腹,经肘关节前方,止于桡骨粗隆;③主要作用是屈肘关和使前臂旋后。

(2)肱肌:位于肱二头肌的深面,止于桡骨粗隆,主要功能是屈肘。

2.后群　肱三头肌起端有3个头:长头起自关节盂下结节,外侧头和内侧头分别起自肱骨桡神经沟外上方和内下方的骨面,止于尺骨鹰嘴。主要作用是伸肘关节,长头还可使臂后伸和内收。

(三)前臂肌

1.前群　共9块,浅层由桡侧向尺侧依次为:肱桡肌、旋前圆肌、桡侧腕屈肌、掌长肌和尺侧腕屈肌,深部有指浅屈肌、拇长屈肌、指深屈肌和旋前方肌。

2.后群　共10块:①浅层由桡侧向尺侧依次为桡侧腕长伸肌、桡侧腕短伸肌、指伸肌、小指伸肌和尺侧腕伸肌;②深层有旋后肌、拇长展肌、拇短伸肌、拇长伸肌和示指伸肌。

前臂各肌主要的作用与其名称相一致。

(四)手肌

手肌均位于手的掌侧面,分为:①外侧群(鱼际),有4块肌,浅层为拇短展肌和拇短屈肌,深层为拇对掌肌,拇收肌位于拇对掌肌的内侧;②内侧群(小鱼际),有小指展肌、小指短屈肌和小指对掌肌;③中间群,位于掌心,其中4块蚓状肌位于指深屈肌腱的桡侧,7块骨间肌居掌骨间隙内。

手关节的用力运动主要依赖于前臂长肌的收缩,而手的精巧性动作主要由手肌来完成。外侧群作用于拇指,内侧群作用于小指,而屈掌指关节、伸指间关节主要是中间群的作用。

六、下肢肌

(一)髋肌

髋肌位于髋关节周围,作用于髋关节,分前、后两群。

1. 前群

(1)髂腰肌:由髂肌和腰大肌组成,止于股骨小转子,可使髋关节屈和旋外。

(2)阔筋膜张肌:包于阔筋膜内。

2. 后群　有臀大、中、小肌及梨状肌、闭孔内肌等。

(1)臀大肌:位于臀部浅层,大而肥厚,其外上 1/4 部无重要血管神经,是临床肌肉注射的常用部位。主要功能是使髋关节伸和旋外。

(2)梨状肌:起自骶骨前面→坐骨大孔→止于大转子。梨状肌将坐骨大孔分为梨状肌上孔和梨状肌下孔。

(二)大腿肌

1. 前群

(1)缝匠肌:是人体最长的肌,呈扁带状,收缩时可屈髋、屈膝。

(2)股四头肌:位于大腿前面,是人体体积最大的肌。起端有 4 个头,分别为股直肌、股外侧肌、股内侧肌和股中间肌。除股直肌起自髂前下棘外,其余均起自股骨。4 个头向下形成一个肌腱,附着于髌骨前面,并移行为髌韧带,止于胫骨粗隆。主要功能是伸膝关节。

2. 内侧群　浅层从外上向内下依次为耻骨肌、长收肌、股薄肌,深层为短收肌和大收肌。功能如其名。

3. 后群　大腿肌后群的起止和作用归纳于表 3-3 中。

表 3-3　大腿肌后群的起止和作用

肌　名	起　　点	止　点	主要作用
股二头肌	长头-坐骨结节 短头-股骨粗线	腓骨头	伸髋、屈膝
半腱肌	坐骨结节	胫骨上端	同上
半膜肌	同上	胫骨内侧髁	同上

(三)小腿肌

小腿肌主要配布于踝关节周围。

1. 前群　包括踇长伸肌、趾长伸肌、胫骨前肌。作用是伸踝关节和使足内翻。

2. 外侧群　包括腓骨长肌、腓骨短肌。作用是屈踝和使足外翻。

3. 后群　浅层为由腓肠肌和比目鱼肌合成的小腿三头肌,以跟腱止于跟骨。深层主要有趾长屈肌、踇长屈肌和胫骨后肌。作用为屈踝和使足内翻。

📖练习题

(一)名词解释

1.斜角肌间隙 2.联合腱 3.腹股沟三角 4.腹股管沟浅环 5.胸腰筋膜

(二)单项选择题

1.下列关于肌的起止和作用的叙述,正确的是 ( )
A.四肢肌多起于肢体的远端 B.躯干肌多起于远离正中线的部位
C.肌运动时多以起点作为定点 D.肌运动时多以起点作为动点
E.肌的起止点是固定不变的

2.下列关于腱鞘的叙述,正确的是 ( )
A.腱鞘存在于活动性较小的部位 B.主要存在关节的伸侧
C.腱系膜由腱纤维鞘形成 D.腱纤维鞘分为壁层和脏层
E.由腱纤维鞘和腱滑膜鞘组成

3.拉肩胛骨向前和紧贴胸廓的是 ( )
A.胸大肌 B.肩胛下肌 C.前锯肌
D.斜方肌 E.背阔肌

4.下列关于三角肌的叙述,正确的是 ( )
A.位于臂中部 B.止于肱骨大结节 C.只起于锁骨
D.只起于肩胛骨 E.使肩关节外展

5.外展肩关节的是 ( )
A.小圆肌 B.大圆肌 C.冈下肌
D.冈上肌 E.喙肱肌

6.属于胸上肢肌的是 ( )
A.胸大肌、肩胛下肌 B.前锯肌、胸小肌
C.肋间外肌、肩胛下肌 D.肋间内肌、胸小肌
E.前锯肌、胸横肌

7.若肩胛骨固定,一侧斜方肌收缩可使 ( )
A.颈向对侧屈,面转向同侧 B.颈向同侧屈,面转向同侧
C.颈向对侧屈,面转向对侧 D.颈前屈
E.颈向同侧屈,面转向对侧

8.一侧胸锁乳突肌收缩可使 ( )
A.颈向对侧屈,面转向同侧 B.颈向同侧屈,面转向同侧
C.颈向同侧屈,面转向对侧 D.头前屈
E.头后仰

9.使肩关节内收的是 ( )
A.三角肌 B.冈上肌 C.胸小肌
D.胸大肌 E.冈下肌

10. 止于肱骨小结节的是 ( )
A. 肩胛下肌 B. 大圆肌 C. 冈上肌
D. 冈下肌 E. 胸大肌
11. 下列关于肱二头肌的叙述,正确的是 ( )
A. 长头起于肩胛骨盂下结节 B. 短头起于肱骨体前面
C. 止于桡骨粗隆 D. 只能屈肘关节
E. 止于尺骨粗隆
12. 下列关于肱三头肌的叙述,正确的是 ( )
A. 长头起于盂上结节 B. 只作用于肘关节
C. 止于尺骨冠突 D. 外侧头起于盂下结节
E. 主要作用是伸肘
13. 下列关于指浅屈肌的叙述,正确的是 ( )
A. 肌腱完全包裹在腱鞘内 B. 止于中指和小指
C. 止于第 2～5 指的中节指骨 D. 屈第 2～4 指的远侧指间关节
E. 以上都对
14. 下列关于指深屈肌的叙述,正确的是 ( )
A. 起于肱骨内上髁 B. 肌腱尺侧有蚓状肌附着
C. 止于远节指骨底 D. 屈近节指间关节
E. 止于近节指骨底
15. 下列关于桡侧腕屈肌的叙述,正确的是 ( )
A. 是主要的屈肘关节肌 B. 位于掌长肌的尺侧
C. 起于肱骨外上髁 D. 止于第 2 掌骨底
E. 止于第 1 掌骨底
16. 下列关于桡侧腕长伸肌的叙述,正确的是 ( )
A. 经拇长展肌浅面 B. 作用为伸腕,并可使腕内收
C. 起于肱骨内上髁 D. 止于第 3 掌骨底
E. 起于肱骨外上髁
17. 下列关于指伸肌的叙述,正确的是 ( )
A. 起于肱骨内上髁 B. 起于尺、桡骨背面
C. 止于中节指骨底 D. 有伸腕和伸指作用
E. 可使腕关节外展
18. 下列关于骨间肌和蚓状肌的叙述,正确的是 ( )
A. 屈指间关节,伸掌指关节 B. 屈远侧指间关节,伸近侧指间关节
C. 屈指间关节,屈掌指关节 D. 伸指间关节,屈掌指关节
E. 伸指间关节,伸掌指关节
19. 屈远侧指间关节的是 ( )
A. 指浅屈肌 B. 蚓状肌 C. 指深屈肌
D. 尺侧腕屈肌 E. 掌长肌
20. 既能屈髋,又能伸膝的是 ( )

A. 大收肌　　B. 髂腰肌　　C. 股直肌
D. 股薄肌　　E. 缝匠肌

21. 屈髋关节的是 (　　)
A. 髂腰肌和阔筋膜张肌　　B. 缝匠肌和股二头肌
C. 髂腰肌和大收肌　　D. 髂腰肌和长收肌
E. 缝匠肌和大收肌

22. 伸髋关节的是 (　　)
A. 耻骨肌　　B. 股直肌　　C. 阔筋膜张肌
D. 臀大肌　　E. 大收肌

23. 既屈膝，又屈髋的是 (　　)
A. 股薄肌　　B. 缝匠肌　　C. 股四头肌
D. 半膜肌　　E. 阔筋膜张

24. 与髋关节内收无关的是 (　　)
A. 耻骨肌　　B. 长收肌　　C. 短收肌
D. 股薄肌　　E. 臀中肌

25. 下列关于半膜肌的叙述，正确的是 (　　)
A. 位于半腱肌的浅面　　B. 可外展髋关节
C. 止于腓骨　　D. 可伸髋、屈膝
E. 只能屈膝，不能伸髋

26. 下列关于膈的叙述，正确的是 (　　)
A. 收缩时，膈穹下降，助呼气　　B. 收缩时，膈穹上升，助吸气
C. 舒张时，膈穹上升，助吸气　　D. 收缩时，膈穹下降，助吸气
E. 收缩时，膈穹上升，助呼气

27. 膈的主动脉裂孔约平对 (　　)
A. 第 8 胸椎　　B. 第 9 胸椎　　C. 第 10 胸椎
D. 第 12 胸椎　　E. 第 11 胸椎

28. 膈的腔静脉孔约平对 (　　)
A. 第 8 胸椎　　B. 第 9 胸椎　　C. 第 10 胸椎
D. 第 11 胸椎　　E. 第 12 胸椎

29. 膈的食管裂孔约平对 (　　)
A. 第 8 胸椎　　B. 第 9 胸椎　　C. 第 10 胸椎
D. 第 11 胸椎　　E. 第 12 胸椎

30. 下列关于腹外斜肌的叙述，正确的是 (　　)
A. 对肋骨没有作用　　B. 位于腹后外侧壁
C. 肌纤维由后下方斜向前上方　　D. 腱膜参与构成腹直肌鞘前层
E. 以上都不对

31. 下列关于腹内斜肌的叙述，正确的是 (　　)
A. 只起于胸腰筋膜
B. 大部分肌束垂直上升

C. 腱膜在弓状线以上分两层包被腹直肌
D. 只构成腹股沟管上壁
E. 不参与构成腹股沟镰

32. 下列关于腹直肌的叙述，正确的是 ( )
A. 为上窄下宽的多腹肌 B. 全长有 3～4 条腱划
C. 腱划与腹直肌鞘后层结合紧密 D. 起自肋软骨
E. 以上都对

33. 下列关于腹股沟韧带的叙述，正确的是 ( )
A. 由腹内斜肌腱膜形成 B. 位于两侧髂前上棘之间
C. 构成腹股沟管的后壁 D. 由腹外斜肌腱膜形成
E. 由腹横肌腱膜形成

34. 下列关于背阔肌的叙述，正确的是 ( )
A. 是肩关节的旋外肌 B. 是肩胛骨的旋内肌
C. 止于肱骨大结节嵴 D. 是前臂的屈肌
E. 可使肩关节内收

35. 使下颌骨上提和后退的是 ( )
A. 颞肌 B. 二腹肌 C. 翼内肌
D. 咬肌 E. 下颌舌骨肌

36. 止于下颌骨外面的是 ( )
A. 翼外肌 B. 翼内肌 C. 咬肌
D. 颞肌 E. 下颌舌骨肌

37. 可使肩关节旋外的是 ( )
A. 冈上肌 B. 冈下肌 C. 大圆肌
D. 胸大肌 E. 肩胛下肌

38. 下列关于胸大肌的叙述，正确的是 ( )
A. 起于上位肋软骨 B. 止于肱骨小结节嵴
C. 使肩关节内收、旋内和屈 D. 覆盖前锯肌
E. 使臂后伸

39. 有伸肘、伸腕和伸指作用的是 ( )
A. 拇长伸肌 B. 指伸肌 C. 桡侧腕长伸肌
D. 桡侧腕短伸肌 E. 拇短伸肌

40. 下列关于髂腰肌的叙述，正确的是 ( )
A. 起于髂窝 B. 止于腰椎 C. 经腹股沟韧带前面
D. 可使髋关节屈和旋外 E. 止于大转子

41. 止于髂胫束的是 ( )
A. 臀大肌 B. 臀中肌 C. 臀小肌
D. 梨状肌 E. 阔筋膜张肌

42. 使髋关节屈和旋外的是 ( )
A. 臀大肌 B. 臀中肌 C. 臀小肌

D. 髂腰肌　　E. 股直肌

43. 既能屈膝又能屈踝的是 （ ）

A. 腓肠肌　　B. 比目鱼肌　　C. 胫骨后肌

D. 踇长屈肌　　E. 股二头肌

44. 使足跖屈和内翻的是 （ ）

A. 胫骨前肌　　B. 胫骨后肌　　C. 踇长屈肌

D. 趾长伸肌　　E. 小腿三头肌

45. 使足背屈和内翻的是 （ ）

A. 腓骨长肌　　B. 胫骨后肌　　C. 踇长屈肌

D. 趾长屈肌　　E. 胫骨前肌

(三)多项选择题

1. 使肩关节内收、旋内的有 （ ）

A. 大圆肌　　B. 冈下肌　　C. 背阔肌

D. 肩胛下肌　　E. 小圆肌

2. 使肩关节旋外的有 （ ）

A. 大圆肌　　B. 胸大肌　　C. 冈下肌

D. 小圆肌　　E. 冈上肌

3. 屈肘关节的有 （ ）

A. 旋前圆肌　　B. 肱三头肌　　C. 肱肌

D. 喙肱肌　　E. 肱桡肌

4. 屈髋关节的有 （ ）

A. 缝匠肌　　B. 髂腰肌　　C. 股直肌

D. 股中间肌　　E. 臀大肌

5. 使髋关节旋外的有 （ ）

A. 闭孔内肌　　B. 股方肌　　C. 臀大肌

D. 臀中肌　　E. 臀小肌

6. 屈膝的有 （ ）

A. 股二头肌　　B. 小腿三头肌　　C. 缝匠肌

D. 胫骨后肌　　E. 股直肌

7. 使足内翻的有 （ ）

A. 腓骨长肌、腓骨短肌　　B. 胫骨前肌　　C. 第 3 腓骨肌

D. 胫骨后肌　　E. 比目鱼肌

8. 使足外翻的有 （ ）

A. 腓骨长肌　　B. 比目鱼肌　　C. 腓骨短肌

D. 胫骨后肌　　E. 胫骨前肌

9. 下列关于腹外斜肌的叙述，正确的是 （ ）

A. 位于腹前外侧壁浅层　　B. 肌纤维从外上斜向前下

C. 腱膜形成腹股沟韧带　　D. 腱膜形成腹沟管深环

E. 腱膜构成腹直肌鞘后层

10. 腹外斜肌腱膜形成的结构有 ( )

A. 腹股沟韧带 B. 腹股沟镰 C. 腹直肌鞘前层

D. 腹股沟管浅环 E. 腹直肌鞘后层

(四)填空题

1. 肌的辅助装置有______、______和______。

2. 咀嚼肌有______、______、______和______。

3. 能使肩关节旋外的肌有______、______;能使肩关节旋内的肌有______、______、______和______。

4. 前臂前群浅层肌,由桡侧到尺侧依次有______、______、______、______和______;前臂后群浅层肌由桡侧到尺侧依次有______、______、______、______和______。

5. 大腿内侧浅层肌由外侧向内侧依次为______、______和______。

6. 肋间内肌的作用为______,助呼气;肋间外肌的作用为______,助吸气。

7. 膈肌上的3个孔从上到下依次为______、______和______,分别平对______、______、______椎体。

8. 腹外斜肌腱膜下缘增厚,张于髂前上棘和耻骨结节之间,称为______;腹外斜肌腱膜在耻骨结节外上方的三角形裂口为______。

(五)问答题

1. 运动肩关节的肌有哪些?各自作用如何?

2. 运动肘关节的肌有哪些?

3. 若肩胛骨固定,一侧斜方肌收缩,将产生什么动作?该肌麻痹时,会出现何体征?

4. 臀大肌、臀中肌和臀小肌的位置及作用如何?

5. 既跨过髋关节,又跨过膝关节的肌有哪些?其作用如何?

6. 运动膝关节的肌有哪些?各自功能如何?

7. 胸锁乳突肌的位置、起止及作用如何?若一侧肌痉挛,可出现什么体征?

8. 胸肌包括哪些?各有什么作用?

9. 膈的形态结构与功能如何?

10. 腹外斜肌腱膜形成的结构有哪些?

11. 简述腹股沟管的位置及组成。

12. 与呼吸运动有关的肌肉主要有哪些?

练习题参考答案

(一)名词解释

1. 斜角肌间隙为前、中斜角肌和第一肋围成的裂隙,有锁骨下动脉和神经(臂丛)经过。

2. 腹内斜肌腱膜下缘与腹横肌腱膜下缘结合,呈弓状跨过精索后方,附着于耻骨梳内侧端,称联合腱或腹股沟镰。

3. 腹股沟三角是位于腹壁下部,由腹直肌外缘、腹股沟韧带和腹壁下动脉构成的三角,又称海氏三角,为腹壁下部的薄弱区。

4. 腹股管沟浅环由腹外斜肌的部分腱膜止于耻骨结节外上方，形成三角形的裂隙，又称皮下环，有精索或子宫圆韧带通过。

5. 竖脊肌周围的深筋膜特别发达，称胸腰筋膜。在腰部，筋膜明显增厚，并分为浅、中、深三层包裹着竖脊肌和腰方肌，形成竖脊肌鞘。

（二）单项选择题

1. C　2. E　3. C　4. E　5. D　6. B　7. E　8. C　9. D　10. A　11. C　12. E　13. C　14. C　15. D　16. E　17. D　18. D　19. C　20. C　21. A　22. D　23. B　24. E　25. D　26. D　27. D　28. A　29. C　30. D　31. C　32. B　33. D　34. E　35. A　36. C　37. B　38. C　39. B　40. D　41. A　42. D　43. A　44. B　45. E

（三）多项选择题

1. ACD　2. CD　3. ACE　4. ABC　5. ABCDE　6. ABC　7. BD　8. AC　9. ABC　10. ACD

（四）填空题

1. 筋膜　滑膜囊　腱鞘

2. 咬肌　颞肌　翼内肌　翼外肌

3. 冈下肌　小圆肌　背阔肌　大圆肌　胸大肌　肩胛下肌

4. 肱桡肌　旋前圆肌　桡侧腕屈肌　掌长肌　尺侧腕屈肌　桡侧腕长伸肌　桡侧腕短伸肌　指伸肌　小指伸肌　尺侧腕伸肌

5. 耻骨肌　长收肌　股薄肌

6. 降肋　提肋

7. 腔静脉裂孔　食管裂孔　主动脉裂孔　第8胸椎(T8)　第10胸椎(T10)　第12胸椎(T12)

8. 腹股沟韧带　腹股沟管浅环(皮下环)

（五）问答题

1. 三角肌、冈上肌（外展），冈下肌、小圆肌（旋外），大圆肌、背阔肌（后伸、旋内），肩胛下肌（内收、后伸），胸大肌（内收、旋内），喙肱肌、肱二头肌短头（前屈、内收）。

2. 屈肘关节的主要有肱肌、肱二头肌、肱桡肌等，伸肘关节的为肱三头肌。

3. 当肩胛骨固定时，一侧收缩，颈向同侧屈、脸转向对侧。该肌瘫痪时，产生“塌肩”。

4. 臀大肌位于臀部浅层，主要使髋关节伸和旋外；臀中肌的上部位于皮下，下部位于臀大肌深面，前部肌束使髋关节外展、旋内，后部肌束使髋关节旋外；臀小肌位于臀中肌的深面，作用和臀中肌相同。

5. 既跨过髋头节，又跨过膝关节的肌有：①缝匠肌：屈膝关节和屈髋关节；②股直肌：伸膝关节和屈髋关节；③半腱肌、半膜肌、股二头肌：伸髋关节和屈膝关节。

6. 运动膝关节的肌有缝匠肌（屈膝），股四头肌（伸膝），半腱肌和半膜肌、股二头肌（屈膝）。

7. 胸锁乳突肌位于颈部两侧皮下，起于胸骨柄前面和锁骨的胸骨端，止于颞骨乳突，若一侧肌痉挛，可导致颈向同侧倾斜，脸转向对侧。

8. 胸肌分为胸上肢肌和胸固有肌。前者有胸大肌（使肩关节收、旋内屈，并有提肋助吸气的作用)、胸小肌(拉肩胛骨向前下方,并可提肋助吸气)和前锯肌(使肩胛骨紧贴胸廓,并有助举臂和深吸气的作用);后者有肋间外肌、肋间内肌,其中肋间外肌是吸气肌,肋间内肌是呼气肌。

9. 膈是向上呈穹隆状的阔肌,肌纤维起自胸廓下口的周缘,向中央移行为中心腱。膈上有主动脉裂孔、食管裂孔和腔静脉裂孔,分别有主动脉、食管和下腔静脉等穿过。膈肌收缩可吸气。

10. 腹外斜肌腱膜形成的结构有:①腹股沟韧带,为腱膜下缘增厚,张于髂前上棘与耻骨结节之间形成的韧带;②腔隙韧带(陷窝韧带),为腹股沟韧带内侧端分出的一小束腱纤维,向下后返折至耻骨梳形成的韧带;③腹股沟管浅环(皮下环),在耻骨结节的外侧上方,为腱膜形成的三角形裂孔。

11. 腹股沟管位于腹股沟韧带内侧半上方、腹前外侧壁的肌和筋膜间的斜行裂隙,长约4～5cm,男性有精索通过,女性有子宫圆韧带通过。腹股沟管有两个口和四个壁。两口:①内口,称腹股沟管深环(腹环);②外口,称腹股沟管浅环(皮下环)。四壁:①前壁是腹外斜肌腱膜和腹内斜肌;②后壁是腹横筋膜和腹股沟镰;③上壁是腹内斜肌及腹横肌弓状下缘;④下壁为腹股沟韧带。

12. 与呼吸运动有关的肌肉主要有膈、肋间内肌、肋间外肌、胸大肌、胸小肌、前锯肌等。

(胡斯旺)

第四章　消化系统

复习纲要

一、口腔

口腔是以骨性口腔为基础形成的，前方经口裂通外界；后方经咽峡与咽交通；顶壁是腭；下壁是口底；两侧壁为颊。口腔被上、下牙弓分隔为前外侧部的口腔前庭和后内侧部的固有口腔；上、下牙列咬合时，两部可通过两侧第三磨牙后方的间隙相通。口腔内有牙齿和舌，并有三对唾液腺的开口。

（一）口腔各壁

1. 口唇和颊　两者互相连续，均以肌为基础，外覆皮肤，内衬黏膜构成。上、下唇两端的结合部为口角，口角外方与鼻翼外侧之间的浅沟称鼻唇沟，是上唇与颊的分界。上唇外面正中的纵行浅沟称人中，急救时常在此处针刺。

2. 口底　以舌骨上肌群为基础构成，内面覆以黏膜，口底黏膜薄而松软，黏膜下有大量的疏松结缔组织，故易移动。

3. 腭　前 2/3 为硬腭、后 1/3 为软腭（是硬腭向后下方延伸的软组织部分）。软腭后部斜向后下方，称为腭帆。腭帆后缘游离，中央有一乳头状突起，称腭垂。腭垂两侧各有两条弓状皱襞：①前方延伸到舌根的侧缘，称腭舌弓；②后方向下延伸至咽的侧壁，称腭咽弓；两弓之间的凹陷为扁桃体窝，容纳腭扁桃体。

腭垂、腭帆游离缘、两侧腭舌弓和舌根共同围成的空间称咽峡，是口腔通向咽的门户。咽峡的大小经常改变，吸气时腭帆下降，吞咽食物时腭帆提向上方，其后缘接触咽后壁，暂时阻断咽鼻部与口咽部的交通，此时咽峡特别扩大。

（二）牙

牙嵌于上、下颌骨的牙槽内，呈弓状排列成上牙弓和下牙弓。

1. 牙的种类和排列　人的一生中先后有两组牙发生，第 1 组为乳牙，一般自生后 6 个月开始萌出，3 岁左右出齐，6 岁左右开始脱落；第 2 组为恒牙，6～7 岁起开始长出第 1 磨牙，14 岁左右出齐，并替换乳牙，只有第 3 磨牙一般在 17～25 岁或更晚些长出，称智牙，也有终生不萌出者（表 4-1）。

表 4-1 乳牙和恒牙的萌出时间

名称	萌出时间	
	乳牙	恒牙
中切牙	6～8 个月	6～8 岁
侧切牙	6～10 个月	7～9 岁
尖牙	16～20 个月	9～12
第 1(前)磨牙	12～16 个月	10～12 岁
第 2(前)磨牙	20～30 个月	10～12 岁
第 1 磨牙		6～7 岁
第 2 磨牙		11～13 岁
第 3 磨牙		17～25 岁或更迟

乳牙上、下颌左、右各 5 个,共 20 个;恒牙共 32 个,上、下颌左、右各 8 个。临床上为了便于记录病牙的位置,常以"+"符号划分四区来表示上下颌、左右侧的牙位,并以罗马数字Ⅰ～Ⅴ(乳牙)和阿拉伯数字 1～8(恒牙)分别表示从中切牙至磨牙的序号。

2. 牙的形态结构　每个牙均可分为三部分,露出于口腔内的称牙冠,嵌于牙槽内的称牙根,介于两者之间狭细的部分为牙颈。牙冠与牙颈内的腔隙宽阔,称牙冠腔。牙根内的细管为牙根管,其开口于根尖孔。牙的神经、血管等经由根尖孔、牙根管进入牙冠腔。牙根管和牙冠腔合称髓腔,腔内容纳牙髓。牙髓由神经、血管和结缔组织共同构成。牙髓炎时常引起剧烈疼痛。

牙由牙本质、釉质、牙骨质和牙髓组成。牙本质构成牙的主体。在牙冠,牙本质外面覆有釉质,釉质为全身最硬的组织;在牙根部,牙本质外面包有牙骨质。

牙周组织包括牙周膜、牙槽骨和牙龈三部分。牙周膜是介于牙和牙槽骨之间的致密结缔组织,藉之将牙和牙槽骨紧密结合,固定牙根,并能缓解咀嚼时的压力。牙槽骨是牙根周围牙槽突的骨质。牙龈是紧贴牙槽骨外面的口腔黏膜,富含血管,其游离缘附于牙颈。

(三)舌

舌以骨骼肌为基础,表面覆以黏膜。舌分为上、下两面,上面又称舌背,有一向前开放的"V"形界沟,将舌分为前 2/3 的舌体和后 1/3 的舌根。舌体的前端为舌尖。舌根对向口咽部。舌下面较舌背短,其黏膜与口腔底之间的黏膜皱襞称舌系带。舌系带两侧各有一黏膜隆起称舌下阜,下颌下腺和舌下腺大管开口于此。舌下阜向两侧延伸的皱襞为舌下襞,表面有舌下腺小管开口。

1. 舌黏膜　舌体背面黏膜上可见许多舌乳头,根据其形态可将其分为 4 类:①丝状乳头,遍布舌体表面;②菌状乳头,散在于丝状乳头之间,顶端稍膨大而钝圆,肉眼看呈红色点状;③叶状乳头,位于舌侧缘后部,呈皱襞状,人类不发达;④轮廓乳头,最大,约有 7～11 个,列于界沟前方,乳头顶端特别膨大,呈圆盘状,周围有环状沟环绕。

轮廓乳头、菌状乳头、叶状乳头以及软腭、会厌等处的黏膜上皮中含有味蕾。在舌根背部的黏膜表面,可见许多由淋巴组织构成的舌扁桃体。

2. 舌肌　舌肌为骨骼肌,分为舌内肌和舌外肌两类。舌内肌的起、止都在舌内,由垂直、纵行和左右横行等肌纤维束组成,收缩时可改变舌的形状。舌外肌起于舌外、止于舌,较为重要的是颏舌肌,它起于下颌骨颏棘,肌纤维呈扇形向舌内放散,止于舌正中线两侧。两侧颏舌肌同时收缩，使舌伸出；一侧收缩，舌伸出时舌尖偏向对侧。舌内、外肌协调活动，使舌能向各方灵活运动。

(四)唾液腺

大唾液腺包括腮腺、下颌下腺和舌下腺3对，是位于口腔周围、独立的器官，其导管开口于口腔黏膜。

1.腮腺　最大。浅部位于外耳道前下方，咬肌后部的表面；深部特别肥厚，伸入到下颌后窝内。由腺浅部前缘发出腮腺管，在距颧弓下方约一横指处经咬肌表面前行，至咬肌前缘转向内侧，穿颊肌，开口于平对上颌第2磨牙牙冠处的颊黏膜。

2.下颌下腺　位于下颌下三角内，腺导管开口于舌下阜。

3.舌下腺　位于舌下襞深面，小管直接开口于舌下襞；大管与下颌下腺管汇合或单独开口于舌下阜。

二、咽

咽是一上宽下窄、前后略扁的漏斗形肌性管道(腔)，上端起于颅底，下端平第6颈椎下缘。后壁平整，前壁不完整，与鼻腔、口腔和喉腔相通。

(一)鼻咽

位于软腭游离缘与颅底之间，侧壁上有咽鼓管咽口、咽鼓管圆枕、咽隐窝，黏膜内有咽鼓管扁桃体和咽扁桃体。

(二)口咽

介于软腭游离缘与会厌上缘之间，有腭扁桃体、舌会厌正中襞和会厌谷。

(三)喉咽

介于会厌上缘与第6颈椎下缘之间、喉的后方，此部的结构主要有梨状隐窝。

咽淋巴环：由咽扁桃体、咽鼓管扁桃体、腭扁桃体和舌扁桃体组成。

三、食管

食管是一个前后扁平的肌性管道，位于脊柱前方，上端在第6颈椎下缘平面与咽相续，下端约平第11胸椎高度与胃贲门连接。依食管行程分为颈部、胸部和腹部3段。

食管全长有3处狭窄：①第1狭窄位于食管和咽的连接处，距中切牙约15cm；②第2狭窄位于食管与左主支气管交叉处，距中切牙约25cm；③第3狭窄为穿膈食管裂孔处，距中切牙约40cm。3处狭窄为异物容易滞留和肿瘤好发部位。

四、胃

(一)胃的形态和分部

1.胃的形态　分为上、下两口，上、下两缘和前、后两壁。

(1)上口：称贲门，上续食管；下口称幽门，连接十二指肠。

(2)两缘：上缘凹、短，朝向右上方，称胃小弯；胃小弯的最低处，称角切迹，是胃体与幽门部在胃小弯的分界；下缘凸、长，朝向左下方，称胃大弯，起始处与食管左缘成一锐角，称贲门切迹。

(3)两壁:前壁朝向前上方,后壁朝向后下方。

2.胃的分部　可分4个部分:①贲门部,指贲门周围的部分;②胃底,贲门切迹平面以上的部分,亦称胃穹;③胃体,角切迹与贲门部之间的部分;④幽门部,角切迹与幽门之间的部分。在幽门部、胃大弯侧,有一不太明显的浅沟,称中间沟,此沟将幽门部分为左侧的幽门窦和右侧的幽门管。

(二)胃的位置

胃在中等充盈时,大部位于左季肋区,小部位于腹上区。贲门位于第11胸椎体左侧,幽门位于第1腰椎体右侧。胃前壁的中间部分位于剑突下方,直接与腹前壁相贴,是临床上胃的触诊部位。

五、小肠

小肠上端从幽门起始,下端在右髂窝与大肠相接,可分为十二指肠、空肠和回肠三部分。十二指肠固定在腹后壁,属腹膜外位器官。空肠和回肠形成很多肠袢,盘曲于腹腔下部,并借肠系膜系于腹后壁,故合称为系膜小肠。小肠是食物消化、吸收的主要部位。

(一)十二指肠

1.上部　起自幽门,管壁较薄、黏膜光滑无环状襞,为溃疡好发部位。

2.降部　黏膜环形皱襞发达,在后内侧壁上有一纵行皱襞,其下端有十二指肠大乳头,胆总管与胰管汇合共同开口于此。

3.水平部　横过第3腰椎前面,肠系膜上动、静脉经其前方。

4.升部　最短,自水平部末端起始,斜向左上,至第2腰椎左侧转向左下,移行为空肠,移行处的弯曲称十二指肠空肠曲。十二指肠空肠曲借十二指肠悬肌固定于腹后壁。十二指肠悬肌及其表面的腹膜皱襞共同构成十二指肠悬韧带,该韧带是确认空肠起始部的标志。

(二)空、回肠

空、回肠的形态特点比较于表4-2中。

表4-2　空、回肠的形态特点比较

	位置	长度	管径	管壁	血供	黏膜皱襞	淋巴滤泡
空肠	左上腹部	全长2/5	大	厚	丰富	密、高	孤立
回肠	右下腹部	全长3/5	小	薄	较少	疏、低	孤立、集合

六、大肠

大肠是消化管中最后的一段,起自右髂窝,终于肛门,可分为盲肠、阑尾、结肠、直肠和肛管。结肠和盲肠有3种特征性的结构:①结肠带;②肠脂垂;③结肠袋。

(一)盲肠

盲肠为大肠的起始部,位于右髂窝内,上通升结肠,左接回肠。回肠末端突入盲肠,形成上、下两片半月形黏膜皱襞,称回盲瓣。

（二）阑尾

阑尾是盲肠下端后内壁伸出的一细长的管状器官，其末端游离。阑尾的位置变化较大，但3条结肠带在阑尾根部汇集，可作为寻找阑尾的向导。

阑尾根部的体表投影：通常在脐与右髂前上棘连线的中、外1/3交界处，称McBurney点，急性阑尾炎时，此点附近有明显压痛。

（三）结肠

围绕在空回肠的周围，可分为：①升结肠，是盲肠向上延续的部分，至肝右叶下方弯向左形成横结肠；②横结肠，左端到脾的下部；③降结肠；④乙状结肠，自左髂嵴平面至第3骶椎平面。

（四）直肠

第3骶椎平面至盆膈平面。其内面有三个直肠横襞，最上方的横襞距肛门约11cm，中间的横襞距肛门约7cm。

（五）肛管

上端在盆膈平面与直肠相接，下端终于肛门。肛管黏膜有6～10条纵行皱襞，称肛柱。各肛柱下端彼此借半月形的肛瓣相连。肛瓣与肛柱下端共同连成锯齿状的环行线，称齿状线。齿状线是黏膜与皮肤相互移行的界线。齿状线以下的环行区称肛梳。

在肛梳的皮下和肛柱的黏膜下有丰富的静脉丛，若静脉曲张而突起时即形成痔：①齿状线以上称内痔；②齿状线以下称外痔。

七、肝

（一）肝的形态

肝呈不规则的楔形，分为两面和四缘。

1.膈面　膨隆，对向膈，前部被镰状韧带分为左、右两叶；右叶大而厚，左叶小而薄。膈面的后部没有腹膜被覆的部分称肝裸区，裸区左侧有一较宽的腔静脉沟，有下腔静脉通过。

2.脏面　朝向下后方，与腹腔器官相邻接，凹凸不平。脏面有一近似"H"形的沟：①左纵沟，前部有肝圆韧带裂，后部有静脉韧带裂；②右纵沟，前部为一凹窝，称胆囊窝，容纳胆囊，后部为腔静脉沟，有下腔静脉经过；③横沟，称肝门，是肝固有动脉左右支、肝门静脉左右支、肝左右管和神经等的出入门户。进出肝门诸结构被结缔组织包绕，共同构成肝蒂。

肝的脏面借"H"形的沟分为四叶：右纵沟右侧为肝右叶，左纵沟左侧为肝左叶，左、右纵沟之间、横沟前方为方叶，横沟后方为尾状叶。

3.四缘　前缘较锐利，是肝的膈面与脏面的界线；后缘钝圆，在近下腔静脉沟处，有2～3条肝静脉穿出，注入下腔静脉，临床上称此处为第2肝门。

（二）肝的位置和毗邻

肝的大部分位于右季肋区及腹上区，小部分位于左季肋区。肝大部分被胸壁掩盖，仅在腹上区左、右肋弓之间直接与腹前壁相贴。

（三）肝外胆道

1.胆囊　胆囊位于胆囊窝，是贮存和浓缩胆汁的器官。胆囊分底、体、颈、管四部分。胆囊底的体表投影位于右锁骨中线与右肋弓交点附近。

2.肝管与肝总管　肝左、右管由肝内的毛细胆管逐渐汇合形成，出肝门后，汇合成肝总管。肝总管下端与胆囊管汇合成胆总管。

胆囊管、肝总管与肝脏面围成的三角区，称胆囊三角(Calot 三角)，内有胆囊动脉通过。

3.胆总管　胆总管在肝十二指肠韧带内下降，经十二指肠上部的后方，至胰头与十二指肠降部之间下行，斜穿十二指肠降部后内侧壁，在此处与胰管汇合形成肝胰壶腹(Vater 壶腹)，开口于十二指肠大乳头。

肝胰壶腹周围有增厚的环形平滑肌，称肝胰壶腹括约肌(Oddi 括约肌)。在胆总管和胰管末段的周围也有少量平滑肌包绕。在平时，肝胰壶腹括约肌保持收缩状态，由肝分泌的胆汁，经肝左、右管，肝总管，胆囊储存。进食后，尤其进食高脂食物，胆囊收缩、肝胰壶腹括约肌舒张，胆囊内的胆汁经胆囊管、胆总管排入十二指肠。

胆汁由肝细胞产生→肝左、右管→肝总管→胆囊管⇌胆囊

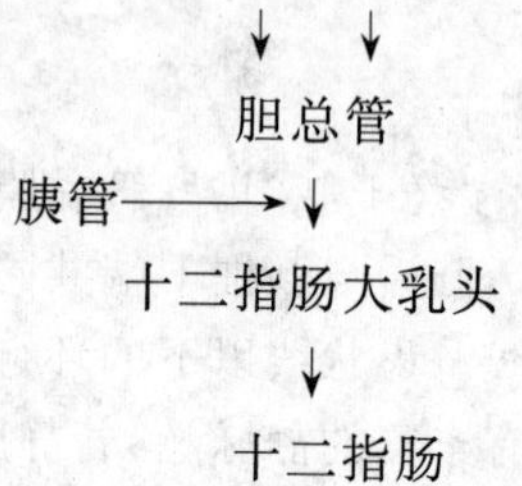

八、胰

胰属腹膜外位器官，横跨于第1、2腰椎的前面。胰质地柔软，呈灰红色，分为头、体、尾3部。

胰头后面毗邻胆总管和肝门静脉。胰头肿瘤患者可因肿块压迫胆总管而出现阻塞性黄疸；因肿块压迫肝门静脉，影响其血液回流，可出现腹水、脾肿大等症状。

胰由外分泌部和内分泌部组成。外分泌部分泌的胰液，经各级导管，最后汇入胰管；胰管与胆总管共同开口于十二指肠大乳头。胰液含有多种消化酶，对消化食物起重要作用。内分泌部是散在于外分泌部内的细胞团——胰岛，其分泌的激素直接进入脉管系统，参与糖代谢的调节。

练习题

(一)名词解释

1.上消化道　2.咽峡　3.咽淋巴环　4.Treitz 韧带　5.肝门　6.肝蒂　7.肝胰壶腹　8.McBurney 点　9.胆囊三角　10.齿状线　11.肛梳

(二)单项选择题

1.腭扁桃体位于　(　)

A.两侧腭舌弓之间　B.两侧腭咽弓之间　C.口腔

D.同侧腭舌弓与腭咽弓间　E.舌根

2. 不含味蕾的是　（　）

A. 丝状乳头　B. 叶状乳头　C. 菌状乳头

D. 轮廓乳头　E. 会厌

3. 只有一般感觉功能的是　（　）

A. 丝状乳头　B. 菌状乳头　C. 轮廓乳头

D. 叶状乳头　E. 软腭

4. ⌊Ⅴ表示　（　）

A. 左上颌第2乳磨牙　B. 左上颌第2前磨牙

C. 右上颌第2乳磨牙　D. 右上颌第2前磨牙

E. 左上颌第1前磨牙

5. 上消化道是指　（　）

A. 食管以上的消化管　B. 胃以上的消化管

C. 十二指肠末端以上的消化管　D. 空肠以上的消化管

E. 回肠以上的消化管

6. 肛柱下端与肛瓣连接形成　（　）

A. 肛窦　B. 齿状线　C. 痔环

D. 肛梳　E. 肛白线

7. 属于喉咽部结构的是　（　）

A. 咽鼓管咽口　B. 咽隐窝　C. 腭扁桃体窝

D. 梨状隐窝　E. 会厌谷

8. 下列关于胃后壁的毗邻，错误的是　（　）

A. 膈　B. 左肾　C. 左肾上腺

D. 胰　E. 横结肠

9. 临床上外、内痔的分界是　（　）

A. 痔环　B. 齿状线　C. 肛瓣

D. 肛窦　E. 白线

10. 临床手术时，寻找阑尾的向导是　（　）

A. 结肠带　B. 回盲瓣　C. 结肠袋

D. 肠脂垂　E. 以上都不是

11. 十二指肠大乳头位于

A. 十二指肠上部　B. 十二指肠降部　C. 十二指肠水平部

D. 十二指肠升部　E. 十二指肠球部

12. 下列关于十二指肠的叙述，错误的是　（　）

A. 呈“C”字形包绕胰头

B. 球部黏膜较平滑，为溃疡好发部位

C. 降部沿第1～3腰椎体右侧和右肾后面下行

D. 上部后方有胆总管下行

E. 十二指肠降部后内侧壁有十二指肠大乳头

13. 乙状结肠与直肠移行部位在　（　）

A. 第 1 骶椎　　B. 第 2 骶椎　　C. 第 3 骶椎
D. 第 4 骶椎　　E. 第 5 骶椎

14. 下列关于胆囊的叙述,错误的是 (　　)
A. 有贮存和浓缩胆汁的功能
B. 位于肝左侧纵沟前部
C. 胆囊底突出在肝前缘与腹前壁相贴
D. 胆囊颈内黏膜形成螺旋襞
E. 胆囊动脉多行于胆囊三角内

15. 无系膜的肠管是 (　　)
A. 空肠　　B. 回肠　　C. 阑尾
D. 降结肠　　E. 横结肠

16. 食物消化吸收的主要部位在 (　　)
A. 口腔　　B. 胃　　C. 小肠
D. 乙状结肠　　E. 食管

17. 下列关于腮腺管的叙述,错误的是 (　　)
A. 由腮腺浅部前缘发出　　B. 行于颧弓表面
C. 穿过颊肌　　D. 开口于平对上颌第二磨牙牙冠的颊黏膜处
E. 行于咬肌表面

18. 不进出肝门的结构是 (　　)
A. 肝固有动脉左、右支　　B. 肝静脉属支
C. 肝门静脉左、右支　　D. 肝左、右管
E. 肝的神经

19. 位于肝右侧纵沟前部的是 (　　)
A. 胆囊　　B. 下腔静脉　　C. 肝圆韧带
D. 静脉韧带　　E. 肝门静脉

20. 食管第二狭窄位于 (　　)
A. 食管起始处　　B. 第 6 颈椎体下缘平面
C. 距中切牙约 35cm 处　　D. 穿膈肌处
E. 与左主支气管交叉处

21. 下列关于胆总管的叙述,错误的是 (　　)
A. 位于肝十二指肠韧带内　　B. 经十二指肠上部后方下行
C. 斜穿十二指肠降部的后外侧壁　　D. 与胰管合成肝胰壶腹
E. 由肝总管和胆囊管汇合而成

22. 下列关于口腔的叙述,错误的是 (　　)
A. 分为固有口腔和口腔前庭　　B. 经咽峡与咽相通
C. 上壁为腭　　D. 固有口腔的前外侧界是牙龈和牙弓
E. 腭扁桃体位于口腔侧壁

23. 一侧收缩时,使舌尖伸向对侧的是 (　　)
A. 舌的纵肌　　B. 颏舌肌　　C. 舌骨舌肌

D. 茎突舌肌　　E. 舌的横肌

24. 开口于舌下阜的是 (　)

A. 腮腺管　　B. 下颌下腺管　　C. 舌下腺小管

D. 小唾液腺管　　E. 下颌下腺小管

25. 消化腺不包括 (　)

A. 肝、胰　　B. 脾　　C. 大唾液

D. 胃腺及肠腺　　E. 消化管壁内的小腺体

26. 下列关于腭的叙述，正确的是 (　)

A. 分硬腭和软腭　　B. 骨腭由腭骨的水平板构成

C. 后 1/2 称软腭　　D. 软腭的两侧连于腭帆

E. 以上都不对

27. 下列关于大肠的叙述，正确的是 (　)

A. 都有结肠带、结肠袋和肠脂垂

B. 分为盲肠、结肠、直肠和肛管 4 部分

C. 阑尾根部的结肠带已消失

D. 回盲瓣是大肠的起始部位

E. 能吸收水分、维生素和无机盐

28. 下列关于盲肠的叙述，正确的是 (　)

A. 无结肠带、结肠袋和肠脂垂　　B. 右侧与回肠末端相连

C. 长约 25cm　　D. 前外侧有阑尾孔开口

E. 通常位于右髂窝

29. 下列关于阑尾的叙述，正确的是 (　)

A. 根部连于盲肠的前外侧壁　　B. 根部体表投影常以 McBurney 点来表示

C. 根部无血管、神经等　　D. 通常为腹膜外位器官

E. 阑尾的位置恒定

30. 下列关于直肠的叙述，正确的是 (　)

A. 平第 2 骶椎平面起自乙状结肠　　B. 下端止于第 5 骶椎平面

C. 骶曲凸向前方　　D. 直肠横襞由黏膜及环行肌构成

E. 最上方的直肠横襞距肛门约 7 厘米

31. 下列关于肛管的叙述，正确的是 (　)

A. 上界为直肠穿盆膈的平面　　B. 齿状线以上是单层扁平上皮

C. 齿状线以下是单层柱状上皮　　D. 肛柱上端的连线称齿状线

E. 肛管横襞距肛门 7cm

32. 下列关于齿状线的叙述，正确的是 (　)

A. 是肛窦之间的连线　　B. 是肛门内、外括约肌的界线

C. 齿状线以上的黏膜源自外胚层　　D. 位于齿状线下方的是肛门外括约肌

E. 齿状线以下肛管内表面为皮肤

33. 下列关于肛门括约肌的叙述，正确的是 (　)

A. 属横纹肌　　B. 分为肛门内括约肌和肛门外括约肌

C. 肛提肌是肛门外括约肌 D. 肛门内括约肌分浅部和深部
E. 肛门内括约肌有控制排便功能

34. 下列关于肝的叙述，正确的是 ( )
A. 小部分位于腹上区和左季肋区 B. 大部分位于右季肋区和腹上区
C. 左侧纵沟前部容纳下腔静脉 D. 通常右肋弓下缘可触及肝
E. 膈面以肝圆韧带为界分为左右两叶

35. 下列关于肝的体表投影，正确的是 ( )
A. 上界与膈穹窿一致 B. 在右锁骨中线处肝上界平第 4 肋
C. 在左锁骨中线处肝上界平第 4 肋 D. 在前正中线处肝上界平对胸骨体中点
E. 在前正中线处肝下界平对胸剑结合部

36. 下列关于胆总管的叙述，正确的是 ( )
A. 起于肝管与胆囊管的汇合点 B. 下端与肝总管汇合
C. 全长被肝十二指肠韧带包被 D. 与胰管汇合形成膨大的肝胰壶腹
E. 经胰颈的后方下行

37. 下列关于肝脏面分叶，正确的是 ( )
A. 方叶位于肝门的后方
B. 尾状叶位于肝门的前方
C. 肝圆韧带与胆囊窝之间的部分是方叶
D. 右叶位于肝圆韧带裂与静脉韧带裂的左侧
E. 肝脏面的右叶与膈面的右叶一致

38. 下列关于胰的叙述，正确的是 ( )
A. 属外分泌腺 B. 属内分泌腺 C. 胰岛细胞可分泌胰液
D. 胰液含有多种消化酶 E. 以上都对

39. 咽淋巴环的结构不包括 ( )
A. 舌扁桃体 B. 咽扁桃体 C. 小脑扁桃体
D. 腭扁桃体 E. 咽鼓管扁桃体

40. 下列关于牙的叙述，错误的是 ( )
A. 乳牙和恒牙均可分为切牙、尖牙和磨牙
B. 牙冠腔与牙根管合称为髓腔
C. 由牙本质、釉质、牙骨质和牙髓组成
D. 牙本质外面均覆有釉质
E. 牙周组织包括牙周膜、牙槽骨和牙龈

41. 下列关于舌的叙述，错误的是 ( )
A. 分舌体和舌根两部分 B. 舌体前 2/3 为舌尖
C. 界沟以前为舌体 D. 舌盲孔是甲状舌管的遗迹
E. 舌根黏膜下有舌扁桃体

42. 下列关于舌肌的叙述，错误的是 ( )
A. 分为舌内肌和舌外肌
B. 舌内肌属平滑肌，舌外肌属骨骼肌

C. 舌内肌有纵行肌、横行肌和垂直肌
D. 颏舌肌属舌外肌
E. 一侧颏舌肌收缩，舌尖伸向对侧

43. 下列关于颏舌肌的叙述，错误的是　（　）
A. 属于舌外肌　B. 起于下颌体后面的颏棘
C. 单侧收缩使舌尖伸向同侧　D. 止于舌下面正中线两侧
E. 双侧收缩使舌伸向前下

44. 下列关于唾液腺的叙述，错误的是　（　）
A. 分大唾液腺和小唾液腺两类
B. 大唾液腺有腮腺、下颌下腺和舌下腺
C. 下颌下腺导管开口于舌下阜
D. 舌下腺大管开口于舌下襞
E. 小唾液腺有唇、颊腺和舌腺

45. 下列关于鼻咽部的叙述，错误的是　（　）
A. 介于颅底与腭帆游离缘平面之间
B. 上壁后部的黏膜内有咽扁桃体
C. 咽鼓管咽口附近有腭扁桃体
D. 咽鼓管圆枕与咽后壁之间的纵沟称咽隐窝
E. 经咽鼓管咽口通中耳鼓室

46. 肝外胆道不包括　（　）
A. 肝右管　B. 胆囊管　C. 胰管
D. 肝总管　E. 胆总管

(三)多项选择题

1. 围成咽峡的结构有　（　）
A. 腭垂　B. 舌根　C. 腭舌弓
D. 腭咽弓　E. 腭帆游离缘

2. 下列关于胃在中等充盈时的位置，正确的是　（　）
A. 大部分位于左季肋区　B. 大部分位于右季肋区
C. 小部分位于腹上区　D. 全部位于脐区
E. 大部分位于右季肋区和脐区

3. 参与构成肛直肠环的是　（　）
A. 肛门外括约肌　B. 肛门内括约肌　C. 肛提肌
D. 会阴深横肌　E. 会阴浅横肌

4. 下列关于胆囊的叙述，正确的有　（　）
A. 位于肝下面右纵沟前分　B. 胆囊底突出于肝下缘
C. 胆囊颈细而弯曲　D. 具有贮存、浓缩和分泌胆汁的功能
E. 胆囊底体表投影为 Lanz 点

5. 开口于舌下阜的是　（　）
A. 舌下腺小管　B. 舌下腺大管　C. 腮腺管

D. 下颌下腺管　　E. 下颌下腺管小管

6. 牙周组织包括 (　　)

A. 牙周膜　　B. 牙釉质　　C. 牙槽骨

D. 牙龈　　E. 牙骨质

(四)填空题

1. 消化系统由＿＿＿＿＿＿和＿＿＿＿＿＿构成。

2. 口腔向前经＿＿＿＿通外界，向后借＿＿＿＿与咽相通。

3. 牙的组织结构包括＿＿＿＿、＿＿＿＿、＿＿＿＿和＿＿＿＿4部分。

4. 咽峡由＿＿＿＿＿＿、＿＿＿＿＿＿、＿＿＿＿和＿＿＿＿围成，它是＿＿＿＿＿和＿＿＿＿＿的分界。

5. 含有味蕾的舌乳头有＿＿＿＿、＿＿＿＿和＿＿＿＿。

6. 颏舌肌起于＿＿＿＿，止于＿＿＿＿；两侧同时收缩使舌向＿＿＿＿，左侧收缩舌尖伸向＿＿＿＿。

7. 牙周组织包括＿＿＿＿、＿＿＿＿和＿＿＿＿。

8. 咽以腭帆游离缘和会厌上缘为界分为＿＿＿＿、＿＿＿＿、和＿＿＿＿＿＿。

9. 咽淋巴环由＿＿＿＿、＿＿＿＿、＿＿＿＿＿＿和＿＿＿＿组成。

10. 食管第一狭窄在＿＿＿＿处，距中切牙＿＿＿＿厘米；第二狭窄在＿＿＿＿处，距中切牙＿＿＿＿＿厘米；第三狭窄在＿＿＿＿＿处，距中切牙＿＿＿＿＿厘米。

11. 胃可分为＿＿＿＿、＿＿＿＿、＿＿＿＿＿＿和＿＿＿＿4部。

12. 十二指肠空肠曲被＿＿＿＿固定于腹后壁，它是识别＿＿＿＿的标志。

13. 结肠和盲肠的3个特征性结构是＿＿＿＿＿、＿＿＿＿＿、＿＿＿＿＿。

14. 肝大部分位于＿＿＿＿和＿＿＿＿，小部分位于＿＿＿＿＿。

15. 肝膈面被＿＿＿＿韧带分为左、右两叶；肝脏面右纵沟前分是＿＿＿＿；横沟是肝的血管、肝管等出入的门户，称为＿＿＿＿＿。

(五)问答题

1. 简述肝外胆道的组成和进食前、后胆汁储存与输送途径。(可用箭头示意)

2. 试述3对大唾液腺的位置和导管开口部位。

3. 简述咽的分部和通邻。

4. 在肛管的冠状切面上可见什么结构？

5. 简述肝的形态、位置及分叶；肝门内有哪些结构出入？

6. 简述胃的位置及毗邻。

7. 阑尾位于何处？通常有哪几种位置？其根部的体表投影在何处？手术时根据什么解剖特点寻找阑尾？

8. 直肠前面有何重要毗邻？男女肛门指诊各能触及哪个主要器官？

9. 胆囊的位置、形态、功能和胆囊底体表投影如何？

10. 为何患胰头癌时，会出现黄疸、腹水等症状？

（六）填图题

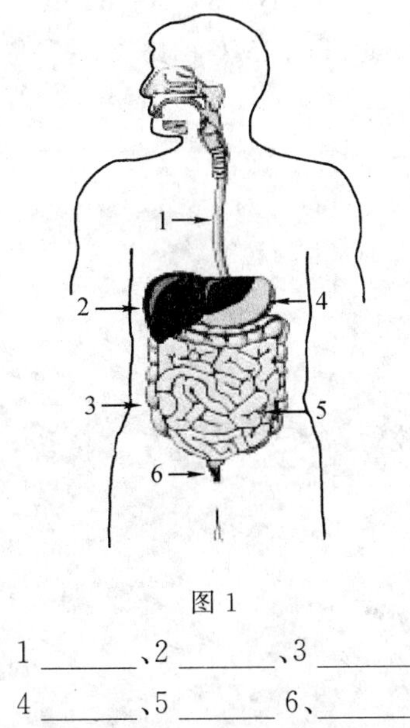

图 1

1 ______、2 ______、3 ______
4 ______、5 ______ 6、______

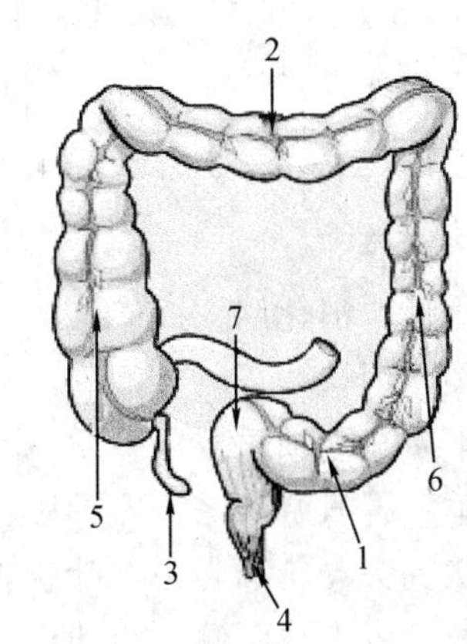

图 2

1 ______、2 ______、3 ______ 4 ______
5 ______ 6、______、7 ______

📖练习题参考答案

（一）名词解释

1. 上消化道是指从口腔到十二指肠空肠曲为止的消化道，包括口腔、咽、食管、胃、十二指肠。

2. 咽峡由腭垂、腭帆游离缘、腭舌弓、舌根围成，是口腔和咽腔的分界线。

3. 咽淋巴环由咽扁桃体、咽鼓管扁桃体、腭扁桃体、舌扁桃体构成，具有免疫功能。

4. 将十二指肠空肠曲悬吊于右膈脚的十二指肠悬肌（由肌纤维和结缔组织构成）及包裹其表面的双层腹膜结构，称 Treitz 韧带，是外科手术中识别十二指肠和空肠分界的标志。

5. 肝门是位于肝脏面的横沟，有肝固有动脉左右支、左右肝管、肝门静脉左右支、淋巴管和神经出入。

6. 进出肝门诸结构被结缔组织包绕，称肝蒂。

7. 肝胰壶腹是由胰管和胆总管汇合形成的膨大，开口于十二指肠大乳头，其周围有增厚的环形平滑肌，又称 Oddi 括约肌。

8. McBurney 点为阑尾根部的体表投影部位，位于脐与右髂前上棘连线的中、外 1/3 交界处。

9. 胆囊三角由肝总管、胆囊管与肝下面一起围成，其内有胆囊动脉通过。

10. 齿状线是肛柱下端和肛瓣连接而成的环行线，是肛管内皮肤与黏膜的分界线。

11. 位于齿状线下方、宽约 1cm 的环状区域称肛梳，其皮下有丰富的静脉丛，若静脉曲张而突起时，则形成外痔。

（二）单项选择题

1. D　2. A　3. A　4. A　5. C　6. B　7. D　8. E　9. B　10. A　11. B　12. C　13. C

14.B 15.D 16.C 17.B 18.B 19.A 20.E 21.C 22.E 23.B 24.B 25.B 26.A 27.E 28.E 29.B 30.D 31.A 32.E 33.B 34.B 35.A 36.D 37.C 38.D 39.C 40.D 41.B 42.B 43.C 44.D 45.C 46.C

(三)多项选择题

1.ABCE 2.AC 3.ABC 4.ABC 5.BD 6.ACD

(四)填空题

1.消化道 消化腺
2.口裂 咽峡
3.牙本质 牙釉质 牙骨质 牙髓
4.腭垂 腭帆游离缘 腭舌弓 舌根 口腔 咽腔
5.菌状乳头 轮廓乳头 叶状乳头
6.颏棘 舌中线两侧 前伸出 对侧(右侧)
7.牙龈 牙周膜 牙槽骨
8.鼻咽 口咽 喉咽
9.咽扁桃体 咽鼓管扁桃体 腭扁桃体 舌扁桃体
10.食管起始 15 食管与左支气管交叉 25 食管穿膈肌裂孔 40
11.喷门部 胃底部 胃体部 幽门部
12.十二指肠悬肌 空肠起点
13.结肠带 肠脂垂 结肠袋
14.右季肋区 腹上区 左季肋区
15.镰状 胆囊窝 肝门

(五)问答题

1.肝外胆道包括左、右肝管,胆囊,肝总管,胆总管。进食前肝细胞分泌胆汁,经左、右肝管→肝总管→胆囊储存;进食后储存胆囊的胆汁→胆囊管→胆总管→肝胰壶腹→十二指肠大乳头→十二指肠。

2.(1)腮腺位于耳廓的前下方,上达颧弓,下至下颌角附近。腮腺管自腮腺前缘穿出,在颧弓下方一横指处向前,经咬肌表面,至咬肌前缘转向内斜穿颊肌,开口于平对上颌第二磨牙牙冠的颊黏膜上的腮腺管乳头。

(2)下颌下腺位于下颌下三角内,导管自腺的内侧发出,开口于舌下阜。

(3)舌下腺位于舌下襞的深面,大管开口于舌下阜,小管开口于舌下襞。

3.咽分为鼻咽、口咽、喉咽三部。鼻咽前通鼻腔,两侧通过咽鼓管通鼓室,向下通口咽;口咽向上通鼻咽,前通口腔,下通喉腔;喉咽上通口咽,前通喉腔,下续食道。

4.在肛管的冠状切面上可见肛柱、肛瓣、肛窦、肛梳、白线等结构。

5.肝呈不规则的楔形,大部分位于右季肋区和腹上区,小部分位于左季肋区;肝下缘:右季肋区被右肋弓覆盖,腹上区可达剑突下 3cm;左端位于左锁骨中线内侧第 5 肋间隙。分叶:上面被镰状韧带分为左、右叶;下面被 H 形沟分为左叶、右叶、方叶和尾状叶。进出肝门的是肝固有动脉左右支、肝门静脉左右支、肝左右管和神经等。

6.胃在中等充盈程度时,大部位于左季肋区,小部位于腹上区;贲门位于第 11 胸椎体左侧，幽门位于第1腰椎体右侧。毗邻：前为肝、膈、腹壁；后为胰、左肾、左肾上腺；胃底左侧邻脾。

7. 阑尾的根部连于盲肠的后内侧壁，远端游离。阑尾的位置变化很大，以回肠下位(盆位)和盲肠后位为多，其次是盲肠下位。3条结肠带在阑尾根部汇集，临床作阑尾手术时，可沿结肠带向下寻找阑尾。阑尾根部的体表投影，通常在脐与右髂前上棘连线的中、外1/3交界处——McBurney点。

8. 男性直肠毗邻膀胱、精囊腺、输精管壶腹、前列腺；女性的直肠毗邻子宫、阴道。男女肛门指诊各能触及前列腺、子宫。

9. 胆囊位于肝右侧纵沟前分的胆囊窝内，呈梨形，可分底、体、颈和管四部。它是贮存和浓缩胆汁的器官。胆囊底的体表投影位于右锁骨中线与右肋弓交点附近。

10. 胰头肿瘤时，可压迫肝门静脉和肠系膜上静脉，导致肝门静脉高压，静脉回流受阻，形成腹水；压迫胆总管导致胆汁淤积。

(六)填图题(略)

(金建华)

第五章　呼吸系统

📖复习纲要

一、鼻

鼻是呼吸道的起始部，也是嗅觉器官，分为外鼻、鼻腔和鼻旁窦 3 部分。

（一）外鼻

外鼻位于面部中央，以骨和软骨为支架，外覆以皮肤和少量的皮下筋膜。鼻尖两侧呈弧状扩大称鼻翼，呼吸困难时，可见鼻翼扇动。从鼻翼向外下方到口角的浅沟称鼻唇沟，面肌瘫痪时，沟变浅或消失。

（二）鼻腔

鼻腔以骨和软骨为基础，内面覆以皮肤和黏膜，由鼻中隔分为左、右两半。每侧鼻腔又以鼻阈为界分为前下方的鼻前庭和后方的固有鼻腔。鼻腔经鼻前孔与外界相通，经鼻后孔通咽。

1. 鼻中隔　以犁骨、筛骨垂直板和鼻中隔软骨为基础，表面覆盖黏膜而成。鼻中隔并非居正中矢状位，通常偏向一侧，在其前下部血管丰富，位置浅表，受外伤或干燥空气刺激，血管易破裂出血，称易出血区(Little 区或 Kiesselbach 区)。

2. 鼻甲　固有鼻腔的外侧壁自上而下有上鼻甲、中鼻甲和下鼻甲，3 个鼻甲的下方各有一个裂隙，分别称上鼻道、中鼻道和下鼻道。在上鼻甲的后上方与鼻腔顶壁间有一凹陷称蝶筛隐窝。上鼻道、中鼻道及蝶筛隐窝分别有鼻旁窦的开口，下鼻道的前部有鼻泪管的开口。

3. 鼻黏膜　按生理功能分为：①嗅区，位于鼻腔顶壁、上鼻甲及与其相对的鼻中隔黏膜，内含嗅细胞；②呼吸区，除嗅区以外的鼻腔黏膜，富含静脉丛及鼻腺。

（三）鼻旁窦

由骨性鼻旁窦衬以黏膜而成，共有 4 对：①上颌窦→中鼻道；②额窦→中鼻道；③筛窦(前筛窦和中筛窦→中鼻道，后筛窦→上鼻道)；④蝶窦→蝶筛隐窝。上颌窦是鼻旁窦中最大的一对，由于窦的开口高于窦底，故有炎症时，引流不畅；另外，上颌窦腔大，窦底邻近上颌第 2 磨牙牙根，此处骨质菲薄，牙根感染常引起牙源性上颌窦炎。

二、喉

喉以软骨为基础，借关节、韧带和骨骼肌连接而成。喉位于颈前部正中，上连舌骨，下接气管，经喉口与咽相通。

(一)喉软骨

1.甲状软骨 位于舌骨下方,构成喉的前外侧壁,由两块甲状软骨板的前缘彼此融合而成,融合处形成的角称前角。前角上端向前的突出称喉结,成年男性尤为明显。

甲状软骨板后缘向上、下各有一突起,分别称为上角和下角。上角借韧带与舌骨大角相连,下角的内侧面有关节面,与环状软骨构成环甲关节。

2.环状软骨 位于甲状软骨下方,下接气管;其前部低窄,称环状软骨弓,后部高宽,称环状软骨板。板的上缘两侧各有一关节面与杓状软骨构成环杓关节。环状软骨弓平对第6颈椎,是颈部的重要标志之一。

环状软骨是呼吸道中惟一完整的软骨环,对维持呼吸道的畅通有重要作用,损伤后易引起喉狭窄。

3.会厌软骨 形似树叶,上宽下窄,上端游离,下端借韧带连于甲状软骨前角后面。吞咽时,喉上提,会厌封闭喉口,防止食物误入喉腔。

4.杓状软骨 左、右各一,形似三棱锥体,有一尖、一底和两突。底向前的突起称声带突,有声带附着,向外侧的突起称肌突,有喉肌附着。

(二)喉的连结

1.甲状舌骨膜 连于甲状软骨上缘和舌骨之间的致密结缔组织膜。

2.方形膜 起于甲状软骨前角后面和会厌软骨两侧缘,向后附着于杓状软骨前内侧缘,其下缘游离称前庭韧带。

3.弹性圆锥 起自甲状软骨中分的后面,向后下附着于环状软骨上缘和杓状软骨声带突之间。其中张于甲状软骨前角内面与声带突之间的游离上缘称声韧带,是声带的基础。弹性圆锥前部张于甲状软骨下缘和环状软骨上缘之间的部分,称环甲正中韧带,当急性喉阻塞时,可在此作穿刺或切开,建立暂时通道。

4.环甲关节 由甲状软骨下角与环状软骨侧关节面构成。可在冠状肘上作前倾和复位的运动,使声带紧张和松弛。

5.环杓关节 由杓状软骨底和环状软骨板上缘的关节面构成。可循垂直轴作旋转运动,作用是开大或缩小声门裂。

(三)喉肌

喉肌属骨骼肌,按功能可分两群:一群作用于环甲关节,使声带紧张或松弛;另一群作用于环杓关节,使声门裂开大或缩小。

(四)喉腔

喉腔经喉口通咽,下通气管。喉口朝向后上方。在喉腔侧壁有两对呈前后方向的黏膜皱襞,上方的一对称前庭襞,下方的一对称声襞。

1.前庭襞 活体时呈粉红色。左、右前庭襞之间的间隙称前庭裂。

2.声襞 活体时颜色较白,较前庭襞更突向喉腔。左、右声襞和杓状软骨之间的间隙称声门裂。声门裂前2/3位于两侧声襞之间,称膜间部;后1/3位于杓状软骨之间称软骨间部。声门裂是喉腔中最狭窄的部位。

喉腔借前庭襞和声襞分为三部分:①喉前庭,为前庭襞以上的喉腔;②喉中间腔,是前庭襞与声襞之间的喉腔;③声门下腔,声襞以下的喉腔。

声门下腔的黏膜下组织比较疏松，炎症时易引起水肿。婴幼儿喉腔较窄小，常因喉水肿引起喉阻塞，造成呼吸困难。

三、气管与支气管

（一）气管

气管位于食管前方，上续环状软骨，下行进入胸腔；以胸廓上口为界，分为颈部和胸部。气管于胸骨角平面分为左、右主支气管，在分杈处的内面有凸向上的气管隆嵴，为气管镜检查的定位标志。

气管由14～17个软骨环、平滑肌和结缔组织组成。气管软骨环呈“C”形，缺口向后，由平滑肌和纤维结缔组织封闭，称膜壁。

环状软骨可作为计算气管软骨环序数的标志。急性喉阻塞时，常在第3～5气管软骨环处进行气管切开。

（二）支气管

支气管是指由气管分出的各级分支，其中第一级分支称主支气管：①左主支气管细而长，行走较倾斜，经左肺门入肺；②右主支气管短而粗，行走较陡直，经右肺门入肺。临床上气管异物多坠入右主支气管。

四、肺

（一）肺的位置和形态

肺位于胸腔内，纵隔两侧，膈的上方。左肺狭长，右肺宽短。肺表面覆有脏胸膜，光滑湿润，透过脏胸膜可见多边形的肺小叶轮廓。肺似圆锥体形，有一尖、一底、两面和三缘。

1. 肺尖　钝圆，经胸廓上口突至颈根部，高出锁骨内侧1/3上方2～3cm。

2. 肺底　位于膈上面，凹向上，又称膈面。

3. 两面：①肋面，邻接肋和肋间隙；②内侧面，邻贴纵隔，又称纵隔面，其中部凹陷处为肺门。肺门是主支气管、肺动、静脉、淋巴管和神经等进出之处。进出肺门诸结构被结缔组织包裹，称肺根。

4. 肺前缘　薄锐，左肺前缘下部有心切迹。

幼儿肺呈淡红色，随着年龄的增长，吸入空气中的尘埃沉积增多，肺的颜色逐渐变为灰暗或蓝黑色，吸烟者尤甚。

左肺借肺斜裂分为上、下两叶；右肺借肺斜裂和水平裂分为上叶、中叶和下叶。

（二）肺内支气管和支气管肺段

在肺门处，左、右主支气管分为肺叶支气管，肺叶支气管在各肺叶内再分为肺段支气管。肺段支气管在肺内反复分支形成支气管树。肺段支气管及其所属的肺组织，称支气管肺段。

五、胸膜

胸膜是一层薄而光滑的浆膜，可分为相互移行的两部分。

(一)脏胸膜

脏胸膜紧贴肺表面，又称肺胸膜，与肺实质紧密结合，在肺叶间裂处深入于裂内，包被各肺叶。

(二)壁胸膜

依其所在部位不同分为4部分：①胸膜顶，包被于肺尖上方；②肋胸膜，衬覆于胸壁内面；③纵隔胸膜，覆盖于纵隔两侧；④膈胸膜，覆盖于膈上面。

(三)胸膜腔

脏胸膜与壁胸膜在肺根处相互移行，在左、右肺周围形成的完全封闭的间隙，称胸膜腔。左、右胸膜腔互不相通，腔内呈负压，仅含有少量浆液，可减少呼吸时脏壁胸膜之间的摩擦。由于浆液具有粘着作用和负压的吸附作用，使脏胸膜和壁胸膜紧密粘贴在一起，因此胸膜腔的大部分实际上是一个潜在的间隙。

(四)胸膜隐窝

胸膜隐窝是不同部分的壁胸膜返折、相互移行处的胸膜腔，即使在深吸气时肺缘也不能充满其内，故名胸膜隐窝；较为重要的是肋膈隐窝。肋膈隐窝为肋胸膜与膈胸膜返折形成的，是站立和坐位时胸膜腔的最低部位，胸膜腔积液首先积存于此。

(五)胸膜与肺的体表投影

1.胸膜的体表投影　是指壁胸膜各部分相互移行形成的返折线在体表的投影位置，标志着胸膜腔的范围。

(1)前界体表投影：为肋胸膜和胸膜之间的返折线。两侧均起于胸膜顶，向内下经胸锁关节后方至胸骨柄后面，约在第2胸肋关节平面，两者相互靠拢并沿正中线附近垂直下行：①左侧，在第4胸肋关节处斜向外下，沿胸骨左缘外侧约2～2.5cm行至第6肋软骨后方移行于胸膜下返折线；②右侧，继续下行，于第6胸肋关节后方移行于下返折线。

两侧胸膜前返折线在第2胸肋关节平面以上相互离开，在第2～4肋软骨平面又相互靠拢，这样就在：①胸骨柄后方形成一个无胸膜覆盖的胸腺区；②在胸骨体下分的左半和左侧第4～5肋软骨后方形成一无胸膜覆盖的心包区。

(2)胸膜下界体表投影：下界是肋胸膜与膈胸膜的返折线。下界右侧起于第6胸肋关节的后方，左侧起于第6肋软骨的后方，两侧均斜向外下：①于锁骨中线与第8肋相交；②于腋中线与第10肋相交；③于椎体外侧终于第12胸椎棘突高度。

2.肺的体表投影

(1)前界体表投影：前界体表投影大致与胸膜前界相同。

(2)下界体表投影(表5-1)。

表5-1　胸膜和肺下界的体表投影

标志线	锁骨中线	腋中线	肩胛线	后正中线
胸膜下界	第8肋	第10肋	第11肋	第12胸椎棘突
肺的下界	第6肋	第8肋	第10肋	第10胸椎棘突

六、纵隔

纵隔位于胸腔内，是两侧纵隔胸膜之间所有器官、结构和结缔组织的总称。纵隔呈矢状位，将胸腔分为左、右两部分；其前界为胸骨，后界为脊柱胸段，两侧为纵隔胸膜，上界为胸廓上口，下界是膈。

纵隔内的器官主要有心包、心及出入心的大血管、气管、食管、胸导管、神经、胸腺和淋巴结等，它们借疏松结缔组织相互连结，利于各器官的活动。

纵隔的 4 区分法是以胸骨角平面为界，首先将其分为上纵隔、下纵隔；下纵隔又以心包的前面和后面为界分为：①心包前面与胸骨体之间为前纵隔；②心包、心及出入心的大血管所占据的区域为中纵隔；③心包后面与脊柱胸部之间为后纵隔。

练习题

(一)名词解释

1. 肺根　2. 肺门　3. 肋膈隐窝　4. 纵隔　5. 喉室　6. 喉结　7. 声门裂　8. 胸膜腔　9. 上呼吸道　10. 支气管肺段

(二)单项选择题

1. 额窦开口于 (　　)
A. 下鼻道　B. 中鼻道　C. 蝶筛隐窝
D. 上鼻道　E. 最上鼻道

2. 上呼吸道最狭窄的部位是 (　　)
A. 前庭裂　B. 喉口　C. 声门裂
D. 喉中间腔　E. 声门下腔

3. 吞咽时关闭 (　　)
A. 喉口　B. 声门裂　C. 声门下腔
D. 喉中间腔　E. 前庭裂

4. 下列关于喉的叙述，正确的是 (　　)
A. 位于颈部、咽喉部的后方
B. 甲状软骨为一完整的软骨环
C. 炎症时易水肿的部位是喉中间腔
D. 声带由黏膜覆盖声韧带、声带肌构成
E. 以上都不对

5. 下列关于肺的叙述，错误的是 (　　)
A. 表面被覆脏胸膜　B. 纵隔面中部有肺门
C. 右肺狭长，分 3 叶　D. 左肺借肺斜列分两叶
E. 左肺前缘下部有心切迹

6. 下列关于肺的叙述，错误的是 (　　)
A. 位于胸腔内、纵隔的两侧

B. 右肺狭长，左肺略粗短
C. 进出肺门的诸结构合称为肺根
D. 肺叶支气管的分支称肺段支气管
E. 左肺分为两叶

7. 下列关于气管的叙述，错误的是（　　）
A. 颈部位置表浅
B. 后方毗邻咽和食管
C. 气管隆嵴是气管镜检查的定位标志
D. 气管切开术常选在第 3～5 气管软骨环处施行
E. 于胸骨颈静脉切迹平面分为左、右主支气管

8. 不属于壁胸膜的是（　　）
A. 胸膜顶　B. 膈胸膜　C. 纵隔胸膜
D. 肋胸膜　E. 肺胸膜

9. 下列关于胸膜的叙述，错误的是（　　）
A. 分脏胸膜和壁胸膜　B. 脏胸膜即肺表面的浆膜
C. 脏、壁胸膜之间的间隙为胸膜腔　D. 肋膈隐窝不属于胸膜腔
E. 纵隔胸膜属于壁胸膜

10. 属于上呼吸道的是（　　）
A. 咽　B. 肺叶支气管　C. 肺段支气管
D. 肺泡　E. 支气管

11. 属于下呼吸道的是（　　）
A. 咽腔　B. 喉腔　C. 气管
D. 肺泡　E. 鼻腔

12. 下列关于筛窦的叙述，错误的是（　　）
A. 分为前、中、后 3 组　B. 前筛窦开口于中鼻道
C. 中筛窦开口于蝶筛隐窝　D. 后筛窦开口于上鼻道
E. 位于筛骨内

13. 下列关于鼻旁窦的叙述，错误的是（　　）
A. 上颌窦开口于中鼻道　B. 额窦开口于中鼻道
C. 前、中筛窦开口于上鼻道　D. 蝶窦开口于蝶筛隐窝
E. 后筛窦开口于上鼻道

14. 有声带突的是（　　）
A. 环状软骨　B. 会厌软骨　C. 甲状软骨
D. 杓状软骨　E. 气管软骨

15. 环甲肌的作用是（　　）
A. 缩小声门、紧张声带　B. 松弛声带
C. 紧张声带　D. 缩小声门裂和喉口
E. 开大声门裂、松弛声带

16. 环杓后肌的作用是（　　）

A. 缩小声门、紧张声带　　B. 开大声门、紧张声带
C. 缩小喉口　　D. 开大喉口
E. 以上都不对

17. 下列关于喉腔的叙述，错误的是 (　　)
A. 经喉口与咽腔相通
B. 其黏膜与咽腔黏膜不连续
C. 分为喉前庭、喉中间腔和声门下腔
D. 喉口与前庭襞之间部分称喉前庭
E. 黏膜与咽腔黏膜是连续的

18. 下列关于喉中间腔的叙述，正确的是 (　　)
A. 又称喉室　　B. 是声门裂以下的喉腔
C. 喉腔容积最小的部分　　D. 黏膜下组织疏松，炎症时易引起水肿
E. 以上都不对

19. 下列关于声门裂的叙述，错误的是 (　　)
A. 是喉腔最狭窄的部位　　B. 是两侧声襞之间的裂隙
C. 声韧带游离缘之间称膜间部　　D. 杓状软骨之间称软骨间部
E. 是前庭襞之间的裂隙

20. 下列关于前庭裂的叙述，错误的是 (　　)
A. 位于声门裂的上方　　B. 是两侧前庭襞之间的裂隙
C. 是两侧前庭韧带之间的裂隙　　D. 此裂与声门裂之间的喉腔称喉中间腔
E. 前庭裂较声门裂宽

21. 下列关于气管隆嵴的叙述，正确的是 (　　)
A. 位于气管上部　　B. 为平滑肌向上的突起
C. 是气管杈内面的半月形隆嵴　　D. 位于气管杈下部
E. 由气管软骨环构成

22. 下列关于胸膜的叙述，错误的是 (　　)
A. 属于浆膜　　B. 脏胸膜与肺表面不易分离
C. 壁胸膜分为 4 部分　　D. 左右胸膜腔借纵隔相通
E. 脏、壁胸膜之间的间隙为胸膜腔

23. 鼻旁窦不包括 (　　)
A. 上颌窦　　B. 额窦　　C. 乳突窦
D. 筛窦　　E. 蝶窦

24. 下列关于气管的叙述，错误的是 (　　)
A. 上接环状软骨　　B. 于第 2 胸椎体下缘分为左、右主支气管
C. 气管杈内面有气管隆嵴　　D. 气管后壁缺乏气管软骨
E. 以颈静脉切迹平面为界分为颈部和胸部

25. 下列关于肺下界体表投影的叙述，正确的是 (　　)
A. 约高出胸膜下界体表投影两个肋
B. 于锁骨中线与第 8 肋相交　　C. 在腋中线与第 10 肋相交

D. 在肩胛线与第 11 肋相交　　E. 与胸膜下界体表投影一致

26. 下列关于胸膜返折线的叙述，错误的是　(　　)

A. 两侧均起自胸膜顶　　B. 右侧经第 6 胸肋关节处

C. 左侧经第 4 胸肋关节处　　D. 在腋中线与第 9 肋相交

E. 在腋中线与第 10 肋相交

27. 下列关于胸膜腔的叙述，错误的是　(　　)

A. 有左、右两侧胸膜腔　　B. 左、右两侧胸膜腔相通

C. 腔内为负压　　D. 胸膜腔内有隐窝

E. 肋膈隐窝是胸膜腔的最低部位

28. 下列关于胸膜隐窝的叙述，错误的是　(　　)

A. 纵隔胸膜与肋胸膜转折处有肋纵隔隐窝

B. 肋胸膜与膈胸膜转折处有肋膈隐窝

C. 肋膈隐窝是胸膜腔的最低部位

D. 深吸气时肺下缘可以充满肋膈隐窝

E. 肋膈隐窝呈半月形

(三)多项选择题

1. 下列关于鼻的叙述，正确的是　(　　)

A. 包括外鼻、鼻腔和鼻旁窦

B. 下鼻道有鼻泪管的开口

C. 易出血区位于鼻中隔前下部的鼻黏膜

D. 固有鼻腔黏膜分为呼吸区和嗅区

E. 分为鼻前庭和固有鼻腔

2. 下列关于喉弹性圆锥的叙述，正确的是　(　　)

A. 又称环声膜　　B. 上缘游离增厚称声韧带

C. 是喉的滑膜关节结构

D. 环甲正中韧带是急性喉梗塞的穿刺部位

E. 以上都对

3. 下列关于肋膈隐窝(窦)的叙述，正确的是　(　　)

A. 由肋胸膜与膈胸膜返折形成

B. 是胸膜腔最低的部位

C. 深吸气时，肺下缘也能伸入其中

D. 由纵膈胸膜与肋胸膜返折形成

E. 肋膈隐窝呈卵圆形

4. 下列关于肺的叙述，错误的是　(　　)

A. 右肺宽短，分三叶　　B. 肺尖位于颈根部

C. 右肺前缘下部有心切迹　　D. 肺门是支气管、肺血管等的进出部位

E. 左肺短粗，分两叶

5. 肺根的结构有　(　　)

A. 支气管　　B. 肺动脉　　C. 肺静脉

D. 支气管动脉　　E. 淋巴管

6. 下列关于气管软骨的叙述,错误的是　(　　)

A. 有 16～20 个　　B. 呈"C"形,缺口向后

C. 软骨环之间由结缔组织连接

D. 气管切开术通常在第 5～7 气管软骨环处施行

E. 气管切开术通常在第 3～5 气管软骨环处施行

7. 声带的构成包括　(　　)

A. 喉黏膜　　B. 声韧带　　C. 声带肌

D. 方形膜　　E. 前庭襞

8. 呼吸道包括　(　　)

A. 口腔　　B. 咽　　C. 喉

D. 气管　　E. 支气管

9. 关于鼻腔外侧壁的形态,正确的有　(　　)

A. 有上、中、下 3 个鼻甲　　B. 最上鼻甲不恒定

C. 中鼻道中部有半月裂孔　　D. 中鼻道后部有鼻泪管开口

E. 下鼻道后部有鼻泪管开口

10. 喉肌包括　(　　)

A. 环甲肌　　B. 环杓后肌　　C. 环杓侧肌

D. 甲杓肌　　E. 咽下缩肌

(四)填空题

1. 呼吸系统包括__________、__________、__________、__________、__________和__________,其中__________、__________、__________合称为上呼吸道。

2. 喉腔自上而下依次为__________、__________、__________几部分。

3. 喉的前庭裂是两侧__________之间的裂隙;声门裂是两侧__________和__________之间的裂隙。

4. 右肺通过__________、__________和__________分为三叶;左肺前缘下部凹陷处称__________,肺纵隔面的中央凹陷称__________,有__________、__________、__________和__________等在此出入。

5. 开口于中鼻道的鼻旁窦有__________、__________和__________,开口于上鼻道的鼻旁窦是__________,开口于蝶筛隐窝的鼻旁窦是__________。

6. 胸膜分为__________和__________两部分,两部分胸膜相互移行在左右肺周围分别形成两个完全封闭的腔隙称__________。

7. 人体直立时,胸膜腔的最低部位是__________,它是__________和__________转折处形成的半环形间隙。

8. 依据壁胸膜覆盖的部位不同,可将其分为__________、__________、__________和__________几部分。

9. 鼻包括__________、__________和__________三部分。鼻腔向前借__________与__________相通,向后经__________通__________。

10. 上鼻甲及所对鼻中隔的黏膜称______。其余部分黏膜称________。

11.环状软骨上邻________,下接________,后方平对________,是颈部重要的表面标志。

12.左主支气管__________,走行方向接近__________,右主支气管__________,走行方向__________。误入气管腔内的异物,较易坠入__________。

13.纵隔是两侧__________之间的所有器官和组织的总称。纵隔的前界为__________,后界为__________,两侧界为__________,上至__________,下至__________,通常以通过__________的平面为界,将纵隔分为__________和__________两部分。

(五)问答题

1.简述鼻旁窦的位置及开口。当上颌窦发炎时,为什么容易积脓?

2.简述喉腔的分部和分部标志。

3.气管的位置及构造如何?左、右主支气管有何差异?

4.试述肺的位置、形态及分叶。

5.胸膜可分为哪几部分?什么是胸膜隐窝?

6.纵隔的概念及分部如何?

练习题参考答案

(一)名词解释

1.肺根:进出肺门被结缔组织包裹的所有结构。

2.肺门:肺内侧面中央部的椭圆形凹陷。

3.肋膈隐窝:左、右各一,由肋胸膜与膈胸膜返折形成,是胸膜腔的最低部位。

4.纵隔:两侧纵隔胸膜之间的全部器官、结构和结缔组织的总称。

5.喉室是指喉中间腔的两侧、前庭襞与声襞之间的裂隙,属喉中间腔的一部分。

6.喉结:甲状软骨前角上端向前突出部分。

7.声门裂:位于两侧声襞及勺状软骨底和声带突之间的裂隙。

8.胸膜腔:脏、壁胸膜之间密闭、狭窄、呈负压的腔隙。

9.临床上常将鼻、咽、喉合称为上呼吸道。

10.肺段支气管及其所属的肺组织称支气管肺段。

(二)单项选择题

1.B 2.C 3.A 4.D 5.C 6.B 7.E 8.E 9.D 10.A 11.C 12.C 13.C 14.D 15.C 16.B 17.B 18.C 19.E 20.C.21.C 22.D 23.C 24.B 25.A 26.D 27.B 28.D

(三)多项选择题

1.ABCD 2.ABD 3.AB 4.CE 5.ABCDE 6.AD 7.ABC 8.BCDE 9.ABC 10.ABCD

(四)填空题

1.鼻 咽 喉 气管 支气管 肺 鼻 咽 喉

2.喉前庭　喉中间腔　声门下腔

3.前庭襞　膜间部　软骨部

4.水平裂　斜裂　心切迹　肺门　肺血管　支气管　支气管血管　神经　淋巴

5.上颌窦　额窦和筛窦前群　中群　筛窦后群　蝶窦

6.脏胸膜　壁胸膜　胸膜腔

7.肋膈隐窝　肋胸膜　膈胸膜

8.胸膜顶　肋胸膜　膈胸膜　纵隔胸膜

9.外鼻　鼻腔　鼻旁窦　鼻前孔　外界　鼻后孔　鼻咽

10.嗅区　呼吸区

11.甲状软骨　气管　第6颈椎

12.细而长　水平　短而粗　较直　右主支气管

13.纵隔胸膜　胸骨　脊柱胸段　纵隔胸膜　胸廓上口　膈　胸骨角　上纵隔　下纵隔

(五)问答题

1.(1)上颌窦位于上颌骨体内,额窦位于额骨体,筛窦位于筛骨迷路,蝶窦位于蝶骨体内。上颌窦、额窦和筛窦前群、中群开口于中鼻道;筛窦后群开口于上鼻道;蝶窦开口于蝶筛隐窝。

(2)上颌窦因开口位置高,分泌物不易排出,窦腔易积液,宜采用体位引流。

2.喉腔借前庭襞和声襞分为3部分:①喉前庭,前庭襞以上的喉腔;②喉中间腔,前庭襞和声襞之间的喉腔;③声门下腔,声襞以下的喉腔。声门下腔的黏膜下组织比较疏松,炎症时易引起水肿。婴幼儿喉腔较窄小,常因喉水肿引起喉阻塞,造成呼吸困难。

3.(1)气管起于环状软骨下缘,向下至胸骨角水平分为左、右主支气管,分杈处称为气管杈(气管杈内面隆起,称气管隆嵴,是气管镜检查的重要标志)。气管由气管软骨、平滑肌纤维和结缔组织构成。气管软骨呈"C"形,缺口向后,被膜壁封闭。

(2)左主支气管细而长,行走较倾斜;右主支气管短而粗,行走较陡直,故临床上气管异物多坠入右主支气管。

4.(1)肺位于胸腔内,纵隔的两侧,左、右各一。

(2)肺的外形近似圆锥体形,右肺宽短,左肺窄长。肺有一尖、一底、两面(肋面、内侧面)和三缘(前缘、后缘和下缘)。左肺被斜裂分为上、下两叶,右肺被斜裂和水平裂分成上、中、下三叶。

5.(1)胸膜由脏胸膜和壁胸膜构成。壁胸膜可分为4部分:①胸膜顶;②肋胸膜;③纵隔胸膜;④膈胸膜。

(2)胸膜隐窝是不同部分的壁胸膜返折、相互移行处的胸膜腔,即使在深吸气时肺缘也不能充满其内。较为重要的是肋膈隐窝,肋膈隐窝为肋胸膜与膈胸膜返折形成的,是站立和坐位时胸膜腔的最低部位,胸膜腔积液首先积存于此。

6.纵隔是两侧纵隔胸膜之间所有器官、结构和结缔组织的总称。纵隔的4区分法是以胸骨角平面为界,先将纵隔分为上纵隔、下纵隔;下纵隔又以心包的前面和后面为界分为:①前纵隔,心包前面与胸骨体之间的部分;②中纵隔,心包、心及出入心的大血管所占据的区域;③后纵隔,心包后面与脊柱胸部之间的部分。

(孙淑红)

第六章　泌尿系统

复习纲要

泌尿系统由肾、输尿管、膀胱和尿道组成。

一、肾

（一）肾的形态

肾为成对的实质性器官，左、右各一，呈蚕豆状。新鲜肾呈红褐色，质地柔软，表面光滑。

肾可分为上、下两端，内、外侧缘，前、后两面。内侧缘中部凹陷，是肾血管、淋巴管、神经和肾盂出入的部位，称肾门。出入肾门的诸结构由结缔组织包裹，称肾蒂。因下腔静脉靠近右肾，故右肾蒂较左肾蒂短。肾蒂内主要结构的排列关系：①由前向后依次为肾静脉、肾动脉和肾盂；②自上而下依次为肾动脉、肾静脉和肾盂。由肾门伸入肾实质的凹陷称肾窦，容纳肾血管、肾小盏、肾大盏、肾盂和脂肪组织等。

（二）肾的位置和毗邻

1. 位置　肾位于腹膜后间隙内，脊柱的两侧。两肾长轴上端斜向脊柱，下端稍远离，略呈"八"字形。右肾受肝的影响，较左肾略低：①左肾，上端平第 11 胸椎体下缘，下端在第 2、3 腰椎间盘之间（或平第 2 腰椎体下缘）；②右肾，上端平第 12 胸椎体上缘，下端平第 3 腰椎体上缘。左侧的第 12 肋斜过左肾后面的中部，右侧的第 12 肋斜过右肾后面的上部。肾门约在第 1 腰椎体平面，其体表投影点位于竖脊肌外侧缘与第 12 肋之间的夹角处，称肾区。

2. 肾的毗邻

（1）右肾：前上部与肝相邻，下部与结肠右曲相接触，内侧缘与十二指肠毗邻。

（2）左肾：前上部与胃底后面相邻，中部和下部分别与胰、脾血管、空肠和结肠左曲等毗邻。

两肾上端均为肾上腺、后面上 1/3 与膈相邻。

（三）肾的被膜

肾的外面由内向外包被有三层被膜。

1. 纤维囊　包裹于肾实质表面，薄而坚韧，由致密结缔组织构成。纤维囊与肾实质结合较疏松，易于剥离，若剥离困难，则为病理现象。

2. 脂肪囊　包被于纤维囊外面的脂肪层，在肾的内、外侧缘较厚，并经肾门进入肾窦。脂肪囊对肾起"弹性垫"样的作用，故又称肾床。

3. 肾筋膜　位于脂肪囊外面，包裹着肾和肾上腺。分为肾前筋膜和肾后筋膜两层：①在肾上腺上方和肾外侧缘，肾前、后筋膜相互融合；②向下，肾前、后筋膜分开，其间有输尿管通过；③向内侧，肾前筋膜延至腹主动脉和下腔静脉前面，并与对侧肾前筋膜相移行；肾后筋膜与腰大肌筋膜融合。自肾筋膜发出一些结缔组织小束，穿过脂肪囊与肾纤维囊相连，对肾起固定作用。

在正常情况下，肾的位置较为恒定。肾被膜在维持肾的位置方面起主要作用；当肾固定装置不健全时，肾可向下移位，形成肾下垂或游走肾。

(四)肾的结构

在肾的冠状切面上，肾实质可分为皮质和髓质两部分。

1. 肾皮质　位于肾实质浅层，富含血管，新鲜标本呈红褐色。肉眼观察可见密布的细小颗粒，由肾小体与肾小管组成。肾皮质伸入肾髓质的部分称肾柱。

2. 肾髓质　位于肾实质深层，色较浅，主要由15～20个肾锥体构成。肾锥体呈圆锥形，底朝向皮质，尖钝圆，朝向肾窦。2～3个肾锥体尖端合并成肾乳头，肾乳头被漏斗形的肾小盏包绕，每侧肾约有7～8个肾小盏。2～3个肾小盏合成一个肾大盏，约2～3个肾大盏再集合形成一个前后略扁的肾盂。肾盂出肾门后，逐渐变细，移行为输尿管。

肾产生的尿液→乳头孔→肾小盏→肾大盏→肾盂→输尿管→膀胱→尿道。

二、输尿管

输尿管为一对细长的肌性管道，起自肾盂，终于膀胱。根据行程分为三部分。

1. 输尿管腹部　腹部沿腰大肌前面下降，至小骨盆上口处，右输尿管越过右髂外动脉起始部前方、左侧输尿管越过左髂总动脉末端前方，进入盆腔移行为盆部。

2. 输尿管盆部　沿小骨盆侧壁行至膀胱底。输尿管盆部的毗邻，男女不同。女性，于子宫颈外侧约2.5cm处从子宫动脉后下方绕过，经子宫颈的外侧达膀胱底；结扎子宫动脉时，应注意此位置关系。

3. 输尿管壁内部　位于膀胱壁内，开口于输尿管口。膀胱充盈时，膀胱内压升高，壁内部管腔闭合，可阻止尿液反流。

输尿管全长有3个狭窄：①上狭窄，肾盂与输尿管移行处；②中狭窄，位于小骨盆上口；③下狭窄，在斜穿膀胱处。狭窄处的口径仅0.2～0.3cm，为结石易于滞留部位。

三、膀胱

膀胱是贮存尿液的肌性囊状器官，伸缩性较大；其形态、大小、位置随尿液充盈程度而异。

(一)膀胱的形态和位置

1. 形态　膀胱空虚时，呈三棱锥体形，分尖、体、底和颈。膀胱尖朝向前上方，底朝向后下方，尖与底之间的部分称膀胱体，膀胱的最下部称膀胱颈。颈下端的开口为尿道内口。

2. 位置　膀胱位于骨盆腔前部，耻骨联合后方。男性膀胱后方与直肠、前列腺、输精管壶腹和精囊腺相邻；女性膀胱后方与子宫、阴道相邻。

膀胱空虚时，全部位于小骨盆腔；充盈时，膀胱腹膜返折线可上移至耻骨联上缘以上，此时可沿耻骨联合上缘行膀胱穿刺术，无需经腹膜腔，也可避免伤及腹膜。

(二)膀胱内面的结构

膀胱内面被覆黏膜，膀胱收缩(空虚)时，黏膜形成许多皱襞。在膀胱底内面、两输尿管口与尿道内口间的三角形区域，无论在膀胱扩张还是在收缩，始终保持平滑，称膀胱三角。膀胱三角是肿瘤和结核的好发部位。两输尿管口之间的横行皱襞，称输尿管间襞，是临床寻找输尿管口的标志。

四、女性尿道

女性尿道短、宽、直，全长约 3～5cm，仅具排尿功能。起自膀胱的尿道内口，经阴道前方向前下，开口于阴道前庭。尿道在穿过尿生殖膈时，周围有由骨骼肌形成的尿道阴道括约肌，可控制排尿。

练习题

(一)名词解释

1. 肾门　2. 肾区　3. 膀胱三角　4. 肾蒂　5. 肾窦

(二)单项选择题

1. 不属于泌尿系统的器官是　(　　)
   A. 输尿管　B. 膀胱　C. 肾
   D. 尿道　E. 前列腺
2. 不属于肾蒂结构的是　(　　)
   A. 肾静脉　B. 肾动脉　C. 肾盂
   D. 肾锥体　E. 淋巴管
3. 组成肾髓质的主要结构是　(　　)
   A. 肾静脉　B. 肾动脉　C. 肾盂
   D. 肾锥体　E. 肾蒂
4. 不属于肾的被膜的是　(　　)
   A. 纤维囊　B. 肾前筋膜　C. 肾筋膜
   D. 脂肪囊　E. 滑膜囊
5. 2～3 个肾锥体尖端合并形成　(　　)
   A. 肾大盏　B. 肾乳头　C. 肾盂
   D. 肾小盏　E. 肾蒂
6. 下列关于肾的位置的叙述，正确的是　(　　)
   A. 位于腹腔内、脊柱的两侧　B. 前面覆盖着腹膜，属腹膜外位器官
   C. 成人肾门约平对第 1 腰椎　D. 竖脊肌的外侧缘与 12 肋的夹角称肾区
   E. 以上均对
7. 肾的被膜由外向内依次是　(　　)
   A. 纤维囊、脂肪囊、肾筋膜　B. 肾筋膜、纤维囊、脂肪囊
   C. 肾筋膜、脂肪囊、纤维囊　D. 脂肪囊、纤维囊、肾筋膜

E. 纤维囊、肾筋膜、脂肪囊

8. 肾窦内无 ( )

A. 肾盂 B. 肾血管 C. 肾蒂

D. 肾小盏 E. 肾大盏

9. 下列关于肾形态的描述,正确的是 ( )

A. 有上下端、前后面和内外缘

B. 内侧缘中部的凹陷称肾门

C. 肾蒂的结构从上向下依次为肾动脉、肾静脉、肾盂

D. 自肾门凹向肾内的腔隙,称肾窦

E. 以上均对

10. 下列关于女性尿道的描述,错误的是 ( )

A. 起于尿道内口,穿尿生殖膈终于尿道外口

B. 较男性尿道宽、短、直 C. 开口于阴道与肛门之间

D. 仅具有排尿功能 E. 尿道阴道括约肌是骨骼肌

11. 膀胱三角位于 ( )

A. 膀胱尖内面 B. 膀胱底内面 C. 膀胱体内面

D. 膀胱颈内面 E. 以上都不对

12. 膀胱充盈时,阻止尿液反流的是 ( )

A. 输尿管上狭窄 B. 输尿管中狭窄 C. 输尿管腹部

D. 输尿管盆部 E. 输尿管壁内部

13. 下列关于肾的描述,正确的是 ( )

A. 左、右肾在同一水平高度 B. 右侧肾蒂较左侧短

C. 属于腹膜间位器官 D. 内侧缘中部的凹陷为肾门

E. 以上都对

14. 肾蒂内各结构自前向后顺序为 ( )

A. 肾动脉、肾静脉、肾盂 B. 肾静脉、肾动脉、肾盂

C. 肾静脉、肾盂、肾动脉 D. 肾盂、肾动脉、肾静脉

E. 肾动脉、肾盂、肾静脉

15. 男性膀胱底毗邻 ( )

A. 输精管壶腹 B. 肛管 C. 直肠

D. 尿生殖膈 E. 升结肠

(三)多项选择题

1. 属于肾蒂结构的是 ( )

A. 肾静脉 B. 肾动脉 C. 肾盂

D. 肾锥体 E. 肾大盏

2. 输尿管狭窄位于 ( )

A. 肾盂与输尿管移行处 B. 跨越小骨盆上口处

C. 输尿管腹部 D. 输尿管盆部

E. 输尿管壁内部

3. 膀胱三角　(　　)

A. 在膀胱底的内面　B. 黏膜与肌层连结不紧密

C. 下角为尿道内口　D. 两上角为左右输尿管口

E. 是肿瘤和结核的好发部位

4. 下列关于肾的描述，正确的是　(　　)

A. 位于腹后壁、脊柱两侧　B. 外包 4 层被膜

C. 左右肾门平对第 1 腰椎　D. 肾实质可分为皮质和髓质

E. 两肾上端平对第 11 胸椎体

5. 女性膀胱后方毗邻　(　　)

A. 直肠　B. 子宫　C. 尿道

D. 乙状结肠　E. 阴道

(四)填空题

1. 泌尿系统包括________、________、________和________ 4 个器官，其中生成尿液的器官是________。

2. 出入肾门的结构合称为______，其主要结构的排列顺序，从前向后依次是______、______、______，从上到下依次为______、______、和______。

3. 输尿管全程可以分为______、______和______ 3 段。

(五)问答题

1. 简述肾的位置和形态。

2. 试述肾被膜的层次及其特点。

3. 在男性，较小的肾结石随尿外排可能滞留于何处？

练习题参考答案

(一)名词解释

1. 肾内侧缘中部的凹陷称肾门，为肾的血管、神经、淋巴管及肾盂出入之门户。

2. 肾门的体表投影点在竖脊肌外侧缘与第 12 肋之间形成的夹角，称为肾区。肾病患者触压和叩击该处可引起疼痛。

3. 在膀胱底，两侧输尿管入口与尿道内口之间的三角形区域，称膀胱三角，黏膜光滑、无皱襞，为肿瘤和结核的好发部位。

4. 出入肾门的诸结构由结缔组织包裹，称肾蒂。

5. 由肾门伸入肾实质的凹陷称肾窦，容纳肾动脉的分支、肾静脉的属支、肾小盏、肾大盏、肾盂和脂肪组织等。

(二)单项选择题

1. E　2. D　3. D　4. E　5. B　6. E　7. C　8. C　9. E　10. C　11. B　12. E　13. D　14. B　15. A

(三)多项选择题

1. ABC　2. ABE　3. ACDE　4. ACD　5. BE

（四）填空题

1.肾　膀胱　输尿管　尿道　肾

2.肾蒂　肾静脉　肾动脉　肾盂　肾动脉　肾静脉　肾盂

3.腹部　盆部　壁内部

（五）问答题

1.肾可分为上、下两端，前、后两面，内侧、外侧两缘。①内侧缘中部凹陷，称肾门，有肾动脉、肾静脉、肾盂、神经和淋巴管等出入；②这些结构被结缔组织包裹在一起，称肾蒂；③自肾门向肾实质凹入的腔称肾窦，窦内含有肾动脉的分支、肾静脉的属支、肾小盏、肾大盏、肾盂、神经、淋巴管和脂肪组织等。

肾位于腹膜后间隙，脊椎的两侧，是腹膜外位器官。

①左肾上端平第11胸椎体下缘，下端平第2腰椎体下缘。第12肋斜过左肾后面的中部。

②右肾上端平第12胸椎体上缘，下端平第3腰椎体上缘，第12肋斜过右肾后方的上部。

③右肾比左肾低半个椎体。

④肾门约平第1腰椎。

2.肾的外面包被有三层被膜，由内向外依次为：①纤维囊，包裹于肾实质表面，由致密结缔组织构成，与肾实质结合较疏松；②脂肪囊，又称肾床，包被于纤维囊外面，起“弹性垫”样的作用；③肾筋膜，位于脂肪囊外面，分为肾前筋膜和肾后筋膜两层；向上方和向外侧，肾前、后筋膜相互融合，向下肾前、后筋膜分开；向内侧，肾前筋膜延至腹主动脉和下腔静脉前面，与对侧肾前筋膜相移行，肾后筋膜则与腰大肌筋膜融合。

3.易滞留于输尿管的3处生理性狭窄：第1狭窄位于肾盂与输尿管移行处；第2狭窄位于跨越小骨盆入口处；第3狭窄位于斜穿膀胱处。

（王　欣）

第七章　男性生殖系统

📖复习纲要

一、内生殖器

(一)睾丸

睾丸位于阴囊内,左、右各一,分前、后缘,内、外侧面和上、下端。睾丸的血管、神经和淋巴管经后缘出入。睾丸表面包被一层致密结缔组织膜,称白膜。在睾丸后缘,白膜增厚并伸入睾丸实质,形成睾丸纵隔。睾丸纵隔发出许多放射状的小隔,将睾丸分隔成许多睾丸小叶。睾丸小叶呈锥体形,每个小叶含2～4条精曲小管。精曲小管是产生精子的场所。精曲小管产生的精子→精直小管→睾丸网→睾丸输出管→附睾。

精曲小管之间的结缔组织内有分泌男性激素的间质细胞。

(二)附睾、输精管和射精管

1. 附睾　紧贴睾丸的上端和后缘,分为头、体、尾3部。头部由睾丸输出小管盘曲而成;小管末端汇合形成一条附睾管。附睾管末端急转向上延续为输精管。附睾除贮存精子外,还能分泌附睾液,以利于精子的进一步成熟。

2. 输精管和射精管　输精管全长分为:①睾丸部:起自附睾尾,在附睾头水平移行为精索部;②精索部:介于睾丸上端与腹股沟管浅环之间的部分,在体表易于触摸,输精管结扎常在此部进行;③腹股沟管部:位于腹股沟管内的部分;④盆部:自腹股沟管深环处起,沿骨盆侧壁行向膀胱底后面,末端膨大形成输精管壶腹。输精管壶腹与精囊的排泄管汇合成射精管,开口于尿道的前列腺部。

精索是位于睾丸上端至腹股沟管深环之间的柔软的、圆索状结构,由输精管、睾丸动脉、蔓状静脉丛、神经和淋巴管等及外包3层被膜构成。

(三)附属腺

附属腺包括前列腺、精囊腺和尿道球腺。

前列腺呈栗子形,位于膀胱底和尿生殖膈之间,内有尿道前列腺部穿过。前列腺上端宽大称为底,与膀胱颈相接;下端为尖,与尿生殖膈相邻;底与尖之间的为体。

前列腺体后面平坦,中间有一纵行的前列腺沟,活体直肠指诊时可触及;前列腺肥大时,此沟消失。近前列腺体的后缘处有射精管→前列腺→尿道前列腺部。

二、外生殖器

(一)阴囊

阴囊是阴茎与会阴之间的皮肤囊袋,内藏睾丸。阴囊襞自外向内由皮肤、肉膜(含平滑肌纤维,具有调节阴囊内温度的作用)、精索外筋膜、提睾肌、精索内筋膜及鞘膜(分壁、脏两层,两层之间为鞘膜腔)所组成。

(二)阴茎

阴茎分阴茎根(固定于耻骨和坐骨支)、阴茎体(悬垂于耻骨联合的前下方)和阴茎头(尖端有尿道外口,呈矢状位)。阴茎头、体移行处,称阴茎颈。

阴茎由两个阴茎海绵体(左、右各一,位于阴茎背侧)和一个尿道海绵体(位于阴茎海绵体的腹侧,尿道贯穿其全长)构成。每个海绵体均包有白膜;3 个海绵体的周围又共同包有深筋膜、浅筋膜和皮肤;皮肤在阴茎头形成双层环形皱襞,称包皮。

三、男性尿道

起于尿道内口,终于尿道外口,全长分为 3 部:①前列腺部:穿过前列腺的部分;②膜部:穿过尿生殖膈的部分;③海绵体部:穿过尿道海绵体的部分。临床上将前列腺部和膜部合称为后尿道,海绵体部称为前尿道。

男性尿道全长有三处狭窄和两个弯曲。

1. 三处狭窄　第 1 狭窄为尿道内口,第 2 狭窄为尿道膜部,第 3 狭窄为尿道外口。上述狭窄为尿道结石易滞留部位。

2. 两个弯曲:①耻骨下弯,位于耻骨联合下方,相当于尿道前列腺部和膜部以及海绵体部的起始段,凹向上;②耻骨前弯,位于耻骨联合前下方,相当于阴茎根与体之间,凹向下。后一个弯曲当阴茎向上提起时消失,故临床上作导尿或尿道扩张时,首先上提阴茎,使此曲消失以利插管。

练习题

(一)名词解释

1. 精索　2. 射精管　3. 后尿道

(二)单项选择题

1. 输精管结扎的常选部位是 (　　)

A. 睾丸部　B. 精索部　C. 腹股沟管部
D. 盆部　E. 以上均错

2. 下列关于阴茎的叙述,错误的是 (　　)

A. 阴茎主要由两个阴茎海绵体和一个尿道海绵体构成
B. 每个海绵体外包有一层坚厚的纤维膜
C. 海绵体内有许多海绵体小梁和腔隙
D. 尿道海绵体位于阴茎海绵体的腹侧

E. 阴茎根部固定于耻骨联合上缘

3. 精液的主要组成部分是来自　(　)

A. 附睾液　B. 前列腺分泌物　C. 海绵体部

D. 膜部　E. 前列腺部

4. 男性尿道最狭窄的部位在　(　)

A. 内口　B. 外口　C. 海绵体部

D. 膜部　E. 前列腺部

5. 男性尿道膨大的部位在　(　)

A. 内口　B. 外口　C. 海绵体部

D. 膜部　E. 前列腺部

6. 临床上称为后尿道的是　(　)

A. 膜部和前列腺部　B. 海绵体部和膜部

C. 海绵体部和前列腺部　D. 膜部

E. 前列腺部

7. 临床上称为前尿道的是　(　)

A. 膜部和前列腺部　B. 海绵体部和膜部　C. 海绵体部

D. 膜部　E. 前列腺部

8. 输精管最长的部位是　(　)

A. 睾丸部　B. 精索部　C. 腹股沟管部

D. 盆部　E. 以上均错

9. 射精管开口于　(　)

A. 尿道内口　B. 尿道外口　C. 尿道海绵体部

D. 尿道膜部　E. 尿道的前列腺部

10. 阴茎上提时,可变直的是　(　)

A. 尿道的耻骨下弯　B. 尿道的耻骨前弯

C. 尿道的海绵体部　D. 尿道的膜部

E. 尿道的前列腺部

11. 属于男性生殖腺的是　(　)

A. 前列腺　B. 尿道球腺　C. 精囊

D. 睾丸　E. 附睾

12. 精子产生的部位在　(　)

A. 睾丸间质细胞　B. 精曲小管　C. 精直小管

D. 睾丸纵隔　E. 附睾管

13. 分泌男性激素的是　(　)

A. 睾丸小叶　B. 精曲小管　C. 精直小管

D. 睾丸纵隔　E. 睾丸间质细胞

14. 输精管起自　(　)

A. 睾丸输出小管　B. 附睾　C. 精直小管

D. 睾丸网　E. 附睾管

15. 精索的结构不包括 (　　)

A. 射精管　B. 输精管　C. 提睾肌

D. 精索内筋膜　E. 睾丸动脉

16. 射精管开口于 (　　)

A. 尿道内口　B. 尿道膜部　C. 尿道球部

D. 尿道前列腺部　E. 尿道海绵体部

17. 男性尿道分 (　　)

A. 前列腺部、膜部和阴茎部　B. 前列腺部、尿道球部

C. 前列腺部、膜部和海绵体部　D. 前列腺部、膜部、后尿道

E. 前列腺部、盆部和海绵体部

18. 下列关于男性尿道的叙述,正确的是 (　　)

A. 只有排尿功能　B. 全长分为两部分

C. 有3个狭窄和3个弯曲　D. 分为前尿道、中尿道和后尿道

E. 3个狭窄为尿道结石易滞留部位

(三)多项选择题

1. 老年人前列腺肥大好发于 (　　)

A. 前叶　B. 中叶　C. 后叶

D. 左侧叶　E. 右侧叶

2. 阴囊深面包被睾丸和精索的被膜有 (　　)

A. 提睾肌　B. 腹股沟管　C. 肉膜

D. 精索内筋膜　E. 精索外筋膜

3. 精索被膜有 (　　)

A. 提睾肌　B. 睾丸鞘膜　C. 肉膜

D. 精索内筋膜　E. 精索外筋膜

4. 精索的结构包括 (　　)

A. 输精管　B. 睾丸血管　C. 输精管血管

D. 睾丸鞘膜　E. 提睾肌

5. 下列关于前列腺的叙述,正确的是 (　　)

A. 呈栗子形,位于膀胱与尿生殖膈之间

B. 底与精囊腺、输精管壶腹毗邻

C. 前方为耻骨联合　D. 老年常形成肥大

E. 肥大多发生在中叶和侧叶

(四)填空题

1. 男性内生殖包括__________、附睾、__________、__________、精囊、__________、尿道球腺和男性尿道。

2. 男件外生殖器包括______和______。

3. 男性尿道全长分三部分,分别是______、______和______。

4. 男性尿道有3处狭窄分别是______、______和______。

5. 射精管由______末端与______的排泄管汇合成，开口于__________。

6. 输精管依其行程可分为______、______、______和______4 部分。

7. 阴囊深面有包被睾丸和精索的被膜，由外向内有________、________、________和__________。

（五）问答题

1. 简述精子的生成及排出途径。

2. 试述男性尿道的分部、弯曲和狭窄。

3. 前列腺的形态、位置及毗邻关系如何？

练习题参考答案

（一）名词解释

1. 精索是位于睾丸上端至腹股沟管深环之间的柔软的圆索状结构，由输精管、睾丸动脉、蔓状静脉丛、神经和淋巴管、输精管动、静脉及外包数层被膜构成。

2. 射精管由输精管壶腹与精囊的排泄管汇合后形成，开口于尿道的前列腺部。

3. 男性尿道按其行程可分为前列腺部、膜部和海绵体部，临床上把前列腺部和膜部称为后尿道。

（二）单项选择题

1. B　2. E　3. B　4. B　5. E　6. A　7. C　8. D　9. E　10. B　11. D　12. B　13. E　14. E　15. A　16. D　17. C　18. E

（三）多项选择题

1. BDE　2. ADE　3. ADE　4. ABCE　5. ABCDE

（四）填空题

1. 睾丸　输精管　射精管　前列腺

2. 阴茎　阴囊

3. 前列腺部　膜部　海绵体部

4. 尿道内口　膜部　尿道外口

5. 输精管　精囊　尿道前列腺部

6. 睾丸部　精索部　腹股沟管部　盆部

7. 提睾肌　精索外筋膜　精索内筋膜　睾丸鞘膜

（五）问答题

1. 睾丸精曲小管上皮产生精子→精直小管→睾丸网→睾丸输出小管→附睾（附睾为暂时存储精子的器官，分泌附睾液营养和促进精子成熟）→输精管（睾丸部、精索部、腹股沟管部、盆部）→射精管（精囊和前列腺的分泌物参与精液的组成）→男性尿道（前列腺部、膜部、海绵体部）排出体外。

2. (1)分部：前列腺部、膜部和海绵体部。(2)3 个狭窄：分别位于尿道内口、膜部和尿道外口，其中以尿道外口最为狭窄。(3)两个弯曲：一个位于耻骨联合的后下方，凹向前上方，称耻骨下弯，此弯曲恒定不变；一个位于耻骨联合的前下方，凹向后下方，称耻骨前弯，可变。

3. 前列腺呈栗子形，位于膀胱底和尿生殖膈之间，内有尿道前列腺部穿过。前列腺上端宽大称为底，与膀胱颈相接；下端为尖，与尿生殖膈相邻；底与尖之间为体。近前列腺体的后缘处有射精管。

（王　欣）

第八章　女性生殖系统

📖复习纲要

一、内生殖器

(一)卵巢

卵巢为成对的实质性器官,可产生卵子和分泌女性激素;卵巢呈扁卵圆形,有内、外侧面,前、后缘和上、下端。上端与输卵管相接,并有卵巢悬韧带(骨盆漏斗韧带)固定于盆腔侧壁,该韧带是寻找卵巢血管的标志;下端借卵巢固有韧带连于子宫;前缘连有卵巢系膜。

(二)输卵管

输卵管连于子宫两侧,是输送卵子和受精的管道。输卵管从内侧向外侧分为:①子宫部:位于子宫壁内的一段;②输卵管峡:窄细,是输卵管结扎术的常选部位;③壶腹部:粗而长,约占输卵管全长的2/3,是卵细胞正常的受精部位;④输卵管漏斗:借输卵管腹腔口与腹膜腔相通。在输卵管腹腔口周缘有许多指状突起,称输卵管伞,可作为识别输卵管的标志。

临床上常将卵巢和输卵管统称为子宫附件。

(三)子宫

1.形态与位置　子宫是孕育胚胎和形成月经的肌性器官。成人子宫前后略扁,呈倒置梨形,分为:①子宫底:为两侧输卵管子宫口以上的钝圆部分;②子宫颈:下端狭窄的部分,其下1/3深入阴道,称子宫颈阴道部,是病变的好发部位,阴道以上的部分称子宫颈阴道上部;③子宫体:底与颈之间的部分。

子宫内腔分上、下两部,上部由子宫底、体围成,称子宫腔或子宫体腔;下部位于子宫颈内,称子宫颈管。胚胎的植入和生长、发育在子宫腔内完成。

子宫位于小骨盆腔中央,前后分别毗邻膀胱和直肠。正常未孕成年女子的子宫呈轻度的前倾前屈位,前倾是指子宫长轴与阴道长轴形成的向前开放约90°;前屈是指子宫体与子宫颈之间凹向前的弯曲,约呈170°。

2.固定子宫的韧带

(1)子宫阔韧带:将子宫体连于盆腔侧壁,可限制子宫向两侧移动。

(2)子宫圆韧带:起于子宫角、输卵管子宫口的下方,穿经腹股沟管止于大阴唇皮下,是维持子宫前倾的主要韧带。

(3)子宫主韧带:连于子宫颈阴道上部的两侧与盆腔侧壁之间,是防止子宫下垂的主要韧带。

(4)子宫骶韧带:起于子宫颈阴道上部的后面,向后止于骶骨的前面,固定子宫颈,并与子宫圆韧带一起维持子宫的前倾前屈位。

(四)阴道

阴道穹:是阴道上端包绕子宫颈阴道部形成的环形腔隙,可分为前穹、后穹和左右侧穹。阴道后穹最深,此穹与直肠子宫陷凹之间仅隔以阴道后壁和腹膜,临床上常经阴道后穹进行腹膜腔穿刺抽液,协助诊断或经此处引流。

二、外生殖器

女性外生殖器又称女阴,包括阴阜、大阴唇、小阴唇、阴蒂、阴道前庭等。阴道前庭为两侧小阴唇之间的裂隙,前部有尿道外口,后部有阴道口。

附:女性乳房

位于胸大肌表面的浅筋膜内,第 3~6 肋之间,乳头平对第 4 肋间隙或第 5 肋。

乳房由皮肤、乳腺、脂肪组织和纤维组织构成。纤维组织向深面发出许多小隔,将乳腺分隔成 15~20 个乳腺叶,每个乳腺叶有一个排泄管,称输乳管,末端开口于乳头。乳房皮肤与乳腺、乳腺与深筋膜之间均有许多结缔组织小束,称乳房悬韧带,乳腺癌时,该悬韧带相对缩短,乳房表面出现许多点状小凹;若癌肿导致淋巴回流受阻,则引起皮下水肿,使乳房局部皮肤呈现"橘皮"样改变。

附:会阴

(一)广义的会阴

封闭骨盆下口的全部软组织,呈菱形,分为前方的尿生殖三角和后方的肛门三角。

(二)狭义的会阴

肛门与外生殖器之间的软组织。

盆腔与尿生殖膈的组成及通过的结构见表 8-1 所列。

表 8-1 盆膈与尿生殖膈的组成及通过的结构

	盆 膈	尿生殖膈
组 成	盆膈上筋膜	尿生殖膈上筋膜
	肛提肌	尿生殖三角肌
	盆膈下筋膜	尿生殖膈下筋膜
通过结构	直肠末端	男性:尿道
		女性:尿道、阴道

练习题

(一)名词解释

1.子宫峡 2.输卵管壶腹 3.乳房悬韧带 4.阴道穹 5.阴道前庭 6.会阴

(二)单项选择题

1. 限制子宫向两侧移动的是 ( )

A. 子宫阔韧带 B. 子宫圆韧带 C. 子宫主韧带

D. 子宫骶韧带 E. 卵巢固有韧带

2. 输卵管结扎的最佳部位在 ( )

A. 输卵管伞 B. 漏斗部 C. 壶腹部

D. 峡部 E. 子宫部

3. 直肠子宫陷凹的积液,穿刺引流部位在 ( )

A. 阴道穹右侧 B. 阴道后穹 C. 阴道穹左侧

D. 阴道前穹 E. 阴道穹中间

4. 关于子宫的描述,正确的是 ( )

A. 呈后倾后屈位 B. 位于直肠与膀胱之间

C. 壁厚、腔大的肌性器官 D. 子宫口未产妇为横裂状

E. 借子宫阔韧带固定于骶骨前

5. 女性尿道毗邻的器官是 ( )

A. 阴道前壁 B. 阴道后壁 C. 直肠前壁

D. 直肠后壁 E. 子宫颈

6. 关于卵巢的描述,正确的是 ( )

A. 为腹膜间位器官 B. 后端为子宫端 C. 性成熟期最大

D. 后缘附有系膜 E. 前缘游离

7. 关于阴道的描述,正确的是 ( )

A. 为腹膜内位器官 B. 上连子宫体

C. 前邻直肠 D. 后邻尿道

E. 在直肠子宫陷凹处与腹膜邻接

8. 防止子宫下垂的韧带是 ( )

A. 子宫阔韧带 B. 子宫圆韧带 C. 子宫主韧带

D. 子宫骶韧带 E. 以上都可以

9. 卵巢窝位于 ( )

A. 髂外动脉分叉夹角处 B. 髂内动脉分叉处

C. 髂总动脉分叉夹角处 D. 髂外动脉分支间

E. 以上都不对

10. 关于卵巢悬韧带的描述,错误的是 ( )

A. 又称骨盆漏斗韧带 B. 为腹膜形成的皱襞

C. 连于卵巢下端 D. 为寻找卵巢动、静脉的标志

E. 含有卵巢血管、淋巴管等

11. 输卵管最细的部位在 ( )

A. 输卵管子宫部 B. 输卵管峡 C. 输卵管漏斗

D. 输卵管壶腹 E. 输卵管伞

12. 子宫后面毗邻 ( )

A. 骶骨　　B. 直肠　　C. 阴道
D. 乙状结肠　　E. 尿道

13. 关于子宫圆韧带的描述，正确的是　（　）
A. 由腹膜形成　　B. 经过腹股沟管
C. 止于耻骨联合　　D. 内含子宫动脉
E. 是维持子宫颈位置的重要结构

14. 子宫阔韧带的功能是　（　）
A. 维持子宫前倾　　B. 维持子宫前屈
C. 维持子宫颈的正常位置　　D. 限制子宫向上下移动
E. 限制子宫向两侧移动

15. 子宫肿瘤好发部位在　（　）
A. 子宫腔　　B. 子宫体的肌层　　C. 子宫颈
D. 子宫体的外膜　　E. 子宫体的内膜

16. 腹膜外剖宫取胎术的常选部位在　（　）
A. 子宫底　　B. 子宫体　　C. 子宫下段
D. 子宫颈　　E. 子宫角

17. 乳腺手术时，宜作的切口方向是　（　）
A. 水平方向　　B. 垂直方向　　C. 环行
D. 以乳头为中心呈放射状　　E. 没有要求

18. 关于卵巢的描述，正确的是　（　）
A. 性成熟期最大　　B. 位于卵巢窝内
C. 为腹膜内位器官　　D. 卵巢系膜是子宫阔韧带的一部分
E. 以上都对

19. 关于子宫颈的描述，错误的是　（　）
A. 为子宫下端狭窄部分
B. 与子宫体交界处稍狭窄，称子宫峡
C. 可分为阴道部和宫颈阴道上部两部分
D. 子宫口经产妇为圆形
E. 子宫颈管呈梭形

20. 关于卵巢的描述，正确的是　（　）
A. 位于髂内动、静脉之间所夹的卵巢窝内
B. 借子宫阔韧带吊于骨盆侧壁上
C. 前缘为卵巢门
D. 被子宫阔韧带的前层所包裹
E. 以破溃的方式将卵细胞直接排入输卵管

21. 寻找卵巢血管的标志性结构是　（　）
A. 输卵管系膜　　B. 卵巢系膜　　C. 卵巢悬韧带
D. 子宫系膜　　E. 卵巢固有韧带

22. 关于子宫的描述，错误的是　（　）

A. 属腹膜内位器官
B. 子宫主韧带维持其前屈
C. 子宫体与阴道之间呈前倾位
D. 子宫圆韧带维持其前倾
E. 子宫体与子宫颈之间呈前屈位

23. 关于子宫的描述，正确的是　(　　)
A. 位于盆腔中央，阴道后方
B. 可分为子宫底、颈、体、峡 4 部分
C. 子宫颈分为阴道上部和阴道下部
D. 内腔可分为子宫腔和子宫颈管两部分
E. 经产妇子宫颈口为圆形

24. 维持子宫前倾位的是　(　　)
A. 子宫阔韧带　B. 骶子宫韧带　C. 子宫圆韧带
D. 盆底肌　E. 子宫主韧带

25. 行于腹股沟管的是　(　　)
A. 子宫阔韧带　B. 子宫圆韧带　C. 卵巢悬韧带
D. 卵巢固有韧带　E. 子宫骶韧带

26. 通常卵子的受精部位在　(　　)
A. 输卵管漏斗部　B. 输卵管壶腹部
C. 输卵管峡部　D. 输卵管子宫部
E. 以上都不是

27. 卵巢的固定装置是　(　　)
A. 卵巢悬韧带　B. 卵巢固有韧带
C. 输卵管卵巢伞　D. 卵巢系膜
E. 以上都对

28. 关于阴道前庭的描述，正确的是　(　　)
A. 位于两侧小阴唇之间　B. 位于两侧大阴唇之间
C. 只有阴道口　D. 只有尿道口
E. 以上都不对

29. 关于子宫腔的描述，正确的是　(　　)
A. 呈梭形　B. 在子宫颈内
C. 只与输卵管相通　D. 下方与阴道相邻
E. 在子宫体内

30. 关于子宫颈的描述，正确的是　(　　)
A. 全部插入阴道　B. 子宫颈管下口称子宫口
C. 经产妇子宫口呈圆形　D. 内腔称子宫腔
E. 是子宫峡的一部分

31. 关于子宫的描述，正确的是　(　　)
A. 位于膀胱和直肠之间　B. 分为子宫体和颈两部分

C. 为腹膜内位器官　　D. 与卵巢悬韧带相连
E. 位于小骨盆后部

32. 关于输卵管腹腔口的描述，正确的是　(　)
A. 开口于卵巢　　B. 开口于腹腔　　C. 开口于腹膜腔
D. 位于输卵管的内侧端　　E. 开口于子宫

33. 关于输卵管的描述，正确的是　(　)
A. 为粗细一致的肌性管道　　B. 外侧端周缘有输卵管伞
C. 内侧端为输卵管峡　　D. 属腹膜间位器官
E. 以上都不对

34. 识别输卵管的标志性结构是　(　)
A. 输卵管伞　　B. 卵巢悬韧带　　C. 输卵管漏斗
D. 卵巢系膜　　E. 卵巢固有韧带

35. 不属于女性外生殖器的是　(　)
A. 大阴唇　　B. 小阴唇　　C. 阴阜
D. 阴道前庭　　E. 前庭大腺

(三)多项选择题

1. 关于卵巢的描述，正确的有　(　)
A. 呈扁椭圆形
B. 有上、下两端，前、后两面和内、外侧两缘
C. 位于盆腔侧壁髂内、外动脉形成的夹角内
D. 属腹膜间位器官
E. 属腹膜内位器官

2. 关于乳房的描述，正确的是　(　)
A. 由皮肤、纤维组织、脂肪组织和乳腺构成
B. 乳头和乳晕处的皮肤较薄弱，易于损伤
C. 乳腺小叶和输乳管以乳头为中心呈放射状排列
D. 乳头通常平对第 4 肋间隙或第 5 肋
E. 妊娠和哺乳期不增大

3. 女性外生殖器包括　(　)
A. 阴阜　　B. 大、小阴唇　　C. 阴道前庭
D. 阴蒂　　E. 前庭球，前庭大腺

4. 关于女性内生殖器的描述，正确的是　(　)
A. 包括生殖腺、输送管道、附属腺体
B. 输送管道包括输卵管和子宫
C. 卵巢产生卵子和分泌女性激素
D. 卵子在子宫内受精并植入内膜，发育成胎儿
E. 以上全对

5. 关于子宫峡的描述，正确的有　(　)
A. 为子宫颈阴道上部上端与子宫体相连处

B. 非妊娠期间不明显
C. 妊娠期伸展变长，形成子宫下段
D. 妊娠末期子宫下段可长至 7～11cm
E. 妊娠期无明显变化

6. 关于子宫位置的描述，正确的有　（　）
A. 位于盆腔的前部，膀胱与阴道之间
B. 子宫底位于小骨盆入口平面以下
C. 位于盆腔的中央，膀胱与直肠之间
D. 子宫颈下端在坐骨棘平面下方
E. 以上全对

7. 固定子宫位置的因素包括　（　）
A. 子宫的 4 条韧带　B. 盆膈的承托
C. 尿生殖膈的承托　D. 周围结缔组织的牵拉
E. 卵巢的 2 条韧带

（四）填空题

1. 女性内生殖器包括________、________、________、________和________，外生殖器指________。

2. 输卵管由内向外分为__________、__________、__________和__________四部分。

3. 人子宫可分为__________、__________、__________三部分。

4. 维持子宫正常位置的韧带有____________、____________、____________和____________。

5. 子宫颈下端插入阴道内的部分，称为____________，在阴道以上的部分称为______________。

6. 乳房由皮肤、__________、__________和__________构成。

7. 子宫底和子宫体围成的腔称__________，子宫颈内的腔称__________；子宫颈管上口通__________，下口称子宫口，通__________。

8. 子宫位于盆腔中央，呈轻度的前倾前屈位，前倾是指__________与__________形成向前开放的角度，前屈是指__________与__________构成开口向前的弯曲。

（五）问答题

1. 简述子宫的形态、分部及其内腔。
2. 固定子宫的韧带有哪些？各自作用如何？
3. 简述卵巢的位置、固定装置及功能。
4. 输卵管分哪几部？受精和结扎常在何处进行？
5. 何谓阴道穹？阴道后穹有何临床意义？
6. 女性乳房的结构如何？并根据其解剖特点解释作放射状切口的必要性。
7. 何谓狭义会阴？有何临床意义？
8. 何谓盆膈？

（六）填图题

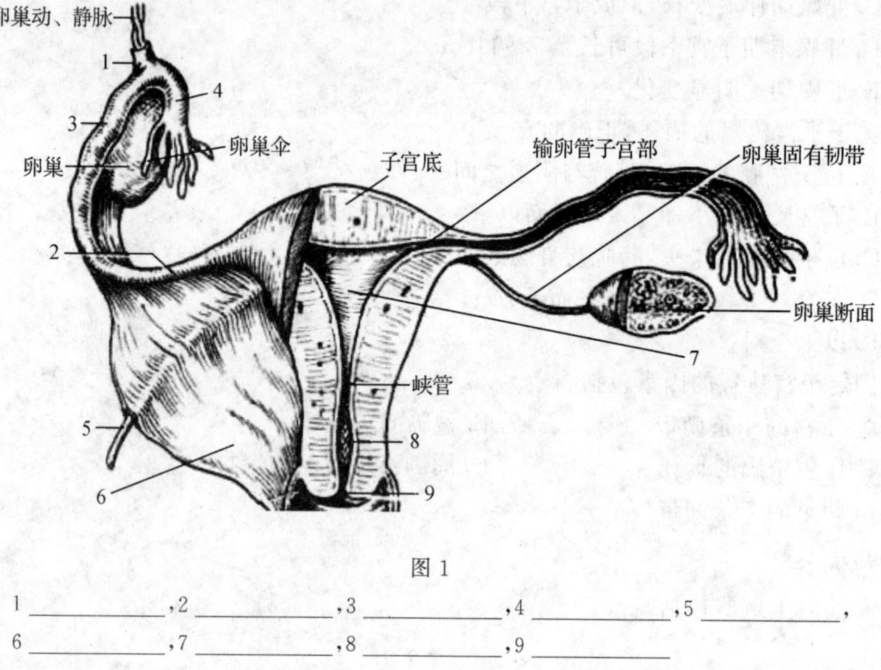

图 1

1 ________，2 ________，3 ________，4 ________，5 ________，
6 ________，7 ________，8 ________，9 ________

练习题参考答案

（一）名词解释

1. 子宫体与子宫颈阴道上部的上端之间较为狭细的部分称为子宫峡，非妊娠时不明显，长约 1cm，妊娠时伸展变长，形成子宫下段。

2. 输卵管壶腹约占输卵管全长的 2/3，粗而弯曲，血管丰富，卵细胞常在此受精。

3. 乳房皮肤与乳腺，乳腺与深筋膜之间均有许多结缔组织小束，称乳房悬韧带。乳腺周围纤维组织发出许多小的纤维束，分别向深面连于胸筋膜，向浅面连于皮肤和乳头，对乳房起支持、固定作用。

4. 阴道穹为阴道上端包绕子宫颈阴道部，在子宫颈周围形成的环状间隙。阴道穹分为前部、后部和侧部。后部较深，与直肠子宫陷凹仅隔阴道后壁和腹膜，临床上可经阴道后穹进行穿刺，以助治疗和诊断。

5. 阴道前庭是位于两侧小阴唇间的裂隙，前部有尿道外口，后部有阴道口、前庭大腺开口。

6. 狭义会阴是指外生殖器与肛门之间的区域。广义会阴是指封闭骨盆下口的全部软组织，其境界与骨盆下口一致。广义会阴以坐骨结节连线分为前方的尿生殖三角和后方的肛门三角。

（二）单项选择题

1. A　2. D　3. B　4. B　5. A　6. C　7. E　8. E　9. C　10. C　11. A　12. B　13. B　14. E　15. C　16. C　17. D　18. E　19. D　20. B　21. C　22. A　23. D　24. C　25. B　26. B　27. E　28. A　29. E　30. B　31. A　32. C　33. B　34. A　35. E

(三)多项选择题

1. ACE　2. ABCD　3. ABCD　4. AC　5. ABCD　6. BC　7. ABCD

(四)填空题

1. 卵巢　输卵管　子宫　阴道　前庭大腺　女阴

2. 输卵管子宫部　输卵管峡　输卵管壶腹　输卵管漏斗

3. 子宫底　子宫体　子宫颈

4. 子宫阔韧带　子宫圆韧带　子宫主韧带　子宫骶韧带

5. 子宫颈阴道部　子宫颈阴道上部

6. 皮下脂肪　纤维组织　乳腺

7. 子宫腔　子宫颈管　子宫腔　阴道

8. 子宫长轴　阴道长轴　子宫体　子宫颈

(五)问答题

1. 子宫呈前后稍扁、倒置的梨形；分为子宫底、子宫体和子宫颈三部分。子宫内的腔分上部的子宫腔(在子宫体内)和下部的子宫颈管(在子宫颈内)。

2. 固定子宫的韧带有：①子宫阔韧带，限制子宫向两侧移动；②子宫圆韧带，维持子宫前倾位的主要结构；③子宫主韧带，维持子宫颈正常位置，防止其向下脱垂；④子宫骶韧带，向后上方牵引子宫颈，与子宫圆韧带共同维持子宫的前倾前屈位。

3. 卵巢位于盆腔的卵巢窝内(髂内外动脉的夹角处)，向上借卵巢悬韧带固定于盆腔侧壁，向下借卵巢固有韧带连于子宫。卵巢具有产生卵子和分泌女性激素的功能。

4. 输卵管自内向外分为：①子宫部；②输卵管峡；③输卵管壶腹；④输卵管漏斗。受精部位一般在输卵管壶腹部。结扎的常选部位是输卵管峡部。

5. 阴道的上端宽阔，包绕子宫颈阴道部，两者之间的环形凹陷称阴道穹，分为互相连通的前部、后部及侧部。阴道后穹最深，其后上方即为直肠子宫陷凹，两者间仅隔以阴道后壁和覆盖其上的腹膜。临床上可经阴道后穹穿刺引流直肠子宫陷凹内的积液或积血，进行诊断和治疗。

6. 女性乳房由皮肤、皮下脂肪、纤维组织和乳腺构成。纤维组织将腺体分割成15～20个乳腺叶，一个乳腺叶有一个输乳管。乳腺叶和输乳管均以乳头为中心呈放射状排列。乳腺手术时，宜作放射状切口，以减少对乳腺叶和输乳管的损伤。

7. 临床上常将肛门与外生殖器之间的区域称为会阴，即狭义的会阴。妇女分娩时要保护此区，以免造成会阴撕裂。

8. 盆膈是由盆膈上、下筋膜及其间的肛提肌、尾骨肌组成，作为盆腔的底，有直肠穿过，对托持盆腔脏器有主要意义。

(六)填图题

1. 卵巢悬韧带　2. 输卵管峡　3. 输卵管壶腹　4. 输卵管漏斗　5. 子宫圆韧带　6. 子宫阔韧带　7. 子宫体腔　8. 子宫颈管　9. 子宫口

(温　昱)

第九章　腹　膜

📖复习纲要

腹膜是覆盖于腹、盆壁和腹、盆腔器官表面的一层浆膜，由单层扁平上皮和结缔组织构成。衬于腹壁和盆壁内面的称壁腹膜，被覆于脏器表面的称脏腹膜。脏、壁腹膜相互移行围成一不规则的、潜在的浆膜间隙，称腹膜腔。

在男性，腹膜腔是完全封闭的；在女性，可借输卵管腹腔口经输卵管、子宫、阴道，间接地与外界相通。

正常情况下，腹膜分泌少量浆液，有滑润脏器表面的作用，从而减少脏器之间的摩擦。腹膜还具有吸收功能，能吸收腹腔内的液体和空气等；腹上部腹膜吸收力比下部的强，故临床上对腹膜炎或手术后的病人多采取半卧位，以减缓腹膜对毒素的吸收。

腹膜形成的韧带、系膜等结构对脏器有重要的支持和固定作用。

一、腹膜与腹、盆腔脏器的关系

位于腹腔、盆腔内的器官，根据它们被腹膜覆盖的情况，可分为以下 3 类：

1.腹膜内位器官　脏器表面几乎都被腹膜包裹，如胃、空肠、回肠、阑尾等。

2.腹膜间位器官　脏器大部分被腹膜包裹，如肝、胆囊和膀胱等。

3.腹膜外位器官　脏器仅一面被腹膜包裹，如肾和输尿管等。

二、腹膜形成的结构

这是指腹膜从腹壁、盆壁移行于脏器或从一个脏器移行到另一个脏器时所形成的结构。

（一）网膜

1.小网膜　肝门与胃小弯、十二指肠上部之间的双层腹膜结构，分两部分。

(1)肝胃韧带：连于肝与胃小弯之间。

(2)肝十二指肠韧带：连于肝与十二指肠上部之间，韧带内有胆总管、肝固有动脉和肝门静脉。

2.大网膜　由胃前、后壁的两层腹膜自胃大弯和十二指肠起始部向下垂伸，形成大网膜的前两层；约在脐平面稍下方返折向上形成后两层，上行附于横结肠。成人的大网膜包括前、后共 4 层结构，但常已粘合在一起，不易分辨。

大网膜内含有大量脂肪组织、吞噬细胞和淋巴结，并且有一定的移动性，当某个腹腔脏器发生炎症时，它能向病变处移位，并将病灶包围起来，限制病变的扩散。小儿大网膜较短，当阑尾炎穿孔或下腹部炎症时，病灶不易被大网膜包裹，常造成弥漫性腹膜炎。

胃大弯与横结肠之间的腹膜结构称胃结肠韧带，为大网膜的一部分。

3. 网膜囊和网膜孔

(1)网膜囊:位于小网膜和胃的后方的一个扁窄间隙,属于腹膜腔的一部分,借右侧的网膜孔与腹膜腔的其余部分相通。网膜囊位置较深,胃后壁穿孔时,胃内容物常积聚在囊内,给早期诊断增加难度。

网膜囊有 4 个壁:①前壁:为小网膜、胃后面的腹膜、胃结肠韧带、大网膜的前两层;②后壁:为大网膜后两层、横结肠及其系膜和覆盖于胰、左肾等处的腹膜;③上壁:是肝的尾状叶和膈下面的腹膜;④下壁:为大网膜前、后层的移行部。

(2)网膜孔:位于肝十二指肠韧带右缘后方,一般可容 1~2 个手指通过。网膜孔的上界为肝尾状叶,下界为十二指肠上部,前界是肝十二指肠韧带,后界为覆盖于下腔静脉前面的腹膜。手术时,常经网膜孔指诊探查胆道。

(二)系膜

系膜是将腹膜内位器官连于腹后壁或其他结构上的双层腹膜结构,如小肠系膜、阑尾系膜、横结肠系膜和乙状结肠系膜等。

(三)韧带

韧带是腹、盆壁与脏器之间以及脏器与脏器之间的腹膜结构,有固定脏器的作用。韧带主要有肝圆韧带、肝镰状韧带、胃脾韧带等。

(四)腹膜皱襞、腹膜隐窝和陷凹

1. 肝肾隐窝　位于肝右叶与右肾之间,仰卧时为腹膜腔的最低部位,腹膜腔内的液体易积存于此。

2. 直肠子宫陷凹　又称 Douglas 腔,位于女性子宫与直肠之间,站立或坐位时,为腹膜腔的最低部位,临床上可经直肠前壁或阴道后穹触诊、穿刺或切开。

3. 直肠膀胱陷凹　位于男性直肠与膀胱之间,站立或坐位时,是腹膜腔的最低部位。

练习题

(一)名词解释

1. 腹膜腔　2. Douglas 腔　3. 网膜囊　4. 小网膜　5. 腹膜

(二)单项选择题

1. 关于腹膜的描述,错误的是　(　　)

A. 由间皮和少量结缔组织构成　B. 分为脏腹膜和壁腹膜
C. 具有分泌功能　D. 女性腹膜腔与外界相通
E. 腹膜腔内一般无浆液

2. 关于腹膜腔的描述,正确的是　(　　)

A. 由黏膜围成　B. 由腹壁围成　C. 由腹、盆壁共同围成
D. 由浆膜围成　E. 与外界不通

3. 属于腹膜内位器官的是　(　　)

A. 肛管　B. 空肠　C. 肝

D. 肾　　E. 升结肠

4. 属于腹膜间位器官的是　（　）

A. 回肠　　B. 十二指肠　　C. 子宫
D. 输尿管　　E. 盲肠

5. 属于腹膜外位器官的是　（　）

A. 肾　　B. 充盈的膀胱　　C. 横结肠
D. 阑尾　　E. 胃

6. 关于大网膜的叙述，正确的是　（　）

A. 是胃小弯与肝门间的腹膜结构
B. 是胃大弯与肝门间的腹膜结构
C. 是胃大弯与横结肠间的腹膜结构
D. 是十二指肠与肝门间的腹膜结构
E. 胃大弯与横结肠之间的部分称横结肠韧带

7. 关于小网膜的描述，正确的是　（　）

A. 连于胃小弯与肝门之间　　B. 分为肝圆韧带和肝胃韧带
C. 是双层腹膜结构　　D. 内含胃网膜左右动脉
E. 位于肝门与十二指肠之间

8. 关于网膜孔的叙述，错误的是　（　）

A. 上界为肝的尾状叶　　B. 下界为十二指肠上部
C. 前界是肝胃韧带　　D. 后界是覆盖下腔静脉的腹膜
E. 向左通入网膜囊

9. 关于网膜囊的叙述，正确的是　（　）

A. 又称小腹膜腔　　B. 是双层腹膜结构
C. 上壁是肝方叶　　D. 下壁是小网膜　　E. 后壁是胰

10. 无系膜的器官是　（　）

A. 降结肠　　B. 阑尾　　C. 空、回肠
D. 卵巢　　E. 乙状结肠

11. 肝的韧带不包括　（　）

A. 脐正中韧带　　B. 肝圆韧带
C. 镰状韧带　　D. 冠状韧带
E. 左、右三角韧带

12. 坐位或站立时，女性腹膜腔的最低部位为　（　）

A. 直肠膀胱陷凹　　B. Douglas 腔
C. 膀胱直肠陷凹　　D. 腹股沟内侧窝
E. 膀胱上窝

13. 肝裸区位于　（　）

A. 镰状韧带与肝圆韧带之间
B. 冠状韧带前、后层之间
C. 镰状韧带与冠状韧带之间

D. 左右三角韧带之间

E. 肝圆韧带与冠状韧带之间

14. 关于网膜囊的叙述，错误的是　(　　)

A. 位小网膜、胃后壁与腹后壁腹膜之间

B. 又称小腹腔

C. 下壁为十二指肠上部

D. 胃后壁穿孔时，胃内容物常积聚于此

E. 借网膜孔与腹膜腔其余部份相通

15. 下列叙述，正确的是　(　　)

A. 脏、壁腹膜之间的间隙称腹膜腔

B. 表面均被腹膜包裹的器官称腹膜内位器官

C. 网膜囊是指小网膜和胃后方的扁窄间隙

D. 仰卧时，腹膜腔最低部位是肝肾隐窝

E. 以上都对

(三)多项选择题

1. 关于小网膜的组成，正确的是　(　　)

A. 肝胃韧带　B. 肝圆韧带　C. 镰状韧带

D. 肝十二指肠韧带　E. 肝冠状韧带

2. 属于腹膜内位器官的是　(　　)

A. 胃　B. 肝　C. 回肠

D. 子宫　E. 输尿管

3. 有系膜的消化管是　(　　)

A. 空、回肠　B. 乙状结肠　C. 直肠

D. 升结肠　E. 十二指肠

4. 属于腹膜间位器官的是　(　　)

A. 肾　B. 肝　C. 充盈的膀胱

D. 肾上腺　E. 降结肠

5. 腹膜形成的结构是　(　　)

A. 冠状韧带　B. 肠系膜　C. 脐外侧襞

D. 大网膜　E. 动脉韧带

(四)填空题

1. 小网膜是位于________与________和________之间的双层腹膜结构。

2. 小网膜分为右侧的__________和左侧的__________两部分。

3. 有系膜的消化管包括__________、__________、__________等。

4. 站立或坐位时，男性腹膜腔的最低部位是__________，女性腹膜腔的最低部位是__________。

5. 网膜孔的前界是肝十二指肠韧带，其内有进出肝门的3个重要结构：①__________；②__________；③__________。

(五)问答题

1.腹膜与腹、盆腔脏器的关系有几种类型(各举三例说明)?

2.何谓腹膜腔?女性腹膜腔与男性有何不同?

练习题参考答案

(一)名词解释

1.腹膜腔:脏腹膜与壁腹膜相互移行形成的潜在的浆膜间隙,含少量浆液。

2.直肠子宫陷凹又称 Douglas 腔,在直肠和子宫之间,与阴道后壁相邻,站立或坐位时,是女性腹膜腔的最低部位。

3.网膜囊:位于小网膜、胃后壁与腹后壁的腹膜之间的一扁窄间隙,属于腹膜腔的一部分,又称小腹膜腔,向右借网膜孔与腹膜腔的其余部分相通。

4.小网膜:是肝门与胃小弯、十二指肠上部之间的双层腹膜结构,分为:①肝胃韧带,连于肝与胃小弯之间;②肝十二指肠韧带,连于肝与十二指肠上部之间。韧带内有胆总管、肝固有动脉和肝门静脉。

5.腹膜:是指覆盖于腹、盆壁和腹、盆腔器官表面的一层浆膜,由单层扁平上皮和少量结缔组织构成。

(二)单项选择题

1.E 2.D 3.B 4.C 5.A 6.E 7.C 8.C 9.A 10.A 11.A 12.B 13.B 14.C 15.E

(三)多项选择题

1.AD 2.AC 3.AB 4.BCE 5.ABCD

(四)填空题

1.肝门 十二指肠上部 胃小弯

2.肝十二指肠韧带 肝胃韧带

3.空肠 回肠 乙状结肠(或阑尾、横结肠)

4.膀胱直肠陷凹 子宫直肠陷凹

5.胆总管 肝固有动脉 肝门静脉

(五)问答题

1.位于腹、盆腔内的器官,根据它们被腹膜覆盖的情况,可分 3 种类型:①腹膜内位器官:是指表面全部被脏腹膜所包裹的器官,如胃、空肠、回肠等;②腹膜间位器官:是指大部分表面为腹膜所覆盖的器官,如升结肠、肝、子宫等;③腹膜外位器官:是指仅一面为腹膜所覆盖的器官,如胰、肾上腺、肾及输尿管等。

2.腹膜腔是脏腹膜与壁腹膜相互延续移行,于两者间形成一不规则、潜在的浆膜间隙。男性是完全封闭的;在女性,则借输卵管腹腔口经输卵管、子宫、阴道,间接地与外界相通。

(陈成春)

第十章　心血管系统

复习纲要

一、总论

（一）心血管系统的组成

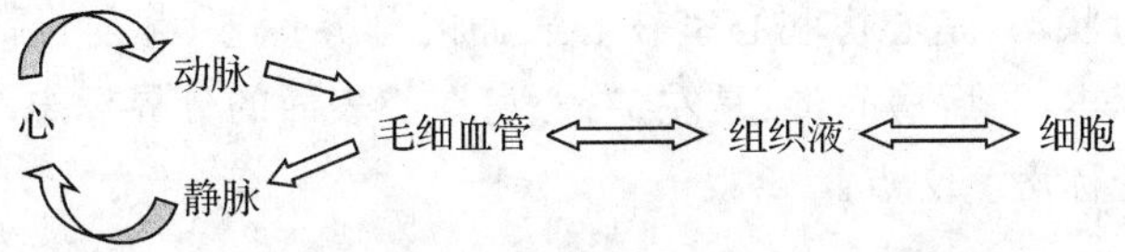

1. 心　属肌性器官，是连接动、静脉的枢纽和血液循环的"动力泵"。有4个心腔：右心房、右心室、左心房、左心室。同侧房、室之间借房室口相通。心房接受静脉，心室发出动脉。

2. 动脉　是输送血液离心的管道。特点：①行程中不断分支，最终移行为毛细血管；②与相应的静脉对比，管壁厚，管腔小，弹性大；③大动脉中膜弹性纤维丰富，中、小动脉中膜平滑肌发达，以适应功能所需。

3. 毛细血管　是连接动、静脉之间的微细管道，是血液与组织液之间进行物质交换的场所。特点：①数量多，彼此吻合成网；②管壁薄，通透性大；③管径小，管内血流缓慢。这些特点均有利于物质交换。

4. 静脉　是输送血液回心的管道。特点：①行程中不断接受属支，管径逐渐变粗，最终形成大静脉与心房相连；②与相应的动脉对比，管壁薄，管腔大，弹性小，血容量大。

（二）血液循环途径

1. 体循环

(1)途径：左心室→主动脉及其各级分支→全身毛细血管→各级静脉→上、下腔静脉和冠状窦→右心房。

(2)特点及意义：路程长，流经范围广，以动脉血滋养全身，并将代谢产物输送回心。

2. 肺循环

(1)途径：右心室→肺动脉干及其各级分支→肺泡毛细血管→肺静脉→左心房。

(2)特点及意义：路程短，只经过肺，将静脉血转变成含氧丰富的动脉血。

（三）血管吻合及其功能意义（略）

二、心

(一)心的位置和外形

1.心的位置　心位于胸腔中纵隔内,约2/3位于正中线的左侧,1/3位于正中线的右侧。

2.心的外形　心呈前后略扁的圆锥形,有一尖、一底、两面、三缘和四条沟。

(1)心尖:由左心室构成,朝向左前下方。在体表,心尖搏动点的位置位于左侧第5肋间隙锁骨中线内侧1～2cm处。

(2)心底:由左心房和小部分右心房构成,朝向右后上方,与出入心的大血管相连。

(3)两面:①胸肋面(前面),朝向前上方,大部分由右心房和右心室构成。该面大部分隔心包被胸膜和肺遮盖,小部分隔心包与胸骨体下部和左侧第4～6肋软骨邻近,故在左侧第4肋间隙胸骨左侧缘稍外侧处进行心内注射,一般不会伤及胸膜和肺;②膈面(下面):朝向下后方,大部分由左心室构成,小部分由右心室构成。

(4)三缘:①右缘;②左缘;③下缘。

(5)四条沟:①冠状沟:是心房和心室在心表面的分界标志;②前、后室间沟:是左、右心室在心表面的分界标志;③后房间沟:是左、右心房在心表面的分界标志。后室间沟、后房间沟与冠状沟的相交处称房室交点。

(二)心腔

名称	分部	分部标志	流入口	流出口	主要结构
右心房	固有心房	界沟	上腔静脉口	右房室口	梳状肌、卵圆窝
	腔静脉窦	界嵴	下腔静脉口		
			冠状窦口		
左心房	左心耳		两对肺静脉口	左房室口	梳状肌
	左心房窦				
右心室	流入道	室上嵴	右房室口	肺动脉口	三尖瓣复合体、肺动脉
	流出道				瓣、隔缘肉柱
左心室	流入道	二尖瓣	左房室口	主动脉口	二尖瓣复合体、主动脉瓣
	流出道	前尖			肉柱

在右心房的冠状窦口前内侧缘、三尖瓣隔侧尖附着缘和Todaro腱之间的三角区称Koch三角,该三角前部的心内膜深面有房室结。

(三)心的构造

1.心纤维支架　包括左、右纤维三角、二尖瓣环、三尖瓣环、主动脉瓣环、肺动脉瓣环等。

2.心壁　由心内膜、心肌层和心外膜组成。

3.心间隔

(1)房间隔:其右侧面中下部有卵圆窝,为胚胎时期卵圆孔闭合后的遗迹,是房间隔缺损的好发部位。

(2)室间隔:①肌部;②膜部,又可分为后上部的房室部和前下部的室间部,室间部为室间隔缺损的好发部位。

(四)心的传导系统

心的传导系统由特殊分化的心肌细胞构成,具有自律性和传导性,能产生和传导冲动,控制心的节律性活动。心的传导系统包括窦房结、结间束、房室结、房室束、左右束支和Purkinje纤维网。窦房结位于右心房界沟上1/3的心外膜深面,是心的正常起搏点。

(五)心的血管

1.动脉

名称	起始	行程	主要分支	分布范围
左冠状动脉	升主动脉	左心耳与肺动脉干之间→冠状沟	前室间支 旋支	左心室前壁、右心室前壁小部分、室间隔前2/3、左心房、心左缘及邻近心壁
右冠状动脉	升主动脉	右心耳与肺动脉干之间→冠状沟	后室间支 右旋支	右心房、右心室、部分左心室后壁、室隔后1/3(包括窦房结和房室结)

2.静脉　心的静脉大部分经冠状窦汇入右心房。冠状窦位于心膈面、左心房与左心室之间的冠状沟内,主要属支有心大静脉、心中静脉和心小静脉。

(六)心包

心包是包裹心和出入心的大血管根部的纤维浆膜囊。

1.纤维心包　位于心包外层,由致密结缔组织组成。

2.浆膜心包　位于心包内层,分为壁、脏两层。壁、脏两层之间的腔隙称心包腔,内含少量浆液起润滑作用。在心包腔内,浆膜心包的壁、脏两层返折处的间隙称心包窦,主要有心包横窦、心包斜窦和心包前下窦。

三、动脉

(一)肺循环的动脉

肺动脉干起自右心室,经升主动脉前方向左后上方斜行,至主动脉弓下方分为左、右肺动脉,分别进入左、右肺。在肺动脉干分叉处稍左侧与主动脉弓下缘之间有一纤维束,称动脉韧带,是胚胎时期动脉导管闭锁后的遗迹。动脉导管若在出生后6个月尚未闭锁,则称动脉导管未闭,是一种常见的先天性心脏病。

(二)体循环的动脉(图10-1)

1.升主动脉　起于左心室的主动脉口,向右前上升至右第2胸肋关节高度移行为主动脉弓。升主动脉起始部发出左、右冠状动脉。

2.主动脉弓　呈弓行弯向左后方,至第4胸椎下缘处移行为胸主动脉。主动脉弓凸侧从右向左发出3大分支:头臂干、左颈总动脉和左锁骨下动脉。

(1)颈总动脉:头颈部动脉主干,左侧起于主动脉弓,右侧起于头臂干。左、右颈总动脉经胸锁关节后方,沿气管和食管外侧上行,至甲状软骨上缘高度分为颈内动脉和颈外动脉。颈

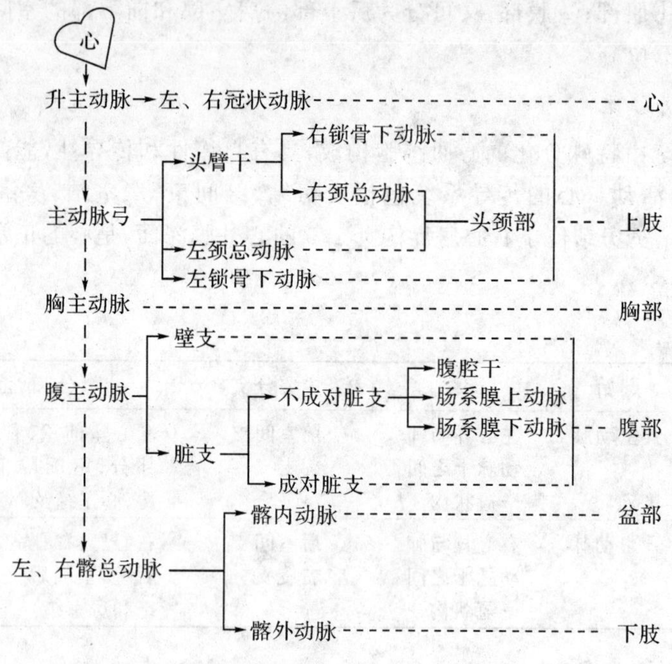

图 10-1 体循环的动脉

总动脉上段位置表浅，活体上可摸到其搏动。

颈总动脉末端、颈内动脉起始部的膨大称颈动脉窦，为压力感受器。颈动脉叉后方有一扁椭圆形小体称颈动脉小球，为化学感受器。

1)颈外动脉：主要分支：①甲状腺上动脉→甲状腺和喉；②面动脉→面部、下颌下腺和腭扁桃体等，面动脉在咬肌止点前缘绕下颌骨下缘处位置表浅，活体可摸到其搏动，此处为面动脉的压迫止血点；③颞浅动脉，在外耳门前上方颧弓根部，活体可摸到其搏动，此处为颞浅动脉的压迫止血点；④上颌动脉，其最重要的分支是脑膜中动脉→棘孔→颅腔→颅骨和硬脑膜，分支经翼点内面，颞部骨折时易受损伤，引起硬膜外血肿。

2)颈内动脉→颈动脉管→颅腔。

(2)锁骨下动脉：左侧起于主动脉弓，右侧起于头臂干。锁骨下动脉穿斜角肌间隙至第 1 肋外侧缘移行为腋动脉。主要分支：

1)椎动脉：向上穿 6～1 颈椎横突孔→枕骨大孔→颅腔→脑和脊髓。

2)胸廓内动脉：终末支为腹壁上动脉。

3)甲状颈干：主要分支为甲状腺下动脉。

(3)上肢的动脉：

1)腋动脉：至大圆肌下缘移行为肱动脉，主要分支有胸肩峰动脉、胸外侧动脉和肩胛下动脉等。

2)肱动脉：沿肱二头肌内侧下行至肘窝，平桡骨颈高度分为桡动脉和尺动脉。肱动脉位置表浅，活体可摸到其搏动，当前臂和手部出血时，可在臂中部将其压向肱骨以暂时止血。主要分支是肱深动脉，伴桡神经行于桡神经沟内。

3)桡动脉：其下段位于肱桡肌腱与桡侧腕屈肌腱之间，位置表浅，是临床触摸脉搏的部位。主要分支是掌浅支和拇主要动脉。

4)尺动脉:在尺侧腕屈肌与指浅屈肌之间下行。主要分支是骨间总动脉和掌深支。

5)掌浅弓:由尺动脉末端与桡动脉掌浅支吻合而成,位于掌腱膜深面。自掌浅弓的凸侧发出3条指掌侧总动脉和1条小指尺掌侧动脉。指掌侧总动脉行至掌指关节附近,每条再分为2条指掌侧固有动脉。

6)掌深弓:由桡动脉末端与尺动脉掌深支吻合而成,位于屈指肌腱深面。从弓的凸侧发出3条掌心动脉,分别注入相应的指掌侧总动脉。

3.胸主动脉　是胸部的动脉主干,在膈的主动脉裂孔处移行为腹主动脉。分支有壁支(肋间后动脉、肋下动脉和膈上动脉)和脏支(支气管支、食管支和心包支)。

4.腹主动脉　腹部的动脉主干,在第4腰椎下缘处分为左、右髂总动脉。

(1)壁支:有膈下动脉、腰动脉等。

(2)脏支:成对脏支有肾动脉、肾上腺中动脉、睾丸(卵巢)动脉。不成对脏支有:

1)腹腔干(图10-2):在主动脉裂孔稍下方起自腹主动脉前壁。

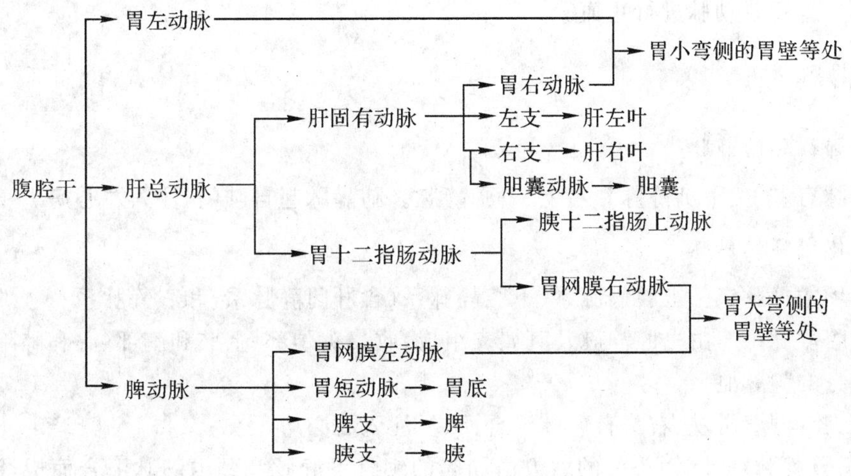

图10-2　腹腔干

2)肠系膜上动脉:约平第1腰椎高度起自腹主动脉前壁,经胰颈后方下行,越过十二指肠水平部前面进入肠系膜根。主要分支:空肠动脉、回肠动脉、回结肠动脉、右结肠动脉、中结肠动脉等。其中由回结肠动脉发出阑尾动脉。

3)肠系膜下动脉:约平第3腰椎高度起自腹主动脉前壁。主要分支:左结肠动脉、乙状结肠动脉、直肠上动脉。

5.髂总动脉　至骶髂关节处分为髂内动脉和髂外动脉。

(1)髂内动脉:盆部的动脉主干。

1)壁支:①闭孔动脉→穿闭膜管→出盆腔→大腿内侧;②臀上、下动脉:分别穿梨状肌上、下孔出盆腔至臀部。

2)脏支:

①子宫动脉→沿盆侧壁下行→子宫阔韧带两层之间,在子宫颈外侧约2cm处跨过输尿管的前上方。

②阴部内动脉,穿梨状肌下孔出盆腔→坐骨小孔→坐骨肛门窝,营养肛管、会阴部和外生殖器。

此外,还有脐动脉、直肠下动脉等。

(2)髂外动脉:经腹股沟韧带中点深面至股前部,移行为股动脉。

(3)下肢的动脉:

1)股动脉:下肢的动脉主干,在股三角内下行→收肌管→收肌腱裂孔→腘窝,移行为腘动脉。在腹股沟韧带中点的稍下方,股动脉位置表浅,活体上可摸到其搏动,当下肢出血时,可在此处将股动脉压向耻骨上支进行压迫止血。股动脉主要分支是股深动脉。

2)腘动脉:在腘窝内下行,至腘肌下缘分为胫前动脉和胫后动脉。

3)胫后动脉:在小腿后面浅、深层肌之间下行→内踝后方→足底,分为足底内侧动脉和足底外侧动脉。

4)胫前动脉:穿小腿骨间膜至小腿前面,在小腿前群肌之间下降,至踝关节前方移行为足背动脉。

5)足背动脉:在踝关节前方、踇长伸肌腱的外侧,可摸到其搏动,当足部出血时,可在此处向深部压迫足背动脉进行止血。

四、静脉

(一)肺循环的静脉

肺静脉有左上、下肺静脉和右上、下肺静脉。肺静脉起自肺门,注入左心房。

(二)体循环的静脉

体循环的静脉包括上腔静脉系、下腔静脉系(含肝门静脉系)和心静脉系。

1.上腔静脉系　由上腔静脉及其属支组成,收集头颈部、上肢和胸部(心和肺除外)等膈以上上半身的静脉血。

(1)上腔静脉:由左、右头臂静脉汇合而成,注入右心房。

(2)头臂静脉:在胸锁关节的后方由同侧的锁骨下静脉和颈内静脉汇合而成,汇合处夹角称静脉角,是淋巴导管注入静脉的部位。

1)颈内静脉:回流头颈部的静脉血,上端于颈静脉孔处与乙状窦相续,行于颈动脉鞘内,注入头臂静脉。

①颅腔外支:面静脉、甲状腺上静脉等。

面静脉的结构特点:缺少静脉瓣。

面静脉的交通:通过眼上、眼下静脉与颅腔内的海绵窦相通;通过面深静脉经眼下静脉、翼静脉丛与海绵窦相通。

②颅腔内支:硬脑膜窦。

2)锁骨下静脉:主要由腋静脉和颈外静脉汇合而成。

(3)上肢静脉:

1)深静脉:与同名动脉伴行,且多为两条。

2)浅静脉:①头静脉:起自手背静脉网桡侧→前臂桡侧→肱二头肌外侧沟→三角肌胸大肌沟→注入腋静脉或锁骨下静脉;②贵要静脉:起自手背静脉网尺侧→前臂尺侧→肱二头肌内侧沟→臂中点注入肱静脉或伴肱静脉注入腋静脉;③肘正中静脉:变异多,于肘窝处连于头静脉和贵要静脉之间。

(4)胸部的静脉：

1)奇静脉：起于右腰升静脉→膈→胸腔，于右肺根上方注入上腔静脉。收集胸后壁、食管、支气管等的静脉。

2)胸前部及脐以上的静脉：浅静脉→胸腹壁静脉→腋静脉；深静脉→胸廓内静脉→头臂静脉。

2.下腔静脉系　由下腔静脉及其属支组成，收集膈以下下半身的静脉血。

(1)下腔静脉：在第4～5腰椎右侧由左、右髂总静脉汇合而成，穿膈的腔静脉孔入胸腔，注入右心房。

(2)髂总静脉：于骶髂关节前方由髂内静脉和髂外静脉汇合而成。

1)髂内静脉：主要收集盆部的静脉，包括脏支和壁支，与同名的动脉伴行。脏支多起于盆内的静脉丛(直肠静脉丛、膀胱静脉丛、子宫阴道静脉丛)。

2)髂外静脉：股静脉的直接延续。

(3)下肢静脉：

1)深静脉：与下肢的同名动脉伴行。

2)浅静脉：①大隐静脉：起于足背静脉弓内侧→内踝前方→膝关节内后方→大腿前面→隐静脉裂孔→股静脉。属支：旋髂浅静脉、腹壁浅静脉、阴部外静脉、股内侧浅静脉、股外侧浅静脉；②小隐静脉：起于足背静脉弓外侧→外踝后方→小腿后面→腘窝→腘静脉。

(4)腹部的静脉

1)壁支(略)。

2)脏支：

①成对脏支：睾丸(卵巢)静脉、肾静脉、肾上腺静脉。除左睾丸(卵巢)静脉、左肾上腺静脉注入左肾静脉外，其余静脉均直接汇入下腔静脉。

②不成对脏支：汇合成肝门静脉，入肝后经肝静脉回流至下腔静脉。

(5)肝门静脉系：由肝门静脉及其属支和分支组成，收集腹腔不成对脏器(除肝)的静脉血。肝门静脉系的特点是：①始端和末端均与毛细血管相连；②无静脉瓣。

1)肝门静脉：主要由肠系膜上静脉和脾静脉汇合形成，其属支有肠系膜上静脉、肠系膜下静脉、脾静脉、胃左静脉、胃右静脉、胆囊静脉、附脐静脉。

2)肝门静脉系与上、下腔静脉系间的吻合主要有下列三处：①食管静脉丛；②直肠静脉丛；③脐周静脉网。

肝门静脉侧支循环归纳于表10-1中。

表 10-1 肝门静脉侧支循环简表

	肝门静脉 ↓↑ 脾静脉 ↓↑ 肠系膜下静脉 ↓↑ 直肠上静脉 ↓↑ 直肠静脉丛 ↓ 直肠下、肛静脉 ↓ 髂内静脉 ↓ 髂总静脉 ↓ 下腔静脉	肝门静脉 ↓↑ 胃左静脉 ↓↑ 食管静脉丛 ↓↑ 食管静脉 ↓ 奇静脉 ↓ 上腔静脉	肝门静脉 ↓↑ 附脐静脉 ↓↑ 脐周静脉网 ↓ 胸腹壁静脉 腹壁浅静脉 腹壁上静脉 腹壁下静脉 ↓ ↓ 腋静脉 股静脉 锁骨下静脉 髂外静脉 ↓ ↓ 上腔静脉 下腔静脉
临床体征	直肠静脉丛曲张	食管静脉丛曲张	脐周静脉网曲张

练习题

(一)名词解释

1. 毛细血管 2. 二尖瓣复合体 3. 卵圆窝 4. 动脉圆锥 5. 心包腔 6. 动脉韧带 7. 颈动脉窦 8. 掌深弓 9. 静脉角

(二)单项选择题

1. 不属于毛细血管特点的是 ( )
   A. 数量多　B. 管壁薄,通透性大
   C. 管径小,管内血流慢　D. 管壁弹性大
   E. 彼此吻合成网
2. 肺循环的动力来自 ( )
   A. 右心房　B. 右心室　C. 左心房
   D. 左心室　E. 肺静脉
3. 心的位置,正确的是 ( )
   A. 位于后纵隔　B. 位于中纵隔偏左
   C. 2/3 在正中线的右侧　D. 1/3 在正中线的左侧
   E. 自右向左扭转
4. 关于心尖的叙述,正确的是 ( )

A. 左侧第 5 肋间隙锁骨中线内侧 1～2cm 可扪及心尖搏动
B. 朝向左后上
C. 由左心室和右心室构成
D. 朝向右前下方
E. 左侧第 5 肋间隙锁骨中线外侧 1～2cm 可扪及心尖搏动

5. 位于前室间沟的是 ( )
A. 冠状窦 B. 心小静脉 C. 心大静脉
D. 心中静脉 E. 心最小静脉

6. 下列关于心胸肋面的叙述，错误的是 ( )
A. 朝向前上方
B. 大部分由右心房和右心室构成
C. 小部分由左心耳和左心室构成
D. 大部分隔心包被胸膜和肺遮盖
E. 大部分隔心包直接与左侧第 4～6 肋软骨邻近

7. 不属于左心房结构的是 ( )
A. 左上、下肺静脉 B. 右上、下肺静脉
C. 上、下腔静脉 D. 左心耳 E. 左房室口

8. 不属于右心室结构的是 ( )
A. 室上嵴 B. 主动脉圆锥 C. 三尖瓣
D. 动脉圆锥 E. 节制索

9. 关于左心室结构的叙述，正确的是 ( )
A. 以界嵴为界分为流入道和流出道
B. 左心室流出道又称动脉圆锥
C. 二尖瓣环、二尖瓣、腱索和肉柱合称二尖瓣复合体
D. 二尖瓣位于左房室口
E. 室壁较右心室稍薄

10. 右心室的流出道又称 ( )
A. 漏斗部 B. 固有心腔 C. 右房室口
D. 左房室口 E. 主动脉口

11. 室间隔缺损的好发部位在 ( )
A. 室间隔肌部 B. 卵圆窝 C. 室间隔前下部
D. 室间隔膜部的室间部 E. 室间隔膜部的房室部

12. 关于心传导系统的叙述，错误的是 ( )
A. 窦房结位于界沟上 1/3 的心外膜的深面
B. 窦房结是心的正常起搏点
C. 房室结位于冠状窦口与右房室口交界处心外膜深面
D. 心传导系统的心肌细胞具有自律性和传导性
E. 右束支经隔缘肉柱至右心室前乳头肌根部

13. 位于主动脉左瓣环与二尖瓣环之间的是 ( )

A. 左纤维三角　B. 右纤维三角　C. 圆锥韧带
D. 肺动脉瓣环　E. 三尖瓣环

14. 房室交点是指　(　)
A. 左冠状动脉与肺动脉干的交点
B. 前室间沟与冠状沟的交点
C. 前、后室间沟的交点
D. 前室间沟、后房间沟与冠状沟的交点
E. 后室间沟、后房间沟与冠状沟的交点

15. 常由左冠状动脉供应的是　(　)
A. 室间隔后 1/3　B. 室间隔前 2/3　C. 窦房结
D. 房室结　E. 右心房

16. 不属于右冠状动脉供应的是　(　)
A. 窦房结　B. 房室结
C. 右心室前壁近前室间沟处　D. 左心室后壁的右侧分
E. 右心房

17. 冠状窦注入　(　)
A. 上腔静脉　B. 下腔静脉　C. 左心室
D. 右心房　E. 左心房

18. 心包横窦位于　(　)
A. 上腔静脉和右肺血管之间　B. 升主动脉和肺动脉干后方
C. 下腔静脉和心包后壁之间　D. 心包腔前下部
E. 上腔静脉与左心房后壁之间

19. 下列关于心包的描述，错误的是　(　)
A. 心包是一纤维浆膜囊　B. 纤维心包与浆膜心包之间的间隙称心包腔
C. 心包腔内有少量浆液　D. 纤维心包与大血管的外膜相延续
E. 直立时心包腔的最低部位是心包前下窦

20. 于耳屏前方可压迫　(　)
A. 枕动脉　B. 上颌动脉　C. 颞浅动脉
D. 面动脉　E. 脑膜中动脉

21. 胆囊动脉一般发自　(　)
A. 肝总动脉　B. 肝固有动脉　C. 肝固有动脉左支
D. 肝固有动脉右支　E. 腹腔干

22. 在体表触摸不到其搏动的血管是　(　)
A. 锁骨下动脉　B. 髂内动脉　C. 股动脉
D. 面动脉　E. 颞浅动脉

23. 营养胃底的动脉是　(　)
A. 胃短动脉　B. 胃左动脉　C. 胃右动脉
D. 胃网膜左动脉　E. 胃网膜右动脉

24. 关于椎动脉的描述，正确的是　(　)

A. 是颈外动脉的分支
B. 是颈内动脉的分支
C. 经枕骨大孔入颅
D. 上穿 7 个颈椎横突孔
E. 只分布于脑

25. 不属颈外动脉分支的是 ( )
A. 面动脉
B. 甲状腺上动脉
C. 上颌动脉
D. 甲状颈干
E. 颞浅动脉

26. 肠系膜下动脉栓塞引起坏死的脏器是 ( )
A. 乙状结肠
B. 直肠下部
C. 胃
D. 小肠
E. 横结肠

27. 属于胸主动脉的分支是 ( )
A. 左冠状动脉
B. 右冠状动脉
C. 左肺动脉
D. 右肺动脉
E. 食管动脉

28. 腹腔干的分支不分布于 ( )
A. 脾
B. 膈
C. 肝
D. 胃
E. 胰

29. 关于动脉摸脉点,正确的是 ( )
A. 股动脉在股骨内侧髁稍上方
B. 面动脉在外耳门前方
C. 肱动脉在肱二头肌外侧沟
D. 足背动脉在踝关节前方内、外踝连线的中点
E. 颞浅动脉在咬肌止点前缘绕下颌骨下缘处

30. 阑尾动脉直接发自 ( )
A. 回结肠动脉
B. 回肠动脉
C. 右结肠动脉
D. 肠系膜上动脉
E. 肠系膜下动脉

31. 营养肝的动脉是 ( )
A. 胃网膜右动脉
B. 胃十二指肠动脉
C. 肝固有动脉
D. 肝门静脉
E. 胃右动脉

32. 主动脉弓自右向左发出的第 3 个分支是 ( )
A. 头臂干
B. 腹腔干
C. 右锁骨下动脉
D. 左颈总动脉
E. 左锁骨下动脉

33. 关于脑膜中动脉的描述,正确的是 ( )
A. 发自上颌动脉
B. 发自颈外动脉
C. 发自颈内动脉
D. 经圆孔入颅腔
E. 经卵圆孔入颅腔

34. 颈外动脉的分支是 ( )
A. 甲状腺下动脉
B. 脑膜中动脉
C. 舌动脉
D. 胸廓内动脉
E. 椎动脉

35. 关于掌深弓的构成，正确的是 （ ）
A. 尺动脉末端与桡动脉末端
B. 尺动脉掌深支与桡动脉末端
C. 尺动脉末端与桡动脉掌浅支
D. 尺动脉掌深支与桡动脉掌深支
E. 尺动脉末端与桡动脉掌深支

36. 关于股动脉的描述，正确的是 （ ）
A. 是髂内动脉的直接延续　B. 是髂总动脉的直接延续
C. 行经腹股沟韧带的浅面　D. 出收肌管移行为胫后动脉
E. 出收肌管移行为腘动脉

37. 胫后动脉在踝部位于 （ ）
A. 内踝与跟腱之间　B. 外踝与跟腱之间
C. 外踝后方　D. 外踝前方
E. 内踝前方

38. 椎动脉发自 （ ）
A. 颈外动脉　B. 颈内动脉　C. 颈总动脉
D. 锁骨下动脉　E. 头臂干

39. 子宫动脉发自 （ ）
A. 髂外动脉　B. 髂内动脉　C. 髂总动脉
D. 阴部内动脉　E. 腹主动脉

40. 发自肝固有动脉的是 （ ）
A. 胃网膜右动脉　B. 胃网膜左动脉
C. 胃右动脉　D. 胃左动脉
E. 胃短动脉

41. 肠系膜上动脉供应 （ ）
A. 全部的十二指肠　B. 全部的胰
C. 降结肠　D. 脾
E. 阑尾

42. 关于肱动脉的描述，正确的是 （ ）
A. 是锁骨下动脉的直接延续　B. 是腋动脉的直接延续
C. 全长行经桡神经沟　D. 全长行经肱二头肌外侧沟
E. 体表不能触摸到搏动

43. 关于桡动脉的描述，正确的是 （ ）
A. 发自骨间总动脉　B. 末端穿第一掌骨间隙到手掌深面
C. 末端参与掌浅弓的组成　D. 上段行于肱桡肌与肱肌之间
E. 下段位于桡侧腕屈肌腱与掌长肌腱之间

44. 关于肾动脉的描述，正确的是 （ ）
A. 平第 3 腰椎高度发自腹主动脉　B. 左肾动脉较右肾动脉长
C. 只分布到肾　D. 在肾内分为肾段动脉

E. 平第 1 腰椎高度发自腹腔干

45. 脾动脉分布于　(　)

A. 肝、脾　B. 空肠、脾　C. 胃、脾

D. 十二指肠、脾　E. 横结肠、脾

46. 甲状腺下动脉发自　(　)

A. 锁骨下动脉　B. 头臂干　C. 颈外动脉

D. 颈总动脉　E. 甲状颈干

47. 胸主动脉与腹主动脉的分界部位约平对　(　)

A. 第 12 胸椎高度　B. 第 8 胸椎高度

C. 第 4 胸椎高度　D. 第 4 腰椎高度

E. 第 5 腰椎高度

48. 属于上腔静脉属支的是　(　)

A. 椎静脉　B. 奇静脉　C. 甲状腺下静脉

D. 胸廓内静脉　E. 颈内静脉

49. 属下肢浅静脉的是　(　)

A. 胫前静脉　B. 胫后静脉　C. 股静脉

D. 大隐静脉　E. 腘静脉

50. 关于肝门静脉的描述，正确的是　(　)

A. 由肠系膜上、下静脉汇合而成

B. 由脾静脉和肠系膜下静脉汇合而成

C. 由脾静脉和肠系膜上静脉汇合而成

D. 由肠系膜上静脉和肝静脉汇合而成

E. 由脾静脉和肝静脉汇合而成

51. 关于颈内静脉的描述，正确的是　(　)

A. 由乙状窦与颈外静脉汇合而成

B. 无静脉瓣，故损伤时易致气栓

C. 与头臂静脉汇合成上腔静脉

D. 主要属支是面静脉、甲状腺下静脉

E. 管壁附着于颈动脉鞘，管腔常呈开放状态

52. 关于面静脉的描述，正确的是　(　)

A. 起自内眦静脉，伴行于面动脉前方

B. 注入颈外静脉　C. 缺乏静脉瓣

D. 直接与海面窦相交通　E. 与上颌静脉、舌静脉合成下颌后静脉

53. 静脉角位于　(　)

A. 颈内、外静脉汇合处　B. 奇静脉注入上腔静脉处

C. 面静脉注入颈内静脉处　D. 锁骨下静脉与颈内静脉汇合处

E. 左、右头臂静脉汇合处

54. 属于肝门静脉属支的是　(　)

A. 肠系膜下静脉　B. 肝静脉　C. 肾静脉

D. 卵巢静脉　　E. 膀胱上静脉

55. 关于贵要静脉的描述，正确的是 (　)
A. 起于手背静脉网桡侧　　B. 注入肱静脉或腋静脉
C. 汇入头静脉　　D. 行于三角胸大肌沟内
E. 属于深静脉

56. 关于头静脉的描述，正确的是 (　)
A. 起于手背静脉网尺侧　　B. 注入肱静脉
C. 沿肱二头肌内侧沟上行　　D. 属于深静脉
E. 在肘窝处借肘正中静脉与贵要静脉交通

57. 关于肾静脉的描述，正确的是 (　)
A. 右肾静脉收纳右肾上腺静脉　　B. 左肾静脉收纳左肾上腺静脉
C. 右肾静脉较左肾静脉长、粗　　D. 注入肝门静脉
E. 注入肠系膜上静脉

58. 属上肢浅静脉的是 (　)
A. 头臂静脉　　B. 尺静脉　　C. 肱静脉
D. 小隐静脉　　E. 贵要静脉

59. 直接注入下腔静脉的血管是 (　)
A. 右睾丸静脉　　B. 左睾丸静脉　　C. 右腰升静脉
D. 左腰升静脉　　E. 肠系膜下静脉

60. 关于肝门静脉的描述，正确的是 (　)
A. 是肝血液供应的惟一来源
B. 收纳腹腔全部脏器的静脉血
C. 与胆囊管、肝总动脉伴行于肝十二指肠韧带内
D. 两端均与毛细血管相连
E. 注入下腔静脉

(三) 多项选择题

1. 下列属于动脉特点的是 (　)
A. 是输送血液离心的管道　　B. 大动脉管壁富含弹力纤维
C. 容血量大　　D. 管壁厚
E. 行程中不断分支

2. 具有防止血液倒流的结构是 (　)
A. 乳头肌　　B. 三尖瓣　　C. 腱索
D. 主动脉瓣　　E. 三尖瓣环

3. 右心房的入口有
A. 肺静脉口　　B. 上腔静脉口　　C. 冠状窦口
D. 肺动脉口　　E. 下腔静脉口

4. 主动脉弓的分支有 (　)
A. 右颈总动脉　　B. 右锁骨下动脉
C. 左颈总动脉　　D. 左锁骨下动脉

E. 头臂干

5. 腹腔干的分支分布于　（　）

A. 胃、十二指肠　B. 大网膜　C. 肾

D. 胰、脾　E. 肝、胆

6. 锁骨下动脉的分支有　（　）

A. 甲状颈干　B. 胸廓内动脉　C. 肩胛下动脉

D. 甲状腺上动脉　E. 椎动脉

7. 肠系膜上动脉分支营养　（　）

A. 横结肠　B. 阑尾　C. 空肠

D. 回肠　E. 盲肠

8. 大隐静脉的属支有　（　）

A. 腹壁浅静脉　B. 阴部外静脉　C. 旋髂浅静脉

D. 股内侧浅静脉　E. 腹壁下静脉

9. 肝门静脉的属支有　（　）

A. 胆囊静脉　B. 肝静脉　C. 胃左静脉

D. 脾静脉　E. 附脐静脉

10. 面静脉与海绵窦的交通途径有　（　）

A. 眼上静脉　B. 眼下静脉　C. 面深静脉

D. 脑膜中静脉　E. 翼静脉丛

(四)填空题

1. 心血管系统由______、______、______和______组成。

2. 血管吻合可发生于______之间、______之间或______之间。

3. 心尖由______构成，朝向______；心底由______和小部分______构成，朝向______；下缘由______和______构成。

4. 在心表面，左、右心室的分界标志是______和______；左、右心房的分界标志是______；心房与心室的分界标志是______。

5. 左、右心房之间的心间隔为______，其最薄弱处是______；左、右心室之间的心间隔为______，可分为______和______。

6. 心的正常起搏点是______，其位于界沟上 1/3 处心外膜的深面。

7. 心的血液供应来自______、______，它们是______动脉的分支；心的静脉回流大部分经______汇入______。

8. 主动脉按行程可分为______、______和______三部分。

9. 甲状腺上动脉起自______，甲状腺下动脉起自______，脑膜中动脉起自______，胃左动脉起自______，肝固有动脉起自______，胃网膜左动脉起自______，阑尾动脉起自______。

10. 穿颈椎横突孔的动脉是______，穿斜角肌间隙的动脉是______，经桡神经沟的动脉是______，穿过坐骨小孔的动脉是______，经腹股沟韧带中点深面的动脉是______，穿棘孔的动脉是______。

11. 体循环的静脉包括______系、______系和______系三部分。

12. 下肢的主要浅静脉是__________和__________。

13. 左睾丸静脉注入__________，右睾丸静脉注入__________。

（五）问答题

1. 简述体循环的途径、特点及意义（途径可用箭头示意）。

2. 简述心腔内有哪些结构可防止血液倒流？

3. 简述心传导系统的组成及功能。

4. 试述左冠状动脉的起始、行程、主要分支及其分布范围。

5. 体表可以触摸到哪些动脉的搏动？下肢出血可在何处进行暂时压迫止血？

6. 试述掌浅弓的构成、位置和主要分支。

7. 经手背静脉网注射药物治疗胆囊炎，药物经血液循环到达病变部位的具体途径如何？（可用箭头示意）

8. 试述肝门静脉系的特点、收集范围；肝门静脉的主要属支及其与上、下腔静脉间的主要吻合部位。

（六）填图题

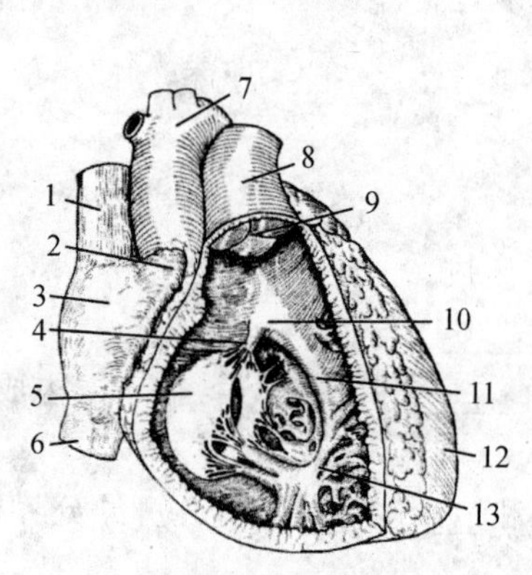

图 10-1 心

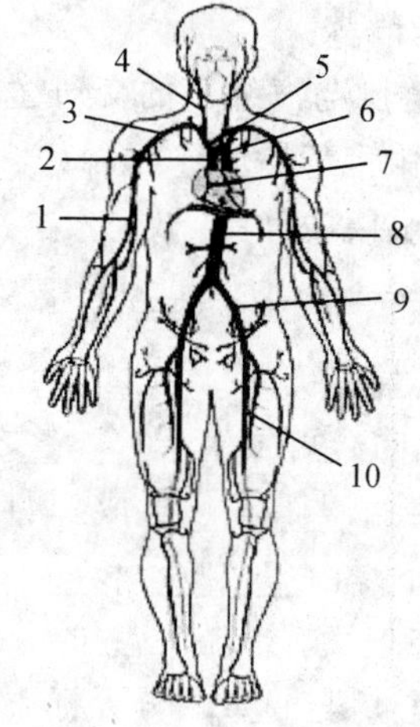

图 10-2 动脉

图 10-1：1 __________、2 __________、3 __________、4 __________、5 __________、6 __________、7 __________、8 __________、9 __________、10 __________、11 __________、12 __________、13 __________

图 10-2：1 __________、2 __________、3 __________、4 __________、5 __________、6 __________、7 __________、8 __________、9 __________、10 __________

练习题参考答案

（一）名词解释

1. 毛细血管是连接动、静脉之间的微细管道，是血液与组织液之间进行物质交换的场所。

2. 二尖瓣环、二尖瓣、腱索和乳头肌在结构和功能上是一个整体，称二尖瓣复合体，具有防止血液逆流的作用。

3. 卵圆窝是指房间隔右侧面中下部的卵圆形凹陷，为胚胎时期卵圆孔闭合后的遗迹，此处薄弱，是房间隔缺损的好发部位。

4. 动脉圆锥即右心室流出道，位于右心室前上方，内壁光滑无肉柱，呈锥体形，其上端借肺动脉口通肺动脉干。

5. 心包腔是指浆膜心包壁、脏两层之间潜在性的腔隙，内有少量滑液起润滑作用。

6. 动脉韧带是指连接在肺动脉干分叉处稍左侧与主动脉弓下缘之间的纤维束，是胚胎时期动脉导管闭锁后的遗迹。

7. 颈总动脉末端、颈内动脉起始部的膨大称颈动脉窦，为压力感受器。

8. 掌深弓由桡动脉末端与尺动脉掌深支吻合而成。位于屈指肌腱深面。

9. 同侧锁骨下静脉和颈内静脉汇合处的夹角称静脉角，是淋巴导管注入静脉的部位。

（二）单项选择题

1. D　2. B　3. B　4. A　5. C　6. E　7. C　8. B　9. D　10. A　11. D　12. C　13. A
14. E　15. B　16. C　17. D　18. B　19. B　20. C　21. D　22. B　23. A　24. C　25. D
26. A　27. E　28. B　29. D　30. A　31. C　32. E　33. A　34. C　35. B　36. E
37. A　38. D　39. B　40. C　41. E　42. B　43. B　44. D　45. C　46. E　47. A
48. B　49. D　50. C　51. E　52. C　53. D　54. A　55. B　56. E　57. B　58. E
59. A　60. D

（三）多项选择题

1. ABDE　2. ABCDE　3. BCE　4. CDE　5. ABDE　6. ABE　7. ABCDE　8. ABCD
9. ACDE　10. ABCE

（四）填空题

1. 心　动脉　毛细血管　静脉
2. 动脉　静脉　动、静脉
3. 左心室　左前下方　左心房　右心房　右后上方　右心室　心尖
4. 前室间沟　后室间沟　后房间沟　冠状沟
5. 房间隔　卵圆窝　室间隔　肌部　膜部
6. 窦房结
7. 左冠状动脉　右冠状动脉　升主　冠状窦　右心房
8. 升主动脉　主动脉弓　降主动脉
9. 颈外动脉　甲状颈干　上颌动脉　腹腔干　肝总动脉　脾动脉　回结肠动脉
10. 椎动脉　锁骨下动脉　肱深动脉　阴部内动脉　股动脉　脑膜中动脉
11. 上腔静脉　下腔静脉　心静脉
12. 大隐静脉　小隐静脉
13. 左肾静脉　下腔静脉

（五）问答题

1. 体循环的途径：左心室→主动脉及其各级分支→全身毛细血管→各级静脉→上、下腔静脉和冠状窦→右心房。特点及意义：路程长，流经范围广，以动脉血滋养全身，并将代谢产物输送回心。

2.心腔内可防止血液倒流的结构有：三尖瓣复合体（三尖瓣环、三尖瓣、腱索、乳头肌）可防止血液由右心室倒流至右心房；肺动脉瓣可防止血液由肺动脉干倒流至右心室；二尖瓣复合体（二尖瓣环、二尖瓣、腱索、乳头肌）可防止血液由左心室倒流至左心房；主动脉瓣可防止血液由主动脉倒流至左心室。

3.心的传导系统由特殊分化的心肌细胞构成，具有自律性和传导性，能够产生和传导冲动，控制心的节律性活动。包括：窦房结、结间束、房室结、左右束支和浦肯野(Purkinje)纤维网。

4.左冠状动脉起于升主动脉→左心耳与肺动脉干之间→分支：①前室间支：分布范围为左心室前壁、右心室前壁一小部分、室间隔前2/3；②旋支：分布范围为左心房、心左缘及其邻近心壁。

5.体表可以触摸到搏动的动脉主要有：头颈部：颞浅动脉、面动脉、颈总动脉、锁骨下动脉；上肢：肱动脉、桡动脉；下肢：股动脉、腘动脉、足背动脉等。当下肢出血时，可在腹股沟韧带稍下方将股动脉压向耻骨上支进行压迫止血。

6.掌浅弓的构成：由尺动脉末端与桡动脉掌浅支吻合而成。位置：掌腱膜深面。分支：自掌浅弓的凸侧发出3条指掌侧总动脉和1条小指尺掌侧动脉。

7. 手背静脉网 → 头静脉 ──────────→ 腋静脉 → 锁骨下静脉 → 头臂静脉
　　　　　　　→ 贵要静脉 → 肱静脉 ↗

→上腔静脉→右心房→右心室→肺动脉干→肺动脉→肺部毛细血管→肺静脉→左心房→左心室→升主动脉→胸主动脉→腹主动脉→腹腔干→肝总动脉→肝固有动脉→右支→胆囊动脉→胆囊。

8.肝门静脉系的特点：肝门静脉系起始端和末端均与毛细血管相连，无静脉瓣。收集范围：主要是腹腔不成对脏器（除肝）的静脉血。属支：肠系膜上静脉、肠系膜下静脉、脾静脉、胃左静脉、胃右静脉、胆囊静脉、附脐静脉。吻合部位：食管静脉丛、脐周静脉网、直肠静脉丛和椎内、外静脉丛。

（六）填图题（略）

（崔怀瑞）

第十一章　淋巴系统

复习纲要

一、总论

淋巴系统由粗细不等的淋巴管道、淋巴器官和淋巴组织组成。

(一)淋巴管道

包括毛细淋巴管、淋巴管、淋巴干、淋巴导管。

1.毛细淋巴管　是淋巴管道的起始部分，伴毛细血管分布，彼此吻合成网。管壁薄、通透性大，组织液中的某些大分子物质（如蛋白质等）、癌细胞和细菌不能进入毛细血管，但能透过毛细淋巴管。

2.淋巴管　由毛细淋巴管汇合而成。根据位置不同分为：①浅淋巴管，行于皮下，多与浅静脉伴行；②深淋巴管，多与深部血管伴行。浅、深淋巴管之间有吻合支。淋巴管内有大量向心方向的瓣膜，可防止淋巴逆流。此外，淋巴管在向心行径中，通常要穿过一个或多个淋巴结。

3.淋巴干　全身各部的浅、深淋巴管在向心行程中，穿过一系列淋巴结，其最后一群淋巴结的输出淋巴管汇合形成淋巴干。

淋巴干：
- 左、右颈干：收纳头颈部的淋巴管。
- 左、右锁骨下干：收纳上肢的淋巴管。
- 左、右支气管纵隔干：收纳胸部的淋巴管。
- 左、右腰干：收纳下肢、盆部、腹壁及腹腔成对脏器的淋巴管。
- 肠干：收纳腹腔不成对脏器的淋巴管。

4.淋巴导管

(1)胸导管：是全身最大的淋巴管道，长约 30～40cm，通常在第 1 腰椎体前方由左、右腰干和肠干汇合而成，其起始部稍膨大，称乳糜池。

行径：胸导管→膈主动脉孔→胸腔→胸廓上口→颈根部→左静脉角。

胸导管沿途还接纳左支气管纵隔干、左锁骨下干和左颈干，因此下半身及左侧上半身的淋巴均经其回流。胸部外伤若损害了胸导管，可引起乳糜胸，在胸膜腔积液中可查到大量淋巴细胞。胸导管的阻塞可引起乳糜尿。

(2)右淋巴导管：位于右颈根部，为一短干。由右颈干、右锁骨下干及右支气管纵隔干汇合形成，注入右静脉角。右淋巴导管收集右侧上半身回流的淋巴。

(二)淋巴器官

淋巴器官包括淋巴结、脾、胸腺、舌扁桃体、腭扁桃体和咽扁桃体等。

1.淋巴结　淋巴结为大小不等的圆形或椭圆形小体，数量多，常聚集成群。淋巴结一侧圆凸，有数条输入淋巴管穿入；另一侧凹陷，称为门，有血管、神经和输出淋巴管出入。淋巴结可分为：①浅淋巴结，位于浅筋膜内；②深淋巴结，位于深筋膜的深面。

淋巴结的配布特点：①多沿血管分布；②位于人体隐蔽处；③位于人体安全且活动度大的部位(如腋窝、腘窝等处)；④在内脏，多位于器官的门及胸、腹腔大血管周围。

收纳某个器官或某部位淋巴的第一级淋巴结称局部淋巴结，临床上通常称哨位淋巴结。当局部有病变时，细菌或癌细胞等可经淋巴管侵入局部淋巴结，引起肿大。

2.胸腺　位于胸骨柄后方、上纵隔前部，分左、右两叶。胸腺能产生胸腺素，是T淋巴细胞发育成熟所必需，T淋巴细胞在机体的细胞免疫反应中有着重要的作用。成人的胸腺逐步萎缩，被脂肪组织代替。

3.脾　人体最大的淋巴器官，与淋巴结不同，他配置于血液循环的途径上。

(1)脾的位置：脾位于左季肋区，胃与膈之间，相当于第9～11肋的深面，其长轴与第10肋一致；正常情况下，于左肋弓下缘不能触及。但脾的位置可因体位、呼吸及胃的充盈程度而有所变化，平卧比站立时约高2.5cm。活体脾为暗红色，质软且脆，故左季肋区受暴力打击时易导致脾破裂。

(2)脾的形态：呈长椭圆形，分为：①膈面：凸隆，与膈相贴；②脏面：凹陷，近中央处有一沟，是血管、神经出入的门户，称脾门；③上缘：较锐，朝向前上方，前部有2～3个脾切迹，脾肿大时可作为触诊的标志；④下缘：较钝，朝向后下方。

脾的主要功能：造血，在胚胎期可生成各种血细胞，出生后，只产生淋巴细胞；滤血；储血；吞噬死亡和衰老的红血细胞。

二、淋巴结的位置和淋巴引流范围

(一)头部和颈部的淋巴管及淋巴结

1.头部淋巴结　多排列于头颈交界处，见表11-1所示。

表11-1　头部淋巴结

淋巴结名称	淋巴结位置	收纳范围	淋巴流向
枕淋巴结	枕部皮下	枕、项部	颈外侧浅淋巴结
乳突淋巴结 (耳后淋巴结)	胸锁乳突肌 止点表面	颅顶、颞区、 耳廓后面	同上
腮腺淋巴结	腮腺表面及其 实质内	腮腺、额、 外耳道等处	同上
下颌下淋巴结	下颌下腺附近 其实质内	面部、口腔器官	颈外侧深淋巴结
颏下淋巴结	下部皮下 下唇中部	颏部、舌尖、	外侧深淋巴结

2. 颈部淋巴结 见表 11-2 所示。

表 11-2 颈部淋巴结

淋巴结名称	淋巴结位置	收纳范围	淋巴流向
颈外侧浅 淋巴结	沿颈外静脉 排列	颈部浅层 乳突淋巴结 腮腺淋巴结	颈外侧深淋巴结
颈外侧上 深淋巴结	沿颈内静脉 上段排列	头部和颈外侧 浅淋巴结	颈外侧下深淋结 或颈干
颈外侧下 深淋巴结	沿颈内静脉 下段排列	头颈、乳房上 部等处	颈干

颈内静脉二腹肌淋巴结(角淋巴结):位于面静脉、颈内静脉与二腹肌之间,鼻咽癌和舌根癌首先转移至该淋巴结。

颈内静脉肩胛舌骨肌淋巴结:位于颈内静脉与肩胛舌骨肌中间腱交叉处,舌尖癌首先转移至该淋巴结。

锁骨上淋巴结:沿颈横血管分布,患胃癌或食管癌时,癌细胞栓子可经胸导管逆流至左锁骨上淋巴结。

(二)上肢的淋巴管和淋巴结

上肢的浅、深淋巴管分别与浅静脉和深血管伴行,分别注入肘淋巴结或腋淋巴结。

1. 肘淋巴结 位于肱骨内上髁的稍上方。手尺侧半和前臂尺侧半的浅、深淋巴管→肘淋巴结→腋淋巴结。

2. 锁骨下淋巴结 位于三角胸肌间沟内。沿头静脉上行的浅淋巴管→锁骨下淋巴结→腋淋巴结。

3. 腋淋巴结 位于腋窝疏松结缔组织内,沿腋血管排列,见表 11-3 所示。

表 11-3 腋淋巴结

淋巴结名称	淋巴结位置	收纳范围	淋巴流向
胸肌淋巴结	胸外侧血管周围	乳房外侧 和中央部	中央淋巴结 尖淋巴结
外侧淋巴结	腋血管远侧段周围	上肢	同上
肩胛下淋巴结	肩胛下血管周围	项、背部	同上
中央淋巴结	腋窝中央疏松结缔组织	上述三群淋巴结	尖淋巴结
尖淋巴结	腋静脉近侧段周围	上述四群淋巴结	锁骨下干

(三)胸部的淋巴管和淋巴结

位于胸壁内和胸腔器官的周围。

1. 胸壁淋巴结 胸后壁和胸前壁大部分浅、深淋巴管注入腋淋巴结,而胸后壁深淋巴管注入胸壁淋巴结。胸壁淋巴结见表 11-4 所示。

表 11-4 胸壁淋巴结

淋巴结名称	淋巴结位置	收纳范围	淋巴流向
胸骨旁淋巴结	胸廓内血管周围	乳房内侧部 胸前壁	支气管纵隔干
肋间淋巴结	肋头附近	胸后壁	胸导管
膈上淋巴结	膈的胸腔面	膈、心包、 肝上面	胸骨旁淋巴结 纵隔淋巴结

2.胸腔器官淋巴结　见表 11-5 所示。

表 11-5 胸腔器官淋巴结

淋巴结名称	淋巴结位置	收纳范围	淋巴流向
纵隔前淋巴结	前纵隔	心、心包、 纵隔胸膜	支气管纵隔干
纵隔后淋巴结	上纵隔后部 后纵隔	心包、食管 膈	胸导管
肺淋巴结	肺叶支气管与肺 段支气管夹角处	肺	支气管肺淋巴结
支气管肺 淋巴结	肺门	肺、支气管、 气管等	气管支气管淋巴结
气管支气管 淋巴结	气管杈上下	同上	气管旁淋巴结
气管旁淋巴结	气管两侧	同上	支气管纵隔干

(四)下肢主要的淋巴管和淋巴结

下肢的浅、深淋巴管均注入腹股沟淋巴结，腹股沟淋巴结又分浅、深两群。下肢淋巴结见表 11-6 所示。

表 11-6 下肢淋巴结

淋巴结名称	淋巴结位置	收纳范围	淋巴流向
腘淋巴结	沿小隐静脉末端 和腘血管排列	足外侧缘、小腿后外侧 部等处	腹股沟深淋巴结
腹股沟浅 淋巴结	腹股沟韧带下缘 大隐静脉根部	足和小腿前内侧、大腿、 臀部、会阴、外生殖器及 脐以下腹壁	同上
腹股沟深 淋巴结	股静脉周围、股管内	腹股沟浅淋巴结、腘淋 巴结、会阴大腿深部	髂外淋巴结

(五)盆部淋巴管和淋巴结

盆壁及盆腔内脏器的淋巴管→骶淋巴结

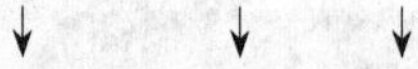

髂外淋巴结 髂内淋巴结→髂总淋巴结→腰淋巴结→腰干。

(六)腹部淋巴管和淋巴结

位于腹后壁和腹腔脏器周围,沿腹腔血管分布。

腹部淋巴结见表11-7所示。

表11-7　腹部淋巴结

淋巴结名称	淋巴结位置	收纳范围	淋巴流向
腰淋巴结	沿腹主动脉 下腔静脉分布	腹后壁和腹腔内成对器官	腰干
腹腔淋巴结	腹腔干周围	胃、肝、胰等	肠干
肠系膜上淋巴结	同名动脉根部	空肠、回肠、升结肠、横结肠	肠干
肠系膜下淋巴结	同名动脉根部	降结肠、乙状结肠、直肠上段	肠干

全身淋巴回流见图11-1所示。

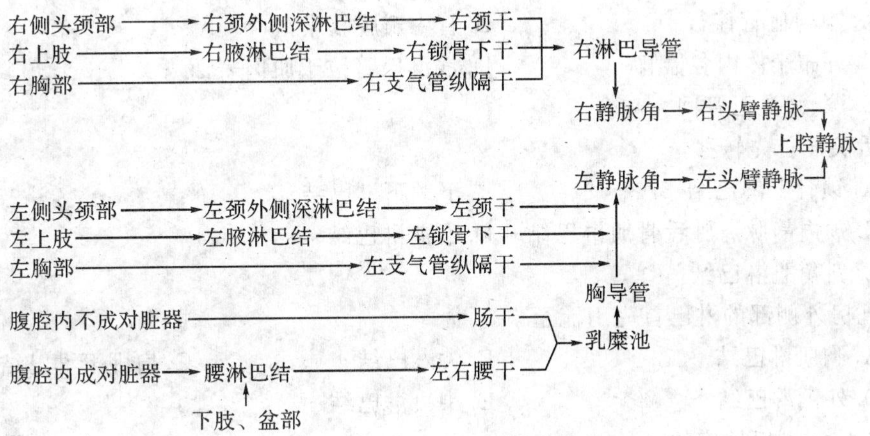

图11-1　全身淋巴回流简表

练习题

(一)名词解释

1. 乳糜池　2. 胸导管　3. 局部淋巴结

(二)单项选择题

1. 胸导管注入　(　　)

A. 头臂静脉　B. 左静脉角　C. 颈内静脉

D. 右静脉角　E. 上腔静脉

2. 胸导管　(　　)

A. 起于乳糜池　B. 由支气管纵隔干汇合形成

C. 由左、右腰干汇合形成　D. 由左、右肠干汇合形成

E. 经膈的食管裂孔进入胸腔

3. 乳糜池 (　　)
A. 由左腰干和肠干汇合形成　B. 由左、右肠干和腰干汇合形成
C. 是胸导管起始处的囊状膨大　D. 通常位于第 3 腰椎前方
E. 收纳躯干左侧半的淋巴

4. 胸肌淋巴结 (　　)
A. 收纳乳房内侧部的淋巴　B. 沿胸外侧血管排列
C. 沿肩胛下血管排列　D. 沿腋血管远侧段排列
E. 位于腋腔脂肪组织内

5. 关于腹股沟浅淋巴结的描述，错误的是 (　　)
A. 分上、下两群(组)　B. 上群与腹股沟韧带平行排列
C. 下群沿大隐静脉末端排列　D. 下群引流腹前壁下部和子宫的淋巴
E. 输出管注入腹股沟深淋巴结

6. 关于淋巴管的描述，正确的是 (　　)
A. 不与血管伴行　B. 管内瓣膜较丰富
C. 分布于体内各器官　D. 浅淋巴管位于肌肉表面
E. 深、浅淋巴管间无吻合

7. 舌尖癌首先转移至 (　　)
A. 锁骨上淋巴结　B. 下颌下淋巴结
C. 颈内静脉肩胛舌骨肌淋巴结　D. 喉前淋巴结
E. 斜角肌淋巴结

8. 乳房外侧部的淋巴首先引流至 (　　)
A. 胸肌淋巴结　B. 尖淋巴结　C. 肩胛下淋巴结
D. 外侧淋巴结　E. 中央淋巴结

9. 不属于淋巴器官的是 (　　)
A. 脾　B. 胸腺　C. 淋巴结
D. 腭扁桃体　E. 腮腺

10. 关于淋巴结的描述，错误的是 (　　)
A. 属淋巴器官　B. 有输入淋巴管和输出淋巴管
C. 输入淋巴管数目多于输出淋巴管　D. 深淋巴结均位于深筋膜内
E. 多成群分布

11. 关于锁骨上淋巴结的描述，正确的是 (　　)
A. 沿颈外静脉近侧分布　B. 输出淋巴管参入组成颈干
C. 沿锁骨周围分布　D. 属腋淋巴结
E. 输出淋巴管参入组成锁骨下干

12. 沿颈外静脉分布的淋巴结是 (　　)
A. 下颌下淋巴结　B. 锁骨上淋巴结
C. 颈内静脉二腹肌淋巴结　D. 颈外侧浅淋巴结
E. 颈前淋巴结

13. 关于支气管纵隔干的描述，正确的是 (　　)

A. 由气管旁、纵隔前淋巴结输出管合成
B. 由前纵隔后、肺门淋巴结输出管合成
C. 左侧注入胸导管
D. 由胸骨旁、支气管淋巴结输出管合成
E. 以上均不正确

14. 趾浅层结构病变，首先引起肿大的是 （ ）
A. 腹股沟浅淋巴结 B. 髂内淋巴结 C. 腹股沟深淋巴结
D. 髂总淋巴结 E. 腘淋巴结

15. 右淋巴导管 （ ）
A. 由锁骨下干和颈干合成 B. 注入左静脉角
C. 注入右锁骨下静脉 D. 注入右静脉角
E. 收纳右下肢及躯干右侧半的淋巴

(三)多项选择题

1. 腹股沟浅淋巴结肿痛，病变部位可能位于 （ ）
A. 会阴 B. 小腿前面和后面 C. 臀部
D. 腹前外侧壁下部 E. 直肠

2. 关于胸导管的描述，正确的是 （ ）
A. 最大的淋巴管道 B. 起自乳糜池
C. 收纳全身 3/4 区域的淋巴 D. 由左右腰干汇合形成
E. 主动脉裂孔进入胸腔

3. 合成肠干的淋巴管来自 （ ）
A. 腰淋巴结的输出管 B. 髂内淋巴结的输出管
C. 肠系膜上淋巴结的输出管 D. 腹腔淋巴结的输出管
E. 肠系膜下淋巴结的输出管

4. 下列叙述，正确的是 （ ）
A. 尖淋巴结的输出管合成颈干 B. 左右腰干合成乳糜池
C. 淋巴管内瓣膜丰富 D. 淋巴干无准确数目
E. 胃癌细胞可经胸导管转移至 Virchow 淋巴结

5. 关于脾的描述，正确的是 （ ）
A. 属于淋巴器官 B. 具有过滤血液和淋巴的功能
C. 正常时，于左肋弓下不能触及 D. 脾动脉是腹腔干的分支
E. 脾肿大时，脾切迹是触诊标志

(四)填空题

1. 淋巴系统由__________、__________和__________组成。

2. 经胸导管回流的淋巴干有________、________、________、________、________。

3. 腋淋巴结按位置分为________、________、________、________、________五群；乳房外侧部的淋巴首先引流至________淋巴结。

4. 腹腔不成对脏器的淋巴管注入________淋巴结、________淋巴结和________淋巴结；

上述淋巴结的输出管汇合形成________。

（五）问答题

1. 全身共有几条淋巴干？其归宿如何？

2. 简述胸导管的起始、行径和注入部位。

3. 简述脾的位置和触诊标志。

练习题参考答案

（一）名词解释

1. 乳糜池一般位于第1腰椎前面，是左右腰干与肠干汇合形成的囊状膨大。

2. 胸导管是人体最大的淋巴管道，起于乳糜池→胸腔→颈根部，注入左静脉角。胸导管收纳全身3/4部位的淋巴。

3. 局部淋巴结是指收纳某个器官或部位淋巴的第一级淋巴结，当某个器官或部位发生病变时，有害物可经淋巴管进入相应局部淋巴结，可防止病变扩散。

（二）单项选择题

1. B 2. A 3. C 4. B 5. D 6. B 7. C 8. A 9. E 10. D 11. B 12. D 13. C 14. A 15. D

（三）多项选择题

1. ACD 2. ABCE 3. CDE 4. CE 5. ACDE

（四）填空题

1. 淋巴管道 淋巴器官 淋巴组织

2. 左右腰干 肠干 左支气管纵隔干 左锁骨下干 左颈干

3. 外侧淋巴结 胸肌淋巴结 肩胛下淋巴结 中央淋巴结 尖淋巴结 胸肌

4. 腹腔淋巴结 肠系膜上淋巴结 肠系膜下淋巴结 肠干

（五）问答题

1. 淋巴干有9条，即左右颈干、左右锁骨下干、左右支气管纵隔干、左右腰干和肠干。右颈干、右锁骨下干和右支气管纵隔干→右淋巴导管；左颈干、左锁骨下干、左支气管纵隔干、左右腰干和肠干→胸导管。

2. 胸导管一般起于乳糜池，向上经膈的主动脉裂孔进入胸腔，在食管后方沿脊柱上升，出胸廓上口至颈根部，呈弓状弯曲，注入左静脉角。胸导管沿途接纳左支气管纵隔干、左锁骨下干和左颈干。

3. 脾位于左季肋区，胃与膈之间，相当于第9～11肋的深面，长轴与第10肋一致；正常人在左肋弓下不能触及，但脾的位置可因体位、呼吸及胃的充盈程度而有所变化。脾肿大时，其上缘前部的脾切迹是触诊的标志。

（邵华信）

第十二章 视 器

复习纲要

视器由眼球及眼副器两部分组成。

一、眼球

眼球包括眼球壁和内容物两部分。

(一)眼球壁

1. 纤维膜：
   - 角膜：前 1/6，无色透明，无血管，感觉神经末梢丰富，有屈光作用。
   - 巩膜：后 5/6，厚而坚韧，呈乳白色，不透明。

在靠近角膜缘处的巩膜实质内，有环形的巩膜静脉窦，是房水流出的通道。

2. 血管膜

(1)虹膜：最前部，圆盘状，中央有瞳孔，内有瞳孔开大肌和瞳孔括约肌。

(2)睫状体：血管膜中最厚的部分，后部较平坦的称睫状环，前部有许多呈放射状排列的睫状突，睫状突与晶状体之间有睫状小带相连。睫状体内有睫状肌。睫状体的功能是调节晶状体曲度和产生房水。

(3)脉络膜：后 2/3，富含血管和色素细胞，有营养、保护作用。

3. 视网膜：
   - 虹膜部、睫状体部——盲部
   - 脉络膜部——视部

视网膜外层为色素上皮层，内层为神经层。神经层由外向内，依次是视锥细胞、视杆细胞，双极细胞，节细胞。视锥细胞、视杆细胞是感光细胞，其中视锥细胞感受强光和辨色，在黄斑处较密集；视杆细胞感受弱光，广布于视部。

在视网膜后部、视神经起始处的圆形白色结构，称视神经盘。视网膜中央动、静脉由此穿行，无感光细胞，称生理性盲点。

在视神经盘颞侧稍下方约 3.5mm 处，可见一淡黄色小区，称黄斑；黄斑的中央微凹，称中央凹，是感光最敏锐之处。

(二)眼球内容物

1. 眼房和房水

(1)眼房：是指角膜与晶状体之间的间隙。眼房被虹膜分为前房和后房，两者经瞳孔交通。在前房的周边、角膜与虹膜交界处的环形区域，称虹膜角膜角，临床上习惯称前房角。

(2)房水：位于眼房内，是无色透明的水样液体。

房水由睫状体产生→眼后房→瞳孔→眼前房→虹膜角膜角→巩膜静脉窦→睫状前静脉→眼静脉。

房水的功能是折光、营养及维持眼内压。若房水的回流受阻,则眼内压增高,形成青光眼,影响视力。

2.晶状体　位于虹膜与玻璃体之间,状如双凸透镜。晶状体无血管、无神经、无色透明,富有弹性。晶状体以睫状小带与睫状体相连,其曲度随所视物体的远近不同而改变。若疾病或外伤造成晶状体变性而使之混浊,临床上称白内障。

3.玻璃体　充填于晶状体和视网膜之间的无色透明胶状物质,对视网膜起支撑作用。

角膜、房水、晶状体和玻璃体组成眼的屈光系统。

二、眼副器

(一)眼睑

眼睑自浅向深依次为皮肤、皮下组织、肌层、睑板及睑结膜。

(二)结膜

结膜为富含血管的透明黏膜,按其部位分为:

1.睑结膜:被覆在睑板后面。

2.球结膜:被覆在眼球前部巩膜的表面。

3.结膜穹窿:球结膜与睑结膜的移行部,分上穹(较深)和下穹。

(三)泪器

泪器
- 泪腺:位于眶上壁外侧的泪腺窝内,排泄管通结膜上穹。
- 泪道
  - 泪小管:起自上、下泪点通泪囊。
  - 泪囊:眶内侧壁的泪囊窝中,上为盲端,下接鼻泪管。
  - 鼻泪管通下鼻道。

三、眼球外肌

眼球外肌的位置及作用如表12-1所示。

表12-1　眼球外肌的位置及作用

名　称	位　置	作　用
上睑提肌	上直肌上方	上提上眼睑
上直肌	上睑提肌下方	使瞳孔转向内上
下直肌	眼球下方	使瞳孔转向内下
内直肌	眼球内侧	使瞳孔转向内侧
外直肌	眼球外侧	使瞳孔转向外侧
上斜肌	上直肌与内直肌之间	使瞳孔转向外下
下斜肌	下直肌与眶下壁之间	使瞳孔转向外上

四、眼的血管和神经

(一)眼的动脉

起自颈内动脉，经视神经管至眶后分出视网膜中央动脉，行走于视神经中央，从视神经盘穿出，再分成视网膜鼻侧上、下动脉和颞侧上、下动脉，营养视网膜内层。临床上常用眼底镜观察此动脉，以帮助诊断高血压、糖尿病。

(二)眼的静脉(略)

(三)眼的神经

除视神经外，动眼神经支配上睑提肌、上直肌、下直肌、下斜肌和内直肌；展神经支配外直肌；滑车神经支配上斜肌；瞳孔括约肌、睫状肌和瞳孔开大肌分别受副交感和交感神经支配。

练习题

(一)名词解释

1. 感受器　2. 巩膜静脉窦　3. 瞳孔　4. 黄斑　5. 视神经盘　6. 虹膜角膜角　7. 眼房　8. 晶状体　9. 眼屈光系统

(二)单项选择题

1. 关于眼球纤维膜的描述，正确的是　(　　)

A. 是眼球壁的最内层　B. 无色透明
C. 富含血管和色素细胞　D. 前 1/6 为角膜
E. 后 5/6 为睫状体

2. 关于角膜的描述，正确的是　(　　)

A. 无色、半透明　B. 无屈光能力
C. 感觉神经末梢丰富　D. 表面覆盖球结膜
E. 以上都不对

3. 关于巩膜的描述，正确的是　(　　)

A. 薄而透明　B. 占纤维膜的后 5/6
C. 呈棕黑色　D. 前方与晶状体相连
E. 以上都不对

4. 关于睫状体的描述，正确的是　(　　)

A. 位于血管膜的最前方　B. 睫状肌属横纹肌
C. 是吸收房水的部位　D. 睫状肌可调节晶状体的曲度
E. 以上都不对

5. 无折光作用的是　(　　)

A. 角膜　B. 虹膜　C. 晶状体
D. 房水　E. 玻璃体

6. 晶状体位于 ( )
A. 眼球前房与虹膜之间 B. 眼球前房与眼球后房之间
C. 虹膜与玻璃体之间 D. 眼球角膜与虹膜之间
E. 以上都不对

7. 关于结膜的描述,正确的是 ( )
A. 只覆盖于上睑和下睑内面 B. 只覆盖于角膜与巩膜的外面
C. 覆盖于眼睑内面和巩膜前部表面 D. 只覆盖于巩膜的外面
E. 以上都不对

8. 关于黄斑的描述,正确的是 ( )
A. 位于视神经盘颞侧约 3.5mm 处
B. 有视网膜中央动脉穿出
C. 感光作用强,但无辨色能力
D. 视网膜节细胞轴突由此向后穿出眼球壁
E. 无感光细胞,称生理性盲点

9. 下列关于泪液的流向,正确的是 ( )
A. 泪点→泪囊→泪小管→鼻泪管→鼻腔
B. 泪囊→泪小管→泪点→鼻泪管→鼻腔
C. 泪点→泪小管→泪囊→鼻泪管→鼻腔
D. 泪囊→泪点→泪小管→鼻泪管→鼻腔
E. 泪小管→泪点→泪囊→鼻泪管→鼻腔

10. 上斜肌可使 ( )
A. 瞳孔转向上外方 B. 瞳孔转向下外方
C. 瞳孔转向上方 D. 瞳孔转向外侧
E. 瞳孔转向下方

11. 巩膜静脉窦位于 ( )
A. 靠近角膜缘处的巩膜实质内 B. 角膜与虹膜交界处
C. 角膜与球结膜结合处 D. 虹膜与睫状体交界处
E. 睫状体和巩膜交界处

12. 能使瞳孔大小发生变化的是 ( )
A. 随眼压高低而变化 B. 随光线强弱而变化
C. 由睫状肌收缩来调节 D. 取决于房水循环的通畅与否
E. 随晶状体曲度变化而变化

13. 眼后房 ( )
A. 角膜与晶状体之间的间隙 B. 角膜与虹膜之间的间隙
C. 虹膜与晶状体之间的间隙 D. 虹膜与玻璃体之间的间隙
E. 角膜与玻璃体之间的间隙

14. 眼球的折光装置包括 ( )
A. 视网膜、角膜、晶状体、房水 B. 角膜、晶状体、玻璃体
C. 角膜、房水、睫状体 D. 角膜、房水、晶状体、玻璃体

E. 以上都不对

15. 关于视神经盘的描述,正确的是　(　　)

A. 是感觉最敏锐的部位　B. 位于眼球后极

C. 位于黄斑颞侧稍下方的区域　D. 无感光细胞,称生理性盲点

E. 以上都不对

16. 关于屈光装置,错误的是　(　　)

A. 包括角膜、房水、晶状体、玻璃体

B. 外界物体经屈光装置在视网膜上成像称正视

C. 若眼轴过长,物体成像落在视网膜后方称近视

D. 矫正近视需佩戴凹透镜

E. 角膜表面曲度改变造成散光

17. 关于房水的描述,错误的是　(　　)

A. 房水由睫状体产生　B. 由眼后房→瞳孔→眼前房

C. 经虹膜角膜角→巩膜静脉窦　D. 房水有折光作用

E. 以上都不对

18. 眼球纤维膜分为　(　　)

A. 角膜和虹膜　B. 巩膜和脉络膜

C. 结膜和巩膜　D. 角膜和巩膜

E. 结膜和角膜

19. 属于眼球壁中膜的是　(　　)

A. 角膜　B. 视网膜　C. 巩膜

D. 虹膜　E. 结膜

20. 下列属于眼副器的是　(　　)

A. 眼睑、睫状体、结膜、眼肌　B. 结膜、睫状体、虹膜、眼肌

C. 眼睑、眶脂体、泪器、眼外肌　D. 眼睑、眶脂体、睫状体、眼肌

E. 眼肌、角膜、眶筋膜、眶脂体

21. 视网膜中央动脉属于　(　　)

A. 颈内动脉的分支　B. 颈外动脉的分支

C. 椎动脉的分支　D. 脑膜中动脉的分支

E. 以上都不对

22. 关于角膜的描述,正确的是　(　　)

A. 不属于屈光系统　B. 无血管　C. 无神经

D. 占眼纤维膜的前 5/6　E. 富含淋巴管

23. 眼动脉经　(　　)

A. 破裂孔入眶　B. 眶上裂入眶　C. 视神经管入眶

D. 眶下裂入眶　E. 圆孔入眶

(三)多项选择题

1. 关于鼻泪管的描述,正确的是　(　　)

A. 开口于上鼻道　B. 上通泪囊,下通下鼻道

C. 是鼻腔和泪囊的连通管道　　D. 上部包埋在骨性鼻泪管中
E. 属于泪道的一部分

2. 关于泪腺的描述,正确的是 (　　)
A. 位于眼眶上内侧壁的泪腺窝内
B. 排泄小管开口于结膜上穹
C. 三叉神经的泪腺神经管理泪腺的分泌
D. 面神经管理泪腺的分泌
E. 以上全对

3. 眼外肌的功能,正确的是 (　　)
A. 上直肌使瞳孔转向上外方　　B. 内直肌使瞳孔转向内侧
C. 上斜肌使瞳孔转向下外方　　D. 外直肌使瞳孔转向外侧
E. 下斜肌使瞳孔转向上外侧

4. 眼球内容物包括 (　　)
A. 房水　　B. 晶状体　　C. 虹膜
D. 玻璃体　　E. 眼房

5. 关于视网膜特点的描述,正确的是 (　　)
A. 贴附于睫状体和虹膜内面的为盲部
B. 黄斑的中央凹是视觉最敏锐的部位
C. 视神经盘无感光细胞
D. 附于脉络膜内面的为视部
E. 分为色素层和神经层

6. 关于眼球壁的描述,正确的是 (　　)
A. 角膜无血管,但神经末梢丰富
B. 睫状肌可调节角膜凸度
C. 视神经盘处无感光细胞,称盲点
D. 视网膜盲部专指视网膜睫状体部
E. 黄斑中央凹是视力最敏锐的部位

7. 关于晶状体的描述,正确的有 (　　)
A. 位于虹膜与玻璃体之间　　B. 无色透明,无血管、神经
C. 呈双凸透镜状,前面较后面凸隆　　D. 因病变混浊,称为白内障
E. 当睫状肌收缩时,曲度加大

8. 视近物时 (　　)
A. 睫状肌收缩　　B. 睫状肌舒张　　C. 睫状小带松弛
D. 睫状小带紧张　　E. 晶状体变凸

(四)填空题

1. 眼球壁自外向内依次分为________、________、________三层。

2. 眼球壁纤维膜的前 1/6 称________,后 5/6 称________,两者交界处的深面有一环行管道称为__________。

3. 眼球壁血管膜自前向后分为__________、__________和__________。

4. 眼球外肌包括上睑提肌、__________、__________、上斜肌、__________、__________和__________。

5. 虹膜中央有一圆孔，称__________，环绕其周缘排列的平滑肌称__________。

6. 用眼底镜检查眼底时，可见视神经盘颞侧稍偏下方约 3.5mm 处，有一黄色小区，称__________，其中央凹陷称__________，是感光最敏锐部位。

7. 眼球内容物包括__________、__________和__________。

8. __________与__________之间的间隙称为眼房，它被虹膜分为__________和__________。

9. 结膜按其所在部位可分为__________、__________和__________。

10. 外直肌瘫痪，瞳孔转向__________，上斜肌收缩时，瞳孔转向__________，使瞳孔缩小的是__________。

（五）问答题

1. 房水的产生和循环途径如何？若房水循环受阻，会产生什么病症？

2. 简述眼科用检眼镜观察眼底所见的形态结构。

3. 运动眼球的肌有哪些？各有何功能？

4. 看远物或近物时，如何使物像正好落在视网膜上？

5. 试述泪液的分泌及引流途径。

6. 光线依次经过哪些结构后投射至视网膜感光细胞？这些结构中哪些发生病变后会引起失明？

（六）填图题

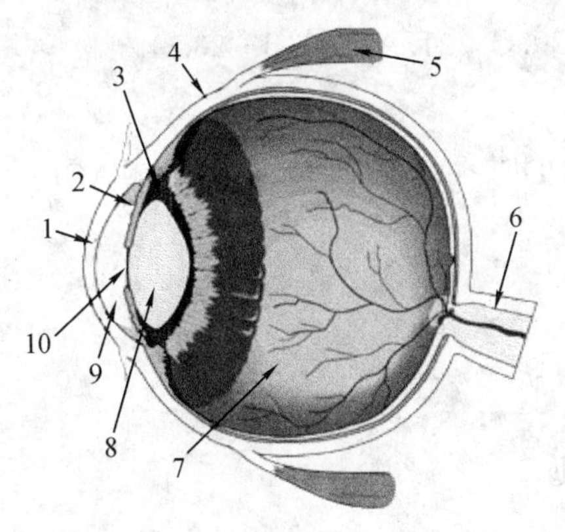

图 1 眼球壁模式图

1 ____、2 ____、3 ____、4 ____、5 ____

6 ____、7 ____、8 ____、9 ____、10 ____

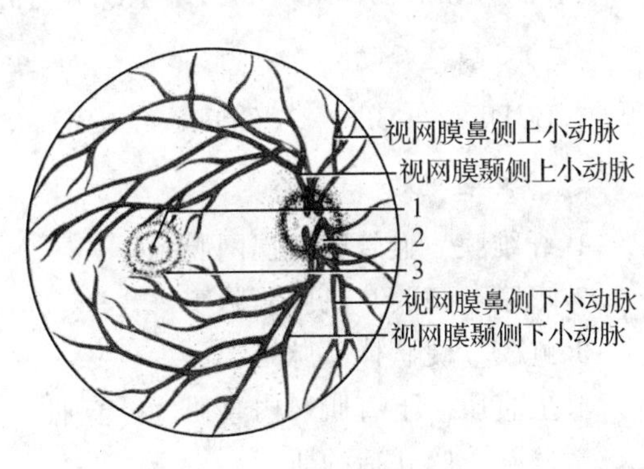

图 2 眼底

1 ____、2 ____、3 ____

练习题参考答案

(一)名词解释

1.感受器是感受机体内、外环境各种刺激的末梢装置。

2.巩膜静脉窦是靠近角膜缘处的巩膜实质内的环形小管,为房水流出的通道。

3.瞳孔是位于虹膜中央的圆孔,其大小随外界光线的强弱而改变。

4.黄斑是位于视神经盘颞侧稍下方约3.5mm处的淡黄色区域,其中央凹陷称中央凹,此区无血管,是感光最敏锐的部位。

5.视神经盘是视网膜后部内面、视神经起始处的白色圆盘状结构,由节细胞的轴突汇集而成,此处无感光细胞,称生理性盲点。

6.在眼前房的周边,虹膜与角膜交界处的环形区域,称虹膜角膜角,又称前房角,房水经此处回流入巩膜静脉窦。

7.眼房是角膜与晶状体之间的不规则间隙,被虹膜分为较大的眼前房和较小的眼后房,彼此借瞳孔相通,眼房内充满房水。

8.晶状体位于虹膜和玻璃体之间,以睫状小带与睫状体相连;呈双凸透镜状,无血管、无神经、无色透明,富有弹性,其曲度随所视物体远近而改变。

9.眼内具有屈光作用的结构统称为屈光系统,由角膜、房水、晶状体和玻璃体组成。

(二)单项选择题

1.D 2.C 3.B 4.D 5.B 6.C 7.C 8.A 9.C 10.B 11.A 12.B 13.C 14.D 15.D 16.C 17.E 18.D 19.D 20.C 21.A 22.B 23.C

(三)多项选择题

1.BCDE 2.BD 3.BCDE 4.ABD 5.ABCDE 6.ACE 7.ABDE 8.ACE

(四)填空题题

1.纤维膜 血管膜 视网膜

2.巩膜 角膜 巩膜静脉窦

3.虹膜 睫状体 脉络膜

4.上直肌 下直肌 内直肌 外直肌 下斜肌

5.瞳孔 瞳孔括约肌

6.黄斑 中央凹

7.房水 晶状体 玻璃体

8.角膜 晶状体 前房 后房

9.球结膜 睑结膜 结膜穹窿

10.内 外下 瞳孔括约肌

(五)问答题

1.房水为无色透明的液体,充满于眼房内,由睫状体产生→眼后房→瞳孔→眼前房→虹膜角膜角→巩膜静脉窦→睫前静脉→眼静脉。房水除有屈光作用外,还具有营养角膜和晶状体以及维持眼内压的作用。若房水循环障碍，则引起眼内压增加，影响视力，临床上称青光眼。

2.用眼底镜检查时，可见：①视神经盘，视网膜中央动、静脉由此穿行，此处无感光细胞，称生理性盲点；②黄斑，在视神经盘颞侧稍下方约3.5mm处，呈褐色或红褐色，其中央凹陷，称中央凹，为感光最敏锐的部位。

3.运动眼球的肌肉有4块直肌和2块斜肌。上直肌使瞳孔转向上内方，下直肌使瞳孔转向下内方，内直肌使瞳孔转向内侧，外直肌使瞳孔转向外侧，上斜肌使瞳孔转向外下方，下斜肌使瞳孔转向外上方。

4.外界物体的光线经眼的屈光装置折射，聚焦到视网膜上，才能形成清晰的物像，看清物体。眼对光线的聚焦主要通过睫状肌的收缩和舒张，从而调节晶状体曲度，调整焦距，使物像准确地投射于视网膜上。视近物时，睫状肌收缩，睫状小带松弛，晶状体借自身弹性使曲度增加，折光能力增强，使近物能清晰地成像于视网膜。视远物时，睫状肌舒张，睫状小带紧张，牵拉晶状体使曲度减小，折光能力减弱，从而使远物也清晰地成像于视网膜上。

5.泪液由泪腺分泌产生→排泄管→结膜上穹→泪点→泪小管→泪囊→鼻泪管→下鼻道前部。

6.光线穿角膜→前房房水→瞳孔→后房房水→晶状体→玻璃体→视网膜视锥、视杆细胞。上述任何结构发生病变后，都可引起不同程度的视觉障碍或失明。

（六）填图题（略）

（温　昱）

第十三章　前庭蜗器

📖复习纲要

前庭蜗器由外耳、中耳和内耳组成。外耳、中耳为声波的收集和传导装置，位觉感受器和听觉感受器位于内耳。

一、外耳

（一）外耳道

外耳道位于外耳门与鼓膜之间，外 1/3 为软骨部，内 2/3 为骨部，两者交界处较狭窄。外耳道全长作不同方向的弯曲，由于软骨部的可动性，故在检查外耳道、鼓膜时，应向后上方牵拉耳廓，将外耳道拉直。儿童的外耳道较短且平直，检查时应将耳廓拉向后下方。

（二）鼓膜

鼓膜是外耳与中耳的分界，呈向内凹陷的椭圆形半透明薄膜，其上 1/8～1/6 为松弛部，下 7/8～5/6 为紧张部。紧张部前下部的三角反光区称光锥，存在于正常的鼓膜中。

二、中耳

（一）鼓室

鼓室位于鼓膜与内耳外侧壁之间，是颞骨岩部内的含气小腔。

1. 上壁　鼓室盖，与颅中窝相邻。
2. 下壁　颈静脉壁，与颈内静脉起始部相邻。
3. 前壁　颈动脉壁，与颈动脉管相邻。
4. 后壁　乳突壁，上部为乳突窦开口→乳突窦→乳突小房。
5. 内侧壁　迷路壁，与内耳相邻，中部隆凸称岬，其后上方为前庭窗，后下方为蜗窗。在前庭窗的后上方有面神经管凸。
6. 外侧壁　鼓膜组成其下分，颞骨鳞部组成其上分。

（二）听小骨

1. 听小骨　位于鼓室内，自外向内为锤骨、砧骨和镫骨（封闭前庭窗）。三块听小骨彼此连结成听骨链，联络鼓膜和前庭窗，将声波传入内耳。
2. 运动听小骨的肌肉　有鼓膜张肌和镫骨肌，能调节鼓膜的紧张度。

（三）咽鼓管

鼓室←鼓室口←咽鼓管→咽口→鼻咽部。咽鼓管的功能是调节鼓室内压力，以保持鼓膜内、外压力的均衡。

小儿的咽鼓管较短，管腔相对较宽，并呈水平方向，咽部感染易沿咽鼓管侵入鼓室形成中耳炎。

（四）乳突窦及乳突小房

位于乳突内，向前经乳突窦通鼓室。

三、内耳

内耳位于颞骨岩部骨质内，鼓室与内耳道底之间，分为骨迷路和膜迷路。

（一）骨迷路

1. 前庭　在中部，外侧壁，即鼓室内侧壁，有前庭窗，前壁有孔通耳蜗，后壁上有 5 个小孔通向 3 个骨半规管。

2. 骨半规管　前、后和外侧 3 个互成直角排列的“C”形弯曲小管，膨大处称骨壶腹。

3. 耳蜗　居前部，形似蜗牛壳，由螺旋形的骨管围绕蜗轴盘旋两圈半。耳蜗内有 3 条管道，即前庭阶、蜗管和鼓阶。

（二）膜迷路

膜迷路位于骨迷路内，由上皮组织和结缔组织构成，形似骨迷路。膜迷路内的液体称内淋巴，膜迷路与骨迷路之间的液体称外淋巴。

1. 椭圆囊和球囊　位于前庭内，椭圆囊前接球囊、后接膜性半规管，两囊的壁上有椭圆囊斑和球囊斑，是位觉感受器，能接受直线加速或减速运动的刺激。

2. 膜半规管　在骨半规管内，膨大部称膜壶腹，壁上有壶腹嵴，是位觉感受器，能接受旋转运动开始和终止时的刺激。

3. 蜗管　在耳蜗内，横切面呈三角形，上壁为前庭膜，外侧壁为增厚的骨膜，下壁由骨螺旋板和基底膜组成。基底膜上有螺旋器，是听觉感受器。蜗管的上方为前庭阶，通向前庭，下方为鼓阶，两阶在蜗顶借蜗孔相通。

4. 内耳道　位于颞骨岩部，有面神经和前庭蜗神经通过。

练习题

（一）名词解释

1. 第二鼓膜　2. 壶腹嵴　3. 光锥　4. 咽鼓管　5. 鼓室　6. 螺旋器　7. 椭圆囊斑、球囊斑

（二）单项选择题

1. 鼓室的外侧壁是　（　）

A. 鼓室盖　B. 鼓膜　C. 颈动脉壁

D. 迷路壁　E. 颈静脉壁

2. 鼓室的内侧壁是　（　）

A. 颈动脉壁　B. 鼓膜　C. 迷路壁

D. 乳突小房　E. 以上都不对

3. 鼓室可经咽鼓管通入　(　)
A. 外耳　B. 内耳　C. 鼻咽部
D. 口腔　E. 鼻腔

4. 关于中耳的描述，正确的是　(　)
A. 向内与内耳道相连通　B. 向外与外耳道相连通
C. 向前借咽鼓管半管与口咽部相通　D. 向后经乳突窦与乳突小房相通
E. 以上都不对

5. 关于内耳的描述，正确的是　(　)
A. 包括骨迷路、膜迷路两部分　B. 位于鼓室与外耳道之间
C. 膜迷路内含有外淋巴　D. 骨、膜迷路之间有内淋巴
E. 以上都不对

6. 位觉感受器是　(　)
A. 壶腹嵴　B. 椭圆囊斑、球囊斑　C. 螺旋器
D. 壶腹嵴、椭圆囊斑、球囊斑　E. 膜半规管

7. 关于外耳道的描述，错误的是　(　)
A. 是外耳门至鼓膜的管道　B. 外 1/3 为软骨部，内 2/3 为骨部
C. 约呈"S"形弯曲的管道　D. 做检查时需向外上方牵拉耳廓
E. 婴儿发育尚未完全，检查时须将耳廓向后下方牵拉

8. 关于咽鼓管的描述，正确的是　(　)
A. 连通鼓室和咽部　B. 使鼓室和外界大气压相等
C. 分为骨部和软骨部　D. 幼儿的较成年人的短、平、粗
E. 以上均对

9. 关于乳突窦的描述，正确的是　(　)
A. 是鼓室与乳突小房之间的小腔　B. 向前开口于鼓室
C. 向后与乳突小房相连通　D. 内衬以黏膜，且与鼓室黏膜相连续
E. 以上均对

10. 不属于位觉感受器的是　(　)
A. 椭圆囊斑　B. 球囊斑　C. 壶腹嵴
D. 螺旋器　E. 以上均不对

11. 关于鼓室壁的描述，错误的是　(　)
A. 上壁为鼓室盖　B. 后壁为乳突窦壁
C. 下壁为颈静脉壁　D. 外侧壁为鼓膜
E. 前壁为迷路壁

12. 鼓室内侧壁的结构是　(　)
A. 咽鼓管半管的开口　B. 乳突窦开口　C. 鼓室盖
D. 鼓室上隐窝　E. 面神经管凸

13. 关于鼓膜的描述，正确的是　(　)
A. 是外耳道与面神经管之间的隔膜

B. 是外耳道与内耳道之间的隔膜
C. 上部较大为紧张部，下部较小为松弛部
D. 凸面对向中耳，中心为鼓膜脐
E. 位置倾斜，与头部矢状面约成 45 度

14. 组成膜迷路的结构是　(　　)
A. 椭圆囊、球囊、膜半规管和蜗管
B. 椭圆囊、球囊、壶腹嵴和蜗管
C. 椭圆囊、壶腹嵴、膜半规管和螺旋器
D. 椭圆囊、壶腹嵴、蜗管和螺旋器
E. 椭圆囊斑、壶腹嵴、膜半规管和蜗管

15. 属于听觉感受器的是　(　　)
A. 椭圆囊斑、球囊斑　B. 壶腹嵴　C. 耳蜗
D. 螺旋器　E. 蜗神经

16. 第二鼓膜封闭　(　　)
A. 鼓窦口　B. 蜗窗　C. 前庭窗
D. 咽鼓管鼓室口　E. 蜗孔

17. 接受头部旋转变速运动刺激的是　(　　)
A. 球囊斑　B. 椭圆囊斑　C. 壶腹嵴
D. 螺旋器　E. 膜壶腹

18. 鼓膜的外侧面朝向
A. 前、下、外　B. 后、下、外　C. 前、上、外
D. 后、上、外　E. 前、下、内

19. 呼吸道感染可蔓延至中耳，其途径　(　　)
A. 鼓膜张肌半管　B. 镫骨肌小管　C. 面神经管
D. 咽鼓管　E. 乳突窦

（三）多项选择题

1. 关于蜗管的描述，正确的有　(　　)
A. 套在蜗螺旋管内　B. 尖端为盲端　C. 起端以连合管连于球囊
D. 下壁为基底膜　E. 上壁为前庭膜

2. 关于鼓膜的描述，正确的是　(　　)
A. 外侧面向前、下、外侧倾斜　B. 鼓膜中心向外突起
C. 上 1/8～1/6 称松弛部　D. 前下方有一三角形反光区，称光锥
E. 位于外耳道与鼓室之间

3. 属于膜迷路的结构有　(　　)
A. 前庭　B. 蜗管　C. 膜半规管
D. 椭圆囊　E. 球囊

4. 关于内耳的描述，正确的是　(　　)
A. 膜迷路内含有内淋巴　B. 有听觉和位置觉感受器
C. 膜迷路与骨迷路之间有外淋巴　D. 在颞骨岩部内

E. 骨迷路内有前、上、外三个骨半规管

5. 属于位觉感受器的有 ( )

A. 蜗管　　B. 椭圆囊斑　　C. 壶腹嵴

D. 球囊斑　　E. 螺旋器

(四)填空题

1. 外耳道外 1/3 为________部，内 2/3 为________部，检查鼓膜时，需将耳廓拉向________方。

2. 中耳鼓室的内侧壁为________壁，中部有圆形隆起称为________，后壁为________壁，鼓室借乳突窦向后通入________。

3. 鼓膜中心部向内陷凹称________，内面有________附着。

4. 内耳由________和________组成，两者之间充满着________。

5. 前庭内的膜迷路包括________和________。

6. 位觉感受器有________、________和________；听觉感受器是________。

(五)问答题

1. 简述鼓室的位置和六个壁的结构。

2. 试述鼓膜的位置、形态和分部。

3. 试述咽鼓管位置、连通和生理功能。为什么幼儿较易患化脓性中耳炎？

4. 简述骨迷路和膜迷路的组成，并指出位觉感受器和听觉感受器的名称和位置。

5. 简述声波的空气传导途径。

(六)填图题(将引线所标示的结构名称填写在相应的空格内)

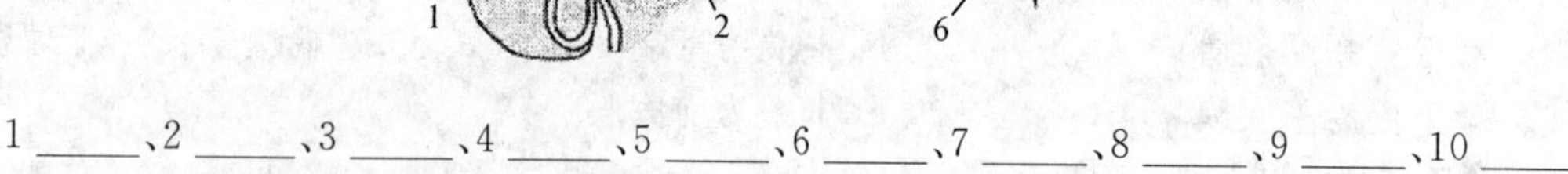

1 ______、2 ______、3 ______、4 ______、5 ______、6 ______、7 ______、8 ______、9 ______、10 ______

练习题参考答案

(一)名词解释

1. 第二鼓膜为封闭蜗窗的结缔组织膜，当鼓阶的外淋巴振动时，它有缓冲淋巴压力的作用。当鼓膜破损或听小骨功能障碍时，鼓室中空气振动也可经此膜传入内耳，故名第二鼓膜。

2. 壶腹嵴在膜半规管的膜壶腹上，是位觉感受器，能感受旋转运动的刺激。

3. 光锥在鼓膜的外侧面、鼓膜脐前下方的三角形反光区，其变形或消失是鼓膜内陷及穿孔的重要标志之一。

4.咽鼓管为连通鼓室和鼻咽腔的管道，使鼓室内的压力和外界的大气压相等。咽鼓管分骨部和软骨部。幼儿咽鼓管较成人短、平、粗，咽部感染易沿咽鼓管侵入鼓室。

5.鼓室是颞骨岩部内的一个不规则含气小腔，有前、后、上、下、内、外六个壁，向前经咽鼓管与咽相通，向后经乳突窦通乳突小房。鼓室内有听小骨。

6.螺旋器又称 Corti 器，位于蜗管的基底膜上，是听觉感受器，能感受声波的刺激。

7.在椭圆囊上端的底和前壁上有椭圆囊斑，在球囊内的前壁上有球囊斑，均是位觉感受器，能感受直线加速或减速运动的刺激。

(二)单项选择题

1.B　2.C　3.C　4.D　5.A　6.D　7.D　8.E　9.E　10.D　11.E　12.E　13.D　14.A　15.D　16.B　17.C　18.A　19.D

(三)多项选择题

1.ABCDE　2.ACDE　3.BCDE　4.ABCD　5.BCD

(四)填空题

1.软骨　骨　后上

2.迷路　岬　乳突　乳突小房

3.鼓膜脐　锤骨柄

4.骨迷路　膜迷路　外淋巴

5.椭圆囊　球囊

6.椭圆囊斑　球囊斑　壶腹嵴　螺旋器

(五)问答题

1.鼓室是位于颞骨岩部内的含气的不规则小腔，它有六个壁：①上壁：鼓室盖；②下壁：颈静脉壁；③前壁：颈动脉壁，有咽鼓管的开口；④后壁：乳突壁；⑤外侧壁：鼓膜壁；⑥内侧壁：迷路壁，有岬、前庭窗、蜗窗和面神经管凸。

2.鼓膜位于鼓室和外耳道之间，为椭圆形半透明薄膜，呈倾斜位，其外侧面向前、下、外倾斜，故外耳道前壁及下壁较长。鼓膜中心向内陷凹，为锤骨柄末端附着处，称鼓膜脐。鼓膜上 1/8～1/6 的三角形区为松弛部，薄而松弛，呈淡红色，鼓膜下 7/8～5/6 呈灰白色，为紧张部，坚实紧张，其前下方有一三角形反光区称光锥。

3.咽鼓管连通咽部与鼓室，功能是使鼓室内的压力与外界大气压相等。咽鼓管可分为前内侧的软骨部和后外侧的骨部。软骨部向内侧以咽鼓管咽口连于鼻咽部侧壁，骨部以咽鼓管鼓室口连于鼓室前壁。幼儿的咽鼓管较成人短而平，管腔也较大，故咽部感染易沿咽鼓管侵入鼓室，引起化脓性中耳炎。

4.骨迷路包括耳蜗、前庭和骨半规管；膜迷路包括椭圆囊、球囊、膜半规管、蜗管。听觉感受器位于蜗管内，称螺旋器(Corti 器)；位觉感受器位于椭圆囊、球囊和膜半规管内，分别称为椭圆囊斑、球囊斑和壶腹嵴。

5.耳廓收集的声波→外耳道→鼓膜→听小骨链→前庭窗→前庭外淋巴→蜗顶→蜗孔→鼓阶外淋巴→蜗管内淋巴→螺旋器。

(六)填图题(略)

(温　昱)

第十四章　神经系统总论

复习纲要

神经系统由脑、脊髓以及附于脑和脊髓的周围神经组成。

一、神经系统的区分

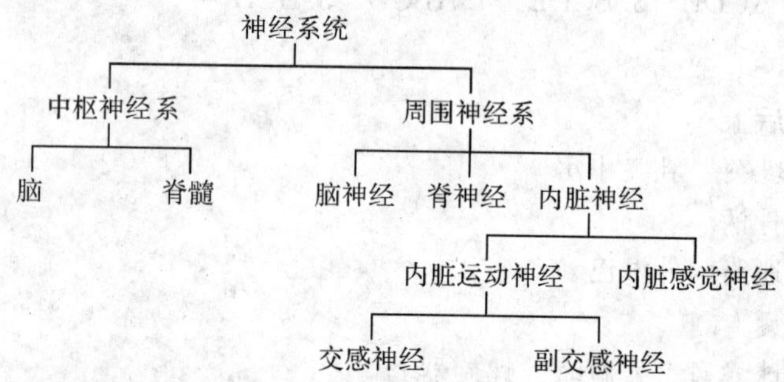

二、神经系统的常用术语

1. 灰质：在中枢部，神经元胞体及其树突的集聚部位，富含血管，在新鲜标本中色泽灰暗。如脊髓灰质。

2. 白质：是指神经纤维在中枢部集聚的部位。

3. 皮质：灰质在大脑和小脑表面成层配布。

4. 髓质：位于大脑和小脑深部的白质。

5. 神经核：在中枢部皮质以外，形态和功能相似的神经元胞体集聚而成。

6. 神经节：在周围部，由神经元胞体集聚而成。

7. 神经：神经纤维在周围部集聚在一起称神经。

8. 纤维束：在白质中，凡起止、行程和功能基本相同的纤维集合在一起称纤维束。

练习题

名词解释

1. 神经核　　2. 神经节　　3. 皮质　　4. 灰质　　5. 白质

练习题参考答案

（略）

（宋铁山）

第十五章　中枢神经系统

复习纲要

一、脊髓

（一）脊髓的位置和外形

1. 位置　椎管内，上端平枕骨大孔，下端成年人平 L1 下缘（新生儿平 L3）。

2. 外形　①颈膨大：C4～T1，主要支配上肢；②腰骶膨大：L2～S3，主要支配下肢；③脊髓表面有 6 条沟：其中前外侧沟和后外侧沟内分别有脊神经前根和后根。

3. 脊髓节段　共 31 节，即 C8、T12、L5、S5、Co1。

4. 脊髓节段与椎骨的对应关系（表 15-1）：

表 15-1　脊髓节段与椎骨的对应关系

脊髓节段序数	相对应椎骨	推算举例
C1～4	约平对同序数椎骨	与同序数颈椎对应
C5～C8，T1～T4	比同序数椎骨高 1 个椎体	T3 约平对第 2 胸椎体
T5～T8	比同序数椎骨高 2 个椎体	T6 约平对第 4 胸椎体
T9～T12	比同序数椎骨高 3 个椎体	T10 约平对第 7 胸椎体
L1～L5	平对第 10～12 胸椎	
S1～S5 和 Co1	平对第 1 腰椎	

注：C 代表颈髓，T 代表胸髓，L 代表腰髓，S 代表骶髓，Co 代表尾髓

椎管内，腰、骶、尾部的脊神经在穿椎间孔前的神经根称马尾。

（二）脊髓内部结构

1. 灰质　位于脊髓中央管周围，呈“H”形，分为后角、中间带和前角。

（1）后角：可分为 6 个板层：板层Ⅰ：后角边缘核；板层Ⅱ：胶状质，与痛觉有关；板层Ⅲ、Ⅳ：后角固有核，与浅感觉传递有关；板层Ⅰ～Ⅳ组成后角头；板层Ⅴ、Ⅵ：后角颈和后角基底部，与调节运动有关。

（2）中间带：位于前角和后角之间，其中 T1～L3 节段中间带向外侧突出，称侧角。主要包括板层Ⅶ，占中间带的大部分，其间的主要核团有：①胸核，又称背核或 Clarke 柱，仅见于 C8～L3，为脊髓小脑后束的起核；②中间内侧核，见于脊髓全长，接受内脏感觉纤维；③中间外侧核，见于 T1～L3 侧角，是交感神经低级中枢所在部位；④骶副交感核，见于 S2～S4 节段外侧部，是副交感神经低级中枢脊髓部所在地。

（3）前角：板层Ⅷ，前角底部，多为中间神经元；板层Ⅸ，位于前角最腹侧，主要由前角运

动神经元组成，包括支配梭外肌的α运动神经元和支配梭内肌的γ运动神经元。在颈、腰骶膨大处分为内、外侧两群，前角内侧核支配躯干肌，前角外侧核支配四肢肌。板层Ⅹ：中央灰质。

2.白质　根据位置可分为3个索；根据功能可分为上行纤维束和下行纤维束两部分。

(1)上行纤维束：

1)薄束和楔束：①位置：后索内，薄束居内侧，楔束居外侧；②功能：同侧躯干四肢的本体感觉和精细触觉；③起核：薄束起于T5以下脊神经节细胞，楔束起于T4以上脊神经节细胞；④终核：薄束核和楔束核；⑤纤维交叉：在脊髓内不交叉，由薄束核和楔束核发出的纤维才交叉。

2)脊髓丘脑束：①位置：外侧索(脊髓丘脑侧束)和前索(脊髓丘脑前束)内；②功能：对侧四肢、躯干的痛温觉和粗触觉；③起核：脊髓灰质细胞(Ⅰ和Ⅳ～Ⅶ层)；④终核：丘脑腹后外侧核；⑤纤维交叉：在脊髓白质前连合内逐节交叉。

(2)下行纤维束主要为皮质脊髓束：①位置：外侧索(皮质脊髓侧束)和前索(皮质脊髓前束)内；②功能：控制脊髓前角运动细胞，从而控制骨骼肌运动；③起核：大脑皮质躯体运动中枢；④终核：脊髓前角运动细胞；⑤纤维交叉：延髓末端的锥体交叉。

二、脑

(一)脑干

1.脑干外形

(1)脑干腹侧面：

1)延髓：①锥体：内含锥体束(为皮质脊髓束和皮质核束的合称，但该处主要为皮质脊髓束)，锥体的下端为锥体交叉；②橄榄：位于锥体的外侧，内有下橄榄核，锥体与橄榄之间为舌下神经；③橄榄后沟由上到下分别连有Ⅸ、Ⅹ、Ⅺ对脑神经根。

2)脑桥：①基底沟：容纳基底动脉(由两侧椎动脉合成)；②延髓脑桥沟：由中线向外侧分别连有Ⅵ、Ⅶ、Ⅷ对脑神经根；③小脑中脚：由对侧脑桥核发出至小脑的纤维；④三叉神经根连于脑桥基底部与小脑中脚交界处。

3)中脑：①大脑脚：主要由粗大的大脑下行纤维束组成；②脚间窝：有动眼神经穿出。

(2)脑干背侧面：

1)延髓：薄束结节和楔束结节，内含薄束核和楔束核。

2)脑桥：①小脑上脚：为小脑齿状核发出的出小脑纤维组成；②小脑中脚。

3)中脑：①上丘：为视觉反射中枢，有纤维与外侧膝状体相连；②下丘，为听觉反射中枢，有纤维与内侧膝状体相连；③滑车神经由下丘下方穿出。

4)菱形窝：组成第四脑室的底，被髓纹分为上、下两半：①上半，界沟内侧为内侧隆起，面神经丘深面有展神经核和面神经膝；②下半，界沟内侧为舌下神经三角和迷走神经三角，深面为舌下神经核和迷走神经背核；上、下半区的界沟外侧为前庭区，内含前庭神经核群。

5)第四脑室：位于延髓、脑桥与小脑之间的腔隙，内含脑脊液，向上可经中脑水管通第三脑室，向下可通脊髓中央管，向后可经第四脑室正中孔和外侧孔通蛛网膜下隙。

2.脑干内部结构　包括脑神经核、非脑神经核、长的上、下行纤维束及网状结构。

(1)脑神经核：与Ⅲ～Ⅻ脑神经相关，各脑神经核的位置和功能(按机能柱划分)如下：

1)一般躯体运动核:①动眼神经核(Ⅲ):中脑上丘水平,分为动眼神经外侧核(成对,支配同侧的下直肌、内直肌、下斜肌及对侧的上直肌)和中央尾侧核(不成对,支配双侧的上睑提肌)(注:一侧的动眼神经均为支配同侧的纤维组成);②滑车神经核(Ⅳ):中脑下丘水平,支配对侧上斜肌,但滑车神经支配同侧(纤维出脑前左右交叉);③展神经核(Ⅵ):脑桥面神经丘深面,支配同侧外直肌;④舌下神经核(Ⅻ):延髓舌下神经三角的深面,支配同侧舌肌。

2)特殊内脏运动核:①三叉神经运动核(Ⅴ):脑桥中部,主要支配咀嚼肌;②面神经核(Ⅶ):脑桥下部,在脑干内先形成面神经膝,向背内侧绕过展神经核,出脑后支配面肌、颈阔肌、二腹肌后腹、茎突舌骨肌和镫骨肌;③疑核(Ⅸ、Ⅹ、Ⅺ):在延髓,支配咽肌和喉肌;④副神经核(Ⅺ):位居上颈髓,支配胸锁乳突肌和斜方肌。

3)一般内脏运动核(副交感):①动眼神经副核(Ⅲ):又称 Edinger-Westphal 核,上丘阶段,发出节前纤维→睫状神经节⊙→瞳孔括约肌和睫状肌;②上泌涎核(Ⅶ):脑桥下部,发出节前纤维经→翼腭神经节⊙→泪腺、鼻腔黏膜腺等;发出节前纤维→下颌下神经节⊙→下颌下腺和舌下腺;③下泌涎核(Ⅸ):延髓橄榄上部,发出节前纤维→耳神经节换元后⊙→腮腺分泌;④迷走神经背核(Ⅹ):延髓迷走神经三角深面,发出节前纤维到器官旁或内的终节换元⊙→支配颈、胸、腹(腹腔实质性器官及结肠左曲以上消化管)的脏器活动,如这些部位的心肌、平滑肌和腺体。

4)一般和特殊内脏感觉核——孤束核:位于脑桥下端至延髓;核上端(味觉核)接受味觉纤维,核下部(心-呼吸核)主要接受舌咽神经和迷走神经传入的一般内脏感觉纤维。

5)一般躯体感觉核:①三叉神经脑桥核:主要接受三叉神经传入的头面部触、压觉初级纤维;②三叉神经脊束核:主要接受三叉神经传入的头面部痛、温觉纤维,此外该核下部还接受Ⅶ、Ⅸ、Ⅹ对脑神经的一般躯体感觉纤维;③三叉神经中脑核:该核相当于感觉神经节,主要与头、面肌的本体感觉传导有关。

6)特殊躯体感觉核:①蜗神经核:接受螺旋神经节传来的听觉纤维,发出纤维组成外侧丘系;②前庭神经核群:位于前庭区深面,主要接受前庭神经的传入纤维,发出纤维组成前庭脊髓束和内侧纵束,调节伸肌张力和完成视听反射等。

(2)脑干的非脑神经核:不与脑神经直接相关,而是作为脑干低级中枢或上、下行传导通路的中继站。

1)延髓的非脑神经核:重要的是薄束核与楔束核。薄束核与楔束核分别位于薄束结节和楔束结节的深面,接受薄束和楔束,发出纤维→交叉形成内侧丘系;传递躯干和四肢的意识性本体感觉和精细触觉。

2)脑桥的非脑神经核:重要的是脑桥核。脑桥核位于脑桥基底部纵横纤维之间,接受大脑的额桥束、顶桥束、枕桥束、颞桥束。脑桥核发出纤维→左右交叉形成小脑中脚→小脑。脑桥核是大脑与小脑之间的主要中继站,对运动进行调节。

3)中脑的非脑神经核:①下丘:听觉反射中枢;②上丘:视觉反射中枢;③顶盖前区:位于中脑和间脑交界处,为瞳孔对光反射中枢;④红核:接受小脑上脚纤维及大脑皮质的投射纤维,发出纤维组成红核脊髓束,调节屈肌张力(由于小脑上脚纤维是交叉的,而红核脊髓束也左右交叉,所以小脑对躯体的支配是同侧支配);⑤黑质:主要由多巴胺能神经元组成,黑质与纹状体之间有往返纤维联系,黑质细胞的变性,会导致震颤麻痹或 Parkinson 病。

(3)长上行纤维束:传递感觉。

1)内侧丘系:薄束核、楔束核发出纤维═×⇛内侧丘系⇛……

①行程:延髓:中线和下橄榄核之间,锥体背侧;脑桥:被盖腹侧边缘,与基底部相邻;中脑:红核的外侧。

②纤维起止:起核:薄束核和楔束核;终核:丘脑腹后外侧核。

内侧丘系传导对侧躯干和四肢的意识性本体感觉和精细触觉。

③骶、腰、胸、颈在该系的投射关系:i.延髓由前向后;ii.脑桥、中脑和丘脑腹后外侧核由外侧向内侧。

2)脊髓丘脑束:

起核:脊髓Ⅰ、Ⅳ到Ⅶ层;终核:丘脑腹后外侧核。

交叉:在脊髓内逐节经白质前连合交叉。

脊髓丘脑束传导对侧躯干、上下肢的痛温觉和粗触觉。

纤维投射:由外侧向内侧依次为骶、腰、胸、颈(SLTC)。

3)脊髓小脑前、后束:脊髓小脑后束 →小脑下脚→小脑;脊髓小脑前束→小脑上脚→小脑;将非意识性本体感觉感觉信息传向小脑,给小脑完成运动调节时提供信息来源。

4)外侧丘系:听觉传导。

5)三叉丘系:三叉神经脊束核、三叉神经脑桥核═×⇛三叉丘系⇛……

(4)长下行纤维束:主要是锥体束。主要起于大脑中央前回及中央旁小叶前部的大锥体细胞,包括:①皮质核束→脑干躯体运动核(4对)和特殊内脏运动核(4对);②皮质脊髓束→脊髓前索和外侧索→前角运动神经元,控制骨骼肌随意运动。

脑干网状结构:脑干内除了脑神经核、界限明确的非脑神经核及长的上、下行纤维之外的大部分区域。

(二)小脑

1.位置　位于颅后窝,前面隔着第四脑室与脑干相邻,上方隔着小脑幕与大脑半球枕叶毗邻。小脑两侧膨大为小脑半球,中央狭窄为小脑蚓。在小脑半球下面的前内侧各有一隆起,称小脑扁桃体。

小脑扁桃体疝:颅脑病变导致颅腔内压力增高时,小脑扁桃体嵌入枕骨大孔,从而压迫延髓腹外侧面,可影响延髓网状结构中的呼吸中枢和心血管中枢,危及生命。

2.外形及分叶　根据小脑的发生、功能和纤维联系,可以把小脑分为3叶:①绒球小结叶;②前叶;③后叶。

3.小脑核　位于小脑髓质内,有顶核、球状核、栓状核和齿状核4对。

4.小脑损伤主要表现　①共济失调;② 眼球震颤;③意向性震颤:一侧半球损伤,症状出现于同侧。

(三)间脑

分为背侧丘脑、后丘脑、上丘脑、底丘脑及下丘脑5个部分。其中位于两侧背侧丘脑和下丘脑之间的窄隙为第三脑室。

1.背侧丘脑

(1)非特异性投射核团(古丘脑):包括中线核和板内核。主要与上行网状激动系统有关。

(2)特异性中继核团(旧丘脑):包括腹前核、腹外侧核和腹后核。

1)腹前核、腹外侧核主要接受小脑上脚的纤维,传出纤维至躯体运动中枢,调节躯体运动。

2)腹后核分为:①腹后内侧核:接受三叉丘系及孤束核发出的味觉纤维;②腹后外侧核:接受内侧丘系和脊髓丘系的纤维。

(3)联络性核团(新丘脑):包括前核、内侧核和外侧核的背侧组,与人的高级神经活动有关。

2.下丘脑　包括视交叉、灰结节、漏斗、乳头体等。

(1)分区:由前向后可分为视前区、视上区、结节区、乳头体区4个部分。

(2)主要核团:①视上区:视上核和室旁核,能分泌催产素和加压素两种激素,影响垂体后叶。②结节区:漏斗核、腹内侧核和背内侧核;③乳头体区:乳头体核和下丘脑后核。

下丘脑的功能:是神经内分泌的中心,通过与垂体的联系,将机体的神经调节和体液调节融为一体;同时又是内脏运动神经的皮质下中枢,控制交感和副交感神经的活动。此外,还对机体的体温、摄食、生殖、水盐代谢等起作用。

3.后丘脑　即内侧膝状体和外侧膝状体,分别是听觉和视觉传导通路上的最后中继站。

(四)端脑

1.外形和分叶　左右大脑半球之间为大脑纵裂,纵裂的底为连接两侧半球的胼胝体。每侧半球分为上外侧面、内侧面和底面。半球内有3条恒定的沟将每侧半球分为5叶。

(1)大脑半球上外侧面:①外侧沟以上、中央沟以前的部分是额叶,重要的脑回有中央前回、额中回和额下回;②外侧沟上方、中央沟后方、顶枕沟以前的部分为顶叶,重要的脑回有中央后回、角回和缘上回;③顶枕沟以后的部分是枕叶;④外侧沟以下的部分是颞叶,重要的脑回有颞横回和颞上回;⑤外侧沟的深面为岛叶。

(2)大脑半球内侧面:环绕胼胝体的为扣带回,扣带回中部上方是中央旁小叶。

(3)大脑半球的底面:额叶眶面有纵行的嗅束,前端膨大为嗅球,与嗅神经相连。颞叶底面内侧有侧副沟,侧副沟内侧是海马旁回,该回前端弯曲为海马旁回钩。海马旁回内侧为海马沟,其上方窄条皮质称齿状回,齿状回外侧是海马。齿状回和海马统称海马结构。

2.大脑皮质的机能定位

(1)第1躯体运动区(中枢):中央前回、中央旁小叶前部。投射特点:①左右交叉支配;②投影倒置,但头部是正的;③代表区大小取决于功能的复杂程度和重要性。

(2)第1躯体感觉区(中枢):中央后回、中央旁小叶后部。投射特点:①左右交叉;②投影倒置,但头是正的;③代表区大小取决于感觉的敏感程度。

(3)视觉区:距状沟两侧皮质。

(4)听觉区:颞横回。

(5)嗅觉区:海马旁回钩附近。

(6)语言中枢:绝大部分人位于左半球:①运动性语言中枢:额下回后部,又称Broca区;②书写中枢:额中回后部;③听觉性语言中枢:颞上回后部;④视觉性语言中枢:角回。

Wernicke区:包括颞上回、颞中回后部、缘上回和角回,损伤后将出现严重的感觉性失语症。

3.端脑的内部结构

(1)基底核:①纹状体:尾状核和豆状核的合称,按种系发生分为新纹状体和旧纹状体,新纹状体由尾状核和豆状核的壳组成,豆状核的苍白球称旧纹状体;②屏状核:岛叶皮质与豆状核之间;③杏仁体:海马旁回钩深面、侧脑室下角上方,与尾状核末端相连。

(2)侧脑室:端脑内的室腔,左右各一,借室间孔通第3脑室,分4部分:①中央部:位于顶叶内;②前角:位于额叶;③后角:枕叶;④下角:颞叶;顶是尾状核尾,底为海马。

(3)大脑半球的髓质:可分为连合纤维、联络纤维和投射纤维3类。

1)连合纤维:为联系左右半球的纤维,包括①胼胝体:大脑纵裂底,紧贴大脑镰下缘,由前向后可分为嘴、膝、干和压部;②前连合:位于终板内的横行纤维,主要为连接两侧颞叶和嗅脑的纤维,完成嗅-内脏反射;③穹窿连合:海马发出的纤维到乳头体称为穹窿,穹窿连合为连接两侧海马的纤维。

2)联络纤维:是联系同侧半球内各部皮质的纤维。

3)投射纤维:由大脑皮质与皮质下中枢间的上、下行纤维组成,它们大部分通过内囊。

内囊是位于背侧丘脑、尾状核和豆状核之间的白质板,在水平切面上呈“><”形,分为:①内囊前肢:尾状核头与豆状核之间,主要有额桥束和丘脑前辐射;②内囊膝:皮质核束;③内囊后肢:豆状核与背侧丘脑之间,主要有皮质脊髓束、丘脑中央辐射、视辐射和听辐射通过。

内囊损伤表现为“三偏症”,即对侧肢体偏瘫,对侧躯体浅、深感觉障碍,双眼视野同向性偏盲。

(4)边缘系统:边缘叶位于大脑半球内侧面,包括隔区(包括胼胝体下回和终板旁回)、扣带回、海马旁回、海马和齿状回。边缘叶及与其联系密切的皮质下结构,如杏仁体、隔核、下丘脑、背侧丘脑前核等共同组成边缘系。边缘系统的功能是内脏调节、情绪反应和性活动等。

练习题

(一)名词解释

1.灰质 2.皮质 3.白质 4.髓质 5.神经核 6.神经节 7.纤维束 8.脑干网状结构 9.马尾 10.脊髓节段 11.白质前连合 12.锥体交叉 13.第四脑室 14.内侧丘系 15.外侧丘系 16.第三脑室 17.边缘叶 18.侧脑室 19.基底核 20.内囊

(二)单项选择题

1.胶状质位于脊髓质的 ( )

A.中间带 B.前角 C.后角
D.侧角 E.后索

2.下列脊髓节段中同时有前、侧和后角的是 ( )

A.C4 B.T10 C.L5
D.S3 E.Co1

3.下列脊髓节段中,既能见到薄束,又能见到楔束的是 ( )

A.T2 B.T6 C.T10
D.L3 E.S2

4. 右眼鼻侧，左眼颞侧视野偏盲，可能是由于损伤了　（　）
A. 右侧视神经　B. 右侧内囊　C. 左侧视束
D. 视交叉　E. 左侧视神经
5. 与传导本体感觉无关的是　（　）
A. 脊髓丘脑束　B. 脊神经节　C. 薄束、楔束
D. 脊髓小脑前、后束　E. 内侧丘系
6. 下列关于脊髓的叙述，正确的是　（　）
A. 无明显的节段性　B. 呈胶胨状，半流质状态
C. 与椎管等长　D. 上方与脑桥相接
E. 脊髓下端称脊髓圆锥
7. 下列关于脊髓的叙述，正确的是　（　）
A. 与混合性脊神经直接相连　B. 在第 4～5 腰椎间作腰椎穿刺时可能被损伤
C. 脊髓圆锥平第 3 腰椎体　D. 前正中沟有脊神经前根附着
E. 后外侧沟有脊神经后根附着
8. 成人脊髓下端平　（　）
A. 第 3 腰椎　B. 第 2 腰椎体下缘　C. 第 1 腰椎体下缘
D. 第 1 骶椎体下缘　E. 骶管裂孔处
9. 脊髓第 10 胸节约平对　（　）
A. 第 5 胸椎水平　B. 第 6 胸椎水平　C. 第 7 胸椎水平
D. 第 10 胸椎水平　E. 第 1 腰椎水平
10. 关于薄束和楔束的叙述，正确的是　（　）
A. 薄束位于后索的外侧部，楔束位于后索的内侧部
B. 薄束起自胸 4 节段以下的后角细胞
C. 楔束起自胸 4 以下脊神经节细胞的中枢突
D. 两束损伤后，对侧肢体本体感觉消失
E. 骶、腰、胸、颈纤维由内侧向外侧依次排列
11. 骶副交感核位于脊髓的　（　）
A. T1～L3　B. T2～T4　C. S2～S4
D. S5～Co1　E. L2～L4
12. 关于皮质脊髓侧束的叙述，正确的是　（　）
A. 起自延髓下端脑神经核　B. 经过延髓锥体的深面
C. 控制同侧肢体的运动　D. 其纤维终于脊髓的中间外侧核
E. 其纤维直接支配骨骼肌
13. 关于脊髓丘脑束的叙述，正确的是　（　）
A. 纤维终于丘脑腹后外侧核　B. 由脊神经节神经中枢突组成
C. 纤维在延髓下部交叉　D. 与对侧头面部痛、温、轻触觉传导有关
E. 与对侧躯体的本体感觉有关
14. 右侧薄束受损可导致　（　）
A. 右侧上肢本体感觉障碍　B. 左侧上肢本体感觉障碍

C. 右侧上肢、下肢本体感觉障碍 D. 右侧下肢本体感觉障碍
E. 左侧下肢本体感觉障碍

15. 损伤下列哪一结构，症状发生于病灶的同侧 ( )
A. 内侧丘系 B. 三叉丘系 C. 脊髓丘脑束
D. 内囊后肢 E. 三叉神经脊束

16. 脊髓颈 5 至胸 1 节段左侧半损伤将导致 ( )
A. 左侧上、下肢软瘫，腱反射消失
B. 右侧上、下肢硬瘫，腱反射消失
C. 左侧上肢软瘫，左下肢硬瘫
D. 右侧躯干、四肢损伤平面以下本体感觉消失
E. 左侧上肢不瘫痪，下肢硬瘫

17. 下列关于脊髓丘脑束的叙述，正确的是 ( )
A. 纤维交叉全部在脊髓内完成 B. 终于下丘脑
C. 起始细胞为脊神经节细胞 D. 主要支配对侧躯体的本体感觉
E. 以上描述均不对

18. 下列关于薄束和楔束的叙述，正确的是 ( )
A. 传导痛觉和温度觉 B. 在脊髓全部交叉
C. 由脊神经节细胞中枢突构成 D. 位于脊髓外侧索后部
E. 纤维在脊髓内逐节交叉到对侧

19. 与盲人识字传导有关的是 ( )
A. 薄束 B. 楔束 C. 脊髓丘脑束
D. 脊髓小脑束 E. 薄束和楔束

20. 某病人右下肢痉挛性瘫痪，右瞳孔缩小，左侧胸、腹、下肢的痛、温觉及右侧精细触觉丧失，双上肢正常，病变可能在 ( )
A. 延髓左侧半横断 B. 脊髓第 1～4 颈节右半横断
C. 脊髓第 5～8 颈节右半横断 D. 脊髓第 1～4 胸节右半横断
E. 脊髓第 1～4 腰节右半横断

21. 下列关于菱形窝的叙述，错误的是 ( )
A. 即第四脑室底 B. 位于延髓上部与脑桥背面
C. 界沟外侧为前庭区 D. 面神经丘深面为面神经核
E. 外侧角上有听结节

22. 下列关于第四脑室的叙述，错误的是 ( )
A. 底为菱形窝，顶朝向上丘脑 B. 经外侧孔和正中孔通小脑延髓池
C. 内有脉络丛 D. 上通中脑水管
E. 下通脊髓中央管

23. 下列关于中脑的叙述，正确的是 ( )
A. 背面的丘状隆起为大脑脚 B. 脚间窝处有滑车神经穿出
C. 上丘臂连于内侧膝状体 D. 下丘与听反射活动有关
E. 下橄榄核位于中脑

24. 与三叉神经脊束核无关的是 (　　)
A. 三叉神经　B. 面神经　C. 前庭蜗神经
D. 舌咽神经　E. 迷走神经

25. 关于疑核的叙述，错误的是 (　　)
A. 位于延髓　B. 属一般内脏运动核
C. 支配咽喉肌的运动　D. 发出纤维参与构成第Ⅸ对脑神经
E. 发出纤维参与构成第Ⅹ对脑神经

26. 属一般躯体感觉核的是 (　　)
A. 孤束核　B. 三叉神经脑桥核
C. 迷走神经背核　D. 下泌涎核
E. 蜗神经后核

27. 关于孤束核的叙述，错误的是 (　　)
A. 位于脑桥下部和延髓　B. 在孤束周围
C. 头端为味觉核　D. 尾端为一般内脏感觉核
E. 接受Ⅴ、Ⅶ、Ⅸ、Ⅹ脑神经的传入纤维

28. 关于面神经核的叙述，正确的是 (　　)
A. 位于面神经丘深面　B. 支配下部面肌的核团受双侧皮质核束控制
C. 只支配面肌　D. 接受对侧皮质核束的控制
E. 损伤后可致同侧面肌瘫痪

29. 关于舌下神经核的叙述，错误的是 (　　)
A. 位于舌下神经三角深面　B. 发出纤维在橄榄前方出脑
C. 接受双侧皮质核束控制　D. 右侧损伤，伸舌时舌尖偏右侧
E. 属躯体运动核

30. 关于锥体交叉的叙述，错误的是 (　　)
A. 位于延髓末端　B. 比内侧丘系交叉水平要低
C. 纤维主要控制肢体运动　D. 通常是不完全交叉
E. 交叉后的纤维支配 T1～L3 的中间外侧核

31. 关于薄束核与楔束核的叙述，正确的是 (　　)
A. 接受对侧躯干、四肢意识性本体感觉传入纤维
B. 接受对侧躯干、四肢非意识性本体感觉传入纤维
C. 上肢本体感觉传入薄束核，下肢本体感觉传入楔束核
D. 发出纤维交叉上行组成外侧丘系
E. 发出纤维交叉上行组成内侧丘系

32. 关于内侧丘系的叙述，错误的是 (　　)
A. 起自对侧薄束核和楔束核
B. 传导对侧躯干、四肢的精细触觉
C. 终止于背侧丘脑腹后外侧核
D. 传导对侧躯干、四肢意识性本体感觉
E. 终止于背侧丘脑腹后内侧核

33. 关于迷走神经背核的叙述，错误的是 ( )
A. 位于迷走神经三角深面 B. 属特殊内脏运动核
C. 属一般内脏运动核 D. 发出纤维支配心、肺
E. 发出纤维支配阑尾
34. 延髓内的副交感神经核是 ( )
A. 动眼神经副核 B. 迷走神经背核 C. 副神经核
D. 上泌涎核 E. 疑核
35. 关于三叉神经脊束的叙述，正确的是 ( )
A. 由同侧三叉神经节细胞中枢突构成
B. 主要止于三叉神经中脑核
C. 止于三叉神经脑桥核
D. 止于背侧丘脑腹后内侧核
E. 主要支配咀嚼肌运动
36. 关于动眼神经核的叙述，错误的是 ( )
A. 位于中脑上丘平面、中脑水管腹侧
B. 支配下斜肌
C. 接受双侧皮质核束支配
D. 支配下直肌
E. 支配眼轮匝肌
37. 瞳孔对光反射中枢位于 ( )
A. 延髓 B. 脑桥 C. 中脑
D. 间脑 E. 端脑
38. 不属于特殊内脏运动核的是 ( )
A. 三叉神经运动核 B. 疑核 C. 面神经核
D. 动眼神经副核 E. 副神经核
39. 某病人左侧：舌前 2/3 味觉障碍，舌下腺、下颌下腺分泌障碍，眼不能闭合，额纹消失，鼻唇沟消失，口角偏向右侧，病变可能在 ( )
A. 左舌神经 B. 左面神经与脑干相连处 C. 左面神经核
D. 右侧皮质核束 E. 左侧皮质核束
40. 关于小脑的叙述，错误的是 ( )
A. 位于颅后窝 B. 借 3 对小脑脚与脑干相连
C. 深面的灰质称小脑核 D. 小脑扁桃体参与构成第四脑室顶
E. 上面邻近小脑幕
41. 关于小脑扁桃体的叙述，错误的是 ( )
A. 位于小脑下面、邻近枕骨大孔 B. 颅内压增高时可形成枕骨大孔疝
C. 属小脑后叶 D. 属中枢神经系的淋巴器官
E. 小脑扁桃体疝可引起呼吸、心跳停止
42. 左侧小脑半球大范围损伤将导致 ( )
A. 身体左侧半反射亢进 B. 身体左侧半意识性本体感觉丧失

C. 左侧肢体共济失调　D. 左侧肢体偏瘫
E. 右侧肢体偏瘫

43. 关于背侧丘脑的叙述，正确的是　(　　)
A. 位于下丘脑的前下方　B. 前端突出的部分称丘脑枕
C. 被“Y”字形灰质板分为三部分　D. 接受整个躯体的深、浅感觉
E. 与运动调节无关

44. 关于背侧丘脑的叙述，正确的是　(　　)
A. 外侧紧邻内囊　B. 内侧紧邻第四脑室
C. 内髓板内的核团称正中核　D. 丘脑前核属非特异性投射核团
E. 内侧隔着内囊与豆状核相邻

45. 关于后丘脑的叙述，正确的是　(　　)
A. 由上丘和下丘构成　B. 位于丘脑前结节后下方
C. 借下丘脑沟与下丘脑分界　D. 包括内侧膝状体和外侧膝状体
E. 与本体感觉和精细触觉有关

46. 关于外侧膝状体的叙述，正确的是　(　　)
A. 属于背侧丘脑的一部分　B. 接受来自下丘臂的纤维
C. 属于中脑结构　D. 发出纤维至视觉中枢
E. 若损伤将出现对侧听觉障碍

47. 属上丘脑结构的是　(　　)
A. 丘脑髓纹　B. 灰结节　C. 前连合
D. 丘脑枕　E. 乳头体

48. 关于下丘脑的叙述，正确的是　(　　)
A. 位于背侧丘脑背内侧　B. 下界为下丘脑沟
C. 某些核团能分泌激素　D. 下方与松果体相连
E. 左右下丘脑之间为侧脑室

49. 关于间脑特异性中继核团的叙述，错误的是　(　　)
A. 内侧核　B. 腹前核　C. 腹外侧核
D. 腹后外侧核　E. 腹后内侧核

50. 腹后内侧核接受　(　　)
A. 四肢、躯干的本体感觉　B. 四肢、躯干的浅感觉　C. 听觉
D. 味觉　E. 视觉

51. 属于后丘脑结构的是　(　　)
A. 上丘、下丘　B. 松果体和缰三角
C. 内侧膝状体和外侧膝状体　D. 丘脑腹后内侧核与腹后外侧核
E. 脑垂体和灰结节

52. 大脑半球额叶与顶叶的界线是　(　　)
A. 中央沟　B. 中央后沟　C. 中央前沟
D. 顶枕沟　E. 外侧沟

53. 关于中央前回的描述，正确的是　(　　)

A. 位于顶叶
B. 位于中央前沟与中央后沟之间
C. 位于中央前沟与中央沟之间
D. 是躯体感觉中枢
E. 是运动性语言中枢

54. 关于海马的描述，错误的是 ( )
A. 与齿状回共同构成海马结构
B. 位于齿状回外侧
C. 为侧脑室下角底壁的弓形隆起
D. 与学习记忆有关
E. 属枕叶内容

55. 关于端脑的描述，错误的是 ( )
A. 大脑半球表面覆盖着皮质
B. 两侧半球借胼胝体相连
C. 基底核包括齿状核、豆状核等
D. 豆核位于背侧丘脑的外侧
E. 侧脑室下角位于颞叶内

56. 关于侧脑室的描述，正确的是 ( )
A. 是端脑内一个含气的腔隙
B. 中央部位于额叶
C. 各脑叶内均有侧脑室
D. 借室间孔通第三脑室
E. 下角的顶是海马

57. 关于视觉区的描述，正确的是 ( )
A. 位于顶枕沟两侧皮质
B. 接受内侧膝状体纤维
C. 接受视束纤维
D. 接受对侧眼的视觉信息
E. 位于距状沟上下方的枕叶皮质

58. 左侧大脑半球视觉区损伤将导致 ( )
A. 双眼颞侧视野偏盲
B. 双眼鼻侧视野偏盲
C. 双眼右侧半视野偏盲
D. 双眼左侧半视野偏盲
E. 右侧眼全盲

59. 运动性语言中枢位于 ( )
A. 左侧大脑半球额中回后部
B. 左侧大脑半球中央旁小叶后部
C. 左侧大脑半球颞上回后部
D. 左侧大脑半球额下回后部
E. 左侧大脑半球角回

60. 左侧大脑半球角回损伤可能导致 ( )
A. 双眼右侧半视野同向性偏盲
B. 感觉性失语症
C. 失读症
D. 运动性失语症
E. 视觉无障碍

61. 左侧大脑半球额中回后部损伤将导致 ( )
A. 左侧上、下肢硬瘫
B. 右上肢瘫痪
C. 手活动正常，但丧失书写能力
D. 丧失说话能力，但可发出声音
E. 听不懂他人讲话的意思

62. 关于内囊的描述，错误的是 ( )
A. 位于尾状核、背侧丘脑与豆状核之间
B. 由投射纤维构成
C. 损伤时，会出现对侧偏瘫
D. 前肢有丘脑中央辐射
E. 损伤时，会出现对侧感觉丧失

63. 通过内囊膝部的是 ( )

A. 皮质脊髓束　B. 丘脑中央辐射　C. 皮质核束
D. 视辐射　E. 丘脑前辐射

64. 通过内囊后肢的投射纤维,错误的是　(　　)
A. 皮质脊髓束　B. 视辐射　C. 听辐射
D. 丘脑中央辐射　E. 皮质核束

65. 右侧皮质核束损伤时,可致　(　　)
A. 左侧眼裂以下面肌瘫痪　B. 左侧全部面肌瘫痪
C. 右侧眼裂以下面肌瘫痪　D. 右侧全部面肌瘫痪
E. 双侧眼裂以上面肌瘫痪

66. 关于皮质脊髓束的描述,错误的是　(　　)
A. 经过内囊后肢　B. 经过中脑大脑脚底
C. 经过脑桥基底部　D. 经过延髓锥体深面
E. 经过脊髓中央管

67. 若病人右侧上、下肢硬瘫,左眼睑下垂,眼外斜视,可能损伤的部位在　(　　)
A. 内囊　B. 中脑　C. 脑桥
D. 延髓　E. 脊髓

68. 若病人右侧上、下肢硬瘫,左眼内斜视,可能损伤的部位在　(　　)
A. 内囊　B. 中脑　C. 脑桥
D. 延髓　E. 脊髓

69. 若病人右侧上、下肢硬瘫,伸舌时舌尖偏向左侧,可能损伤的部位在　(　　)
A. 内囊　B. 中脑　C. 脑桥
D. 延髓　E. 脊髓

70. 若病人右侧上、下肢硬瘫,左侧额纹及鼻唇沟消失,可能损伤的部位在　(　　)
A. 内囊　B. 中脑　C. 脑桥
D. 延髓　E. 脊髓

71. 若病人右侧上、下肢硬瘫,右侧半身体感觉丧失,双眼右侧视野偏盲,可能损伤的部位在　(　　)
A. 内囊　B. 中脑　C. 脑桥
D. 延髓　E. 脊髓

72. 接受皮质核束支配　(　　)
A. 孤束核　B. 疑核　C. 上泌涎核
D. 迷走神经背核　E. 前庭神经核

73. 关于皮质脊髓侧束在第 4 胸髓节段损伤的叙述,正确的是　(　　)
A. 属下运动神经元损伤　B. 可导致上肢运动障碍
C. 同侧腹肌可能瘫痪　D. 双侧腹肌均瘫痪
E. 属上运动神经元损伤

74. 小儿发热后,左下肢不能随意运动,肌张力减弱,腱反射消失,病变部位可能在　(　　)
A. 大脑　B. 中脑　C. 脑桥

D. 延髓　　E. 脊髓

75. 外伤女病人，3 个月后：①右上肢痉挛性瘫痪，下肢正常；②伸舌时偏右侧，无舌肌萎缩；③右侧眼裂以下面肌瘫痪，丧失说话能力，但阅读、听话及全身感觉正常。推测损伤部位位于（　　）

A. 大脑皮质　　B. 内囊　　C. 中脑

D. 脑桥　　E. 延髓

（三）多项选择题

1. 关于脊髓的描述，正确的是（　　）

A. 上端连于延髓　　B. 脊髓表面有 6 条沟

C. 下端没有到达骶管　　D. 颈膨大发出的纤维主要组成颈丛

E. 腰骶膨大发出管理下肢的神经

2. 关于马尾的描述，正确的是（　　）

A. 位于脊髓圆锥之下　　B. 位于椎管内　　C. 由脊髓的被膜形成

D. 由腰、骶、尾神经根构成　　E. 主要管理下肢

3. 脊髓第 8 胸节平面可见到（　　）

A. 皮质脊髓侧束　　B. 楔束　　C. 薄束

D. 皮质核束　　E. 脊髓丘脑侧束

4. 关于脊髓丘脑束的叙述，正确的有（　　）

A. 由对侧脊神经节细胞中枢突构成

B. 纤维在脊髓内完成交叉

C. 传导对侧躯干、上下肢的痛温觉和粗触觉

D. 在传导通路上属于第二级纤维

E. 终止于背侧丘脑腹后外侧核

5. 连于延髓脑桥沟的脑神经有（　　）

A. 展神经　　B. 舌下神经　　C. 面神经

D. 前庭蜗神经　　E. 舌咽神经

6. 与面神经有关的核团是（　　）

A. 面神经核　　B. 下泌涎核　　C. 上泌涎核

D. 孤束核　　E. 疑核

7. 与舌咽神经有关的核团是（　　）

A. 三叉神经脊束核　　B. 孤束核　　C. 下泌涎核

D. 疑核　　E. 上泌涎核

8. 关于三叉神经脊束核的叙述，正确的有（　　）

A. 与对侧头面部痛、温觉有关　　B. 接受三叉神经节细胞中枢突

C. 发出纤维参与组成三叉丘系　　D. 接受迷走神经躯体传入纤维

E. 属一般躯体感觉核

9. 位于中脑的结构包括（　　）

A. 红核　　B. 副神经核　　C. 黑质

D. 内侧丘系　　E. 动眼神经副核

10. 关于第三脑室的叙述，正确的有　（　）
A. 是间脑中间的窄腔　B. 向上通第四脑室
C. 侧壁为背侧丘脑和下丘脑　D. 前界是终板
E. 向下通中脑水管

11. 属于基底神经核的有　（　）
A. 齿状核　B. 尾状核　C. 豆状核
D. 屏状核　E. 杏仁体

12. 大脑半球连合系包括　（　）
A. 胼胝体　B. 缰连合　C. 前连合
D. 穹窿连合　E. 内囊

13. 关于胼胝体的叙述，正确的有　（　）
A. 位于大脑纵裂的底　B. 上方邻近下矢状窦
C. 分为嘴、膝、干和压四部　D. 是联系左右半球额、顶、枕、颞叶的纤维
E. 是联系同侧半球各部皮质的纤维

14. 与瞳孔对光反射有关的结构有　（　）
A. 视网膜视锥、视杆细胞　B. 视束　C. 顶盖前区
D. 睫状神经节　E. 动眼神经

15. 右侧内囊膝部损伤，可导致　（　）
A. 左侧额纹消失　B. 左侧鼻唇沟变浅，口角歪向右侧
C. 伸舌时舌尖偏向左侧　D. 左侧眼睑下垂
E. 左侧眼球内斜视

16. 右侧内囊后肢损伤将导致　（　）
A. 左侧上、下肢硬瘫　B. 左侧舌肌明显萎缩
C. 左侧躯干、上下肢感觉丧失　D. 双眼左侧半视野同向性偏盲
E. 左侧眼睑下垂

17. 关于视觉中枢的叙述，正确的有　（　）
A. 位于枕叶距状沟上下的皮质　B. 参与瞳孔对光反射
C. 接受双眼视觉信息　D. 损伤后的症状与视束损伤相同
E. 接受外侧膝状体来的纤维

18. 支配骨骼肌运动的下运动神经元包括　（　）
A. 滑车神经核　B. 下泌涎核　C. 脊髓前角
D. 舌下神经　E. 疑核

（四）填空题

1. 神经系统按其所在位置可分为________和________两部分。

2. 中枢神经包括________和________；周围神经包括12对________、31对________和________。

3. 脊髓位于________内，上端在________处与________相连，成人脊髓下端平________水平，新生儿下端可达________下缘平面。

4. 脊髓有两个膨大，即位于________的颈膨大和位于________腰骶膨大。

5. 脊髓共分为31个节段，其中颈髓________节、胸髓________节、腰髓________节、骶髓________节、尾髓________节。

6. 脊髓灰质侧角的中间外侧核位于________节段，它是________的低级中枢。在骶髓2～4节段内中间带外侧部含有________核，它是________的低级中枢。

7. 脊髓外侧索含有：①传导非意识性本体感觉的________、________束；②支配同侧肢体运动的________；③传导对侧躯体和上下肢痛温触觉的________束。

8. 薄束由________脊神经节细胞中枢突形成；楔束由________脊神经节细胞中枢突形成。

9. 延髓的前外侧沟有________神经根丝穿出，橄榄背外侧自上而下有________、________和________神经根丝穿出。

10. 自延髓脑桥沟中线向外依次有________、________和________神经相连。

11. 中脑脚间窝有________神经穿出，中脑背侧有两对隆起，上一对称________，下一对称________。下丘下方有________神经穿出。

12. 第四脑室是位于________、________和________间的腔隙，上通________，下续________，经第四脑室正中孔和外侧孔通________。

13. 面神经丘内隐藏________和________，听结节内隐藏________。

14. 脑干躯体运动核包括________、________、________和________；一般内脏运动核包括________、________、________和________；特殊内脏运动核包括________、________、________和________。

15. 中脑内的脑神经核有________、________和________。

16. 锥体束包括________和________。

17. 内侧丘系由________和________核发出的纤维交叉至对侧形成；三叉丘系由________和________核发出的纤维交叉至对侧形成。

18. 小脑位于________，上方隔着________与________相邻。

19. 小脑扁桃体紧邻________和________的两侧。

20. 连于小脑与延髓、脊髓之间的白质称________；连于小脑与脑桥之间的白质称________；连于小脑与中脑、间脑之间的白质称________。

21. 后丘脑位于丘脑枕下方，包括1对________和1对________。

22. 背侧丘脑腹后内侧核接受________和________纤维，腹后外侧核接受________和________纤维。

23. ________和________合称为海马结构。

24. 侧脑室位于________内，可分为________、________、________和________4部分。

25. 基底核包括________、________和________。

26. 第1躯体运动区位于________和________。

27. 第1躯体感觉区位于________和________；视觉中枢位于________；听觉中枢位于________。

28. 运动性语言中枢位于________；听觉性语言中枢位于________；书写中枢位于________；视觉语言中枢位于________。

29. 大脑半球髓质可分 3 类：①__________系；②__________系；③__________系。

30. 大脑半球髓质的连合系包括__________、__________和__________。

(五)问答题

1. 试述第 3～12 对脑神经的具体出脑部位。

2. 简述第四脑室的构成及其交通。

3. 简述内囊的位置、分部及通过内囊各部的主要投射纤维。

4. 简述第Ⅰ躯体感觉区位置及投射特点。

练习题参考答案

(一)名词解释

1. 灰质：中枢部，神经元胞体和树突聚集的部位。

2. 皮质：位于大脑、小脑表面的灰质。

3. 白质：中枢部，神经纤维聚集的部位。

4. 髓质：大脑、小脑内部的白质。

5. 神经核：中枢部，形态、功能相同或相似的一团灰质，如面神经核、下橄榄核等。

6. 神经节：周围部，形态、功能相同或相似的一群神经元胞体聚集的部位，往往形成一个肉眼可见的膨大，按功能可分为感觉神经节、交感神经节和副交感神经节。

7. 纤维束：中枢部，起止、功能相同或相似的一束神经纤维，如脊髓内的薄束、楔束。

8. 脑干网状结构：脑干内，除了脑神经核、边界清楚的非脑神经核及长距离传递的纤维束外的所有结构称网状结构。

9. 马尾：椎管内，脊髓圆锥以下的脊神经根，形似马尾，故名。

10. 脊髓节段：每对脊神经及其根丝所连的一段脊髓，称脊髓节段；颈髓 8 节、胸髓 12 节、腰髓 5 节、骶髓 5 节、尾髓 1 节。

11. 白质前连合：脊髓中央管腹侧的白质部分，内有脊髓丘脑束的交叉纤维。

12. 锥体交叉：位于延髓下端腹侧面的交叉纤维，为皮质脊髓束的交叉纤维组成，交叉之后在脊髓中形成皮质脊髓侧束。

13. 第四脑室：位于延髓、脑桥与小脑之间的腔隙，内含脑脊液；向上经中脑水管通第三脑室，向下通脊髓中央管；向后可经第四脑室正中孔和外侧孔通蛛网膜下隙。

14. 内侧丘系：为躯干、四肢本体感觉传导通路上的第 2 级纤维，发自薄束核和楔束核，终于背侧丘脑腹后外侧核。

15. 外侧丘系：为脑干内传递听觉的纤维束，起自蜗神经核和上橄榄核，终于下丘。

16. 第三脑室：位于左右背侧丘脑、下丘脑之间的裂隙，向上经室间孔通侧脑室，向下经中脑水管通第四脑室。

17. 边缘叶：位于大脑半球内侧面，包括胼胝体下区、扣带回、海马旁回、钩、齿状回、海马等结构，是人的内脏活动的高级中枢。

18. 侧脑室：为端脑内部的室腔，左、右各一，内含脑脊液。分为 4 部分：前角(额叶)、中央部(顶叶)、后角(枕叶)和下角(颞叶)。侧脑室向下经室间孔通第三脑室。

19. 基底核：端脑白质内的灰质团块，位置靠近脑底，包括纹状体、屏状核和杏仁体。

20. 内囊：位于尾状核、豆状核和背侧丘脑之间的白质纤维，分为内囊前肢、内囊膝和内囊后肢。内囊损伤可导致典型的"三偏症"。

(二)单项选择题

1.C 2.B 3.A 4.B 5.A 6.E 7.E 8.C 9.C 10.E 11.C
12.C 13.A 14.D 15.E 16.C 17.A 18.C 19.B 20.D 21.D 22.A
23.D 24.C 25.B 26.B 27.E 28.E 29.C 30.E 31.E 32.E 33.B
34.B 35.A 36.E 37.C 38.D 39.B 40.D 41.D 42.C 43.D 44.A
45.D 46.D 47.A 48.C 49.A 50.D 51.C 52.A 53.C 54.E 55.C
56.D 57.E 58.C 59.D 60.C 61.C 62.D 63.C 64.E 65.A 66.E
67.B 68.C 69.D 70.C 71.A 72.B 73.E 74.E 75.A

(三)多项选择题

1. ABE 2. ABDE 3. ACE 4. BCDE 5. ACD 6. ACD 7. ABCD 8. BCDE
9. ACDE 10. ACDE 11. BCDE 12. ACD 13. ABCD 14. ABCDE 15. BC
16. ACD 17. ACDE 18. ACDE

(四)填空题

1. 中枢神经 周围神经

2. 脑 脊髓 脑神经 脊神经 内脏神经

3. 椎管 枕骨大孔 延髓 L1 下缘 L3

4. C4～T1 L2～S3

5. 8 12 5 5 1

6. T1～L3 交感神经 骶副交感 副交感

7. 脊髓小脑前束 脊髓小脑后 皮质脊髓侧 脊髓丘脑侧

8. T5 以下 T4 以上

9. 舌下 舌咽神经 迷走神经 副

10. 展神经 面神经 前庭蜗

11. 动眼 上丘 下丘 滑车

12. 延髓 脑桥 小脑 中脑水管 脊髓中央管 蛛网膜下隙(小脑延髓池)

13. 展神经核 面神经膝 蜗神经后核

14. 动眼神经核 滑车神经核 展神经核 舌下神经核 动眼神经副核 上泌涎核 下泌涎核 迷走神经背核 三叉神经运动核 面神经核 疑核 副神经核

15. 动眼神经核 动眼神经副核 滑车神经核

16. 皮质脊髓束 皮质核束

17. 薄束核 楔束 三叉神经脑桥核 三叉神经脊束

18. 颅后窝 小脑幕 大脑颞叶

19. 延髓 枕骨大孔

20. 小脑下脚 小脑中脚 小脑上脚

21. 内侧膝状体 外侧膝状体

22.三叉丘系　味觉　脊髓丘脑束　内侧丘系

23.海马　齿状回

24.端脑　前角　中央部　后角　下角

25.纹状体　屏状核　杏仁体

26.中央前回　中央旁小叶前部

27.中央后回　中央旁小叶后部　距状沟上下方皮质　颞横回

28.额下回后部　颞上回后部　额中回后部　角回

29.连合纤维　联络纤维　投射纤维

30.胼胝体　前连合　穹窿连合

(五)问答题

1.Ⅲ:中脑脚间窝;Ⅳ:中脑背面下丘下方;Ⅴ:脑桥基底部与小脑中脚之间;Ⅵ、Ⅶ、Ⅷ:延髓脑桥沟由内侧向外侧依次排列;Ⅸ、Ⅹ、Ⅺ:延髓橄榄后沟由上向下依次排列;Ⅻ:延髓锥体外侧与橄榄之间。

2.第四脑室:位于延髓、脑桥与小脑之间的腔隙,内含脑脊液,向上可经中脑水管通第三脑室;向下可通脊髓中央管;向后可经第四脑室正中孔和外侧孔通蛛网膜下隙。

3.内囊:为端脑内尾状、豆状核、背侧丘脑之间的白质纤维,主要由端脑与脑干或脊髓之间的上、下行纤维束组成,根据位置可分为3部分:位于尾状核头与豆状核之间的是内囊前肢,主要由下行的额桥束和上行的丘脑前辐射组成;位于豆状核和背侧丘脑之间的是内囊后肢,其中下行纤维主要是皮质脊髓束,上行纤维主要是丘脑中央辐射、视辐射和听辐射;位于前肢与后肢之间的是内囊膝,主要由皮质核束通过。

4.第Ⅰ躯体感觉区的位置:中央后回与中央旁小叶后部。

投射特点:①交叉支配,即左半球支配右侧半身体,反之亦然;②投影倒置,但头部正置;③投影代表区大小与部位的感觉敏感性有关。

(金联洲)

第十六章 神经系统的传导通路

复习纲要

一、感觉传导通路

（一）躯干和四肢意识性本体感觉和精细触觉传导通路

由3级神经元组成。第1级神经元位于脊神经节，其周围突分布至本体感受器和精细触觉感受器，中枢突经脊神经后根进入脊髓后索，其中来自躯干下部和下肢的纤维在后索的内侧部形成薄束，来自躯干上部和上肢的纤维在后索的外侧部形成楔束。两束上行分别终止于薄束核和楔束核。第2级神经元胞体在薄束核和楔束核，由此发出的纤维经内侧丘系交叉后，转折上升，称内侧丘系。内侧丘系→脑桥→中脑→止于丘脑腹后外侧核。第3级神经元是丘脑腹后外侧核，由此发出纤维经内囊后肢，主要投射至中央后回的中上部和中央旁小叶后部。

此传导通路任何部位的损伤，都可导致躯干和四肢深感觉和精细触觉障碍，值得注意的是：①内侧丘系交叉下方损伤，患者闭眼时，不能确定损伤同侧关节的位置、运动方向和两点间的距离；②内侧丘系交叉上方损伤，患者闭眼时，不能确定损伤对侧关节的位置、运动方向和两点间的距离。

（二）躯干和四肢痛温觉、粗触觉和压觉传导通路

由3级神经元组成。第1级神经元胞体位于脊神经节，其周围突经脊神经分布于躯干和四肢皮肤内的感受器，中枢突经脊神经后根进入脊髓，止于第2级神经元。第2级神经元主要位于脊髓灰质的Ⅰ、Ⅳ～Ⅶ层，发出纤维交叉至对侧，其中痛、温觉纤维至外侧索，形成脊髓丘脑侧束，压觉和粗触觉纤维至前索，形成脊髓丘脑前束；两束上升到延髓合为脊髓丘脑束→脑桥→中脑→丘脑腹后外侧核。第3级神经元为丘脑腹后外侧核，它们发出纤维经内囊后肢，投射至大脑半球中央后回的中、上部和中央旁小叶后部。

（三）头面部痛温觉和触压觉传导通路

由3级神经元组成。第1级神经元位于三叉神经节、舌咽神经上神经节、迷走神经上神经节和膝神经节，其周围突分布至头面部感受器，中枢突经三叉神经根、舌咽神经、迷走神经和面神经进入脑干，止于三叉神经脑桥核和三叉神经脊束核。第2级神经元是三叉神经脑桥核和脊束核，它们发出纤维大部分交叉至对侧，组成三叉丘系→中脑→丘脑腹后内侧核。第3级神经元是丘脑腹后内侧核，它们发出纤维经内囊后肢投射至中央后回下部。

（四）视觉传导通路和瞳孔对光反射通路

1. 视觉传导通路　由3级神经元组成。第1级神经元是视网膜双极神经元，第2级神经

元为视网膜节细胞。节细胞的轴突在视神经盘处汇合成视神经，经视神经管进入颅腔，形成视交叉；交叉后的纤维延续为视束，视束止于外侧膝状体。第3级神经元胞体位于外侧膝状体，由外侧膝状体核发出纤维组成视辐射，经内囊后肢投射至端脑距状沟上下的视区皮质。

在此传导路中需要注意的是，在视交叉中，来自双眼视网膜鼻侧半的纤维交叉，颞侧半的纤维不交叉，即一侧视束中含有同侧眼视网膜的颞侧半纤维和对侧眼视网膜的鼻侧半纤维。

表16-1　视觉传导通路损伤后的表现

损伤部位	临床表现
一侧视神经	同侧眼全盲
视交叉中央部交叉纤维	双眼颞侧视野偏盲
视交叉外侧部不交叉纤维	患侧眼鼻侧视野偏盲
一侧视束及以上损伤	双眼视野同向性偏盲

2.瞳孔对光反射通路　视网膜⊙→视神经→视交叉→视束→上丘臂⊙→顶盖前区⊙→双侧动眼神经副核⊙→动眼神经→睫状神经节⊙→节后纤维→支配瞳孔括约肌。

表16-2　主要感觉传导通路小结

传导路	第1级神经元	第2级神经元	第3级神经元	投射部位
躯干和四肢意识性本体感觉及精细触觉	脊神经节	薄束核 楔束核	丘脑腹后外侧核	中央后回中、上部和中央旁小叶后部
躯干和四肢浅感觉	脊神经节	脊髓灰质Ⅰ、Ⅳ到Ⅶ层	同上	同上
头面部浅感觉	三叉神经节	三叉神经脑桥核、脊束核	丘脑腹后内侧核	中央后回下部
视觉	视网膜双极细胞	视网膜节细胞	外侧膝状体	枕叶视区

二、运动传导通路

运动传导通路是指大脑皮质与骨骼肌效应器的神经联系，由上、下两级神经元组成。上运动神经元是大脑皮质的运动神经细胞，下运动神经元是脑干的躯体运动核和特殊内脏运动核以及脊髓前角的运动神经细胞。包括锥体系和锥体外系两部分。

(一)锥体系

锥体系的上运动神经元主要位于中央前回和中央旁小叶前部的大型锥体细胞(Betz细胞)和其他类型的锥体细胞，其轴突共同组成锥体束。锥体束中下行至脊髓的称皮质脊髓束，到脑干称皮质核束。

1.皮质脊髓束　由中央前回上、中部和中央旁小叶前部等处的锥体细胞轴突集合而成，经内囊后肢→大脑脚底中3/5外侧部→脑桥基底部→锥体下端，在此处，约75%～90%的纤维交叉到对侧，形成锥体交叉；交叉后的纤维行于对侧脊髓外侧索，称皮质脊髓侧束，逐节终止于脊髓前角细胞，主要支配四肢肌。少部分未交叉的纤维行于同侧脊髓前索，称皮质脊髓前束，支配躯干肌和上肢肌。

值得注意的是，躯干肌受两侧大脑皮质支配，而四肢肌只接受对侧支配。

2. 皮质核束　主要由中央前回下部的锥体细胞轴突集合而成，经内囊膝至大脑脚底中3/5内侧部，由此向下陆续分出纤维至大部分双侧的躯体运动和特殊内脏运动核。

值得注意的是，支配面下部肌的面神经核细胞群和舌下神经核只接受对侧皮质核束支配。

一侧上运动神经元损伤，可导致：①对侧眼裂以下面肌瘫痪，表现为病灶对侧鼻唇沟变浅、口角低垂并向病灶侧偏斜、流涎、不能鼓腮和露齿等动作；②对侧舌肌瘫痪，表现为伸舌时，舌尖偏向病灶对侧，称为核上瘫。

一侧面神经核损伤，可导致病灶侧所有面肌瘫痪，表现为：额纹消失、不能闭眼、口角下垂、鼻唇沟消失；一侧舌下神经核损伤，可导致病灶侧全部舌肌瘫痪，表现为伸舌时，舌尖偏向病灶侧；上述两者均是下运动神经元损伤，故统称为核下瘫。

表 16-3　上、下运动神经元损伤后的表现

项　目	上运动神经元损伤（核上瘫）	下运动神经元损伤（核下瘫）
肌张力	增强	减弱
瘫痪特点	硬瘫	软瘫
深反射	亢进	消失
浅反射	减弱或消失	消失
病理反射	阳性	阴性
肌萎缩	不明显（早期）	明显

（二）锥体外系

锥体外系是指锥体系以外影响和控制骨骼肌运动的神经结构的总称，其结构非常复杂，包括大脑皮质、纹状体、背侧丘脑、底丘脑、红核、黑质、脑桥核、前庭核、小脑和脑干网状结构等以及它们的纤维联系。其中以皮质纹状体系和皮质脑桥小脑系最为重要。锥体外系的主要功能是调节肌张力、协调肌肉活动、维持体态姿势和习惯性动作等。

练习题

（一）名词解释

1. 上运动神经元　　2. 皮质核束　　3. 核上瘫

（二）单项选择题

1. 传导意识性本体感觉的纤维交叉部位在　（　　）

A. 脑桥　　B. 脊髓　　C. 延髓

D. 中脑　　E. 丘脑

2. 关于楔束的叙述，正确的是　（　　）

A. 占据脊髓胸 4 节以上后索　　B. 占据脊髓胸 5 节以下后索

C. 占据脊髓胸 5 节以上后索　　D. 占据脊髓胸 3 节以上后索

E. 占据脊髓胸 4 节以下后索

3. 盲人摸字是　(　　)

A. 经三叉丘系传导　B. 经外侧丘系传导

C. 经脊髓丘系传导　D. 经楔束传导

E. 经薄束传导

4. 一侧视束损伤可导致　(　　)

A. 双眼颞侧视野偏盲　B. 单眼全盲

C. 瞳孔对光反射消失　D. 双眼对侧半视野同向性偏盲

E. 双眼鼻侧视野偏盲

5. 属于头面部痛、温觉传导通路的是　(　　)

A. 第 1 级神经元位于脊髓后角　B. 第 2 级纤维是脊髓丘系

C. 第 3 级神经元为丘脑腹后外侧核　D. 投射至中央后回下部

E. 第 2 级纤维没有交叉

6. 与瞳孔对光反射有关的是　(　　)

A. 视束　B. 外侧膝状体　C. 丘脑腹后外侧核

D. 内侧膝状体　E. 动眼神经核

7. 视交叉中央部损伤可致　(　　)

A. 双眼视野全盲　B. 双眼鼻侧视野偏盲

C. 双眼视野同向性偏盲　D. 双眼视野无缺损

E. 双眼颞侧视野偏盲

8. 舌下神经核　(　　)

A. 接受同侧皮质核束支配　B. 接受对侧皮质核束支配

C. 接受双侧皮质核束支配　D. 损伤后出现肌张力亢进

E. 损伤后引起痉挛性瘫痪

9. 面神经核　(　　)

A. 只接受对侧皮质核束的支配

B. 接受双侧皮质核束的支配

C. 控制下部面肌的核群接受对侧皮质核束支配

D. 损伤后出现深反射亢进

E. 损伤后出现痉挛性瘫痪

10. 上运动神经元损伤可导致　(　　)

A. 肌张力降低　B. 肌萎缩　C. 浅反射消失

D. 不出现病理反射　E. 硬瘫

11. 脊髓丘脑束传导　(　　)

A. 听觉　B. 精细触觉　C. 平衡觉

D. 痛、温觉　E. 本体感觉

12. 关于内侧丘系的描述，正确的是　(　　)

A. 传导痛、温觉　B. 传导听觉　C. 传导平衡觉

D. 传导精细触觉　E. 传导视觉

13. 关于视觉传导通路的描述，正确的是 ( )
A. 第二级纤维全部交叉
B. 投射至中央后回
C. 第 3 级神经元是丘脑腹后外侧核
D. 第 3 级神经元是内侧膝状体核
E. 第 3 级神经元是外侧膝状体核

14. 听觉传导通路是 ( )
A. 由 3 级神经元构成
B. 第 3 级神经元胞体在上丘
C. 经内侧丘系传导
D. 经内侧膝状体中继
E. 经外侧膝状体中继

15. 皮质脊髓束 ( )
A. 起于中央后回
B. 经大脑脚外侧 1/5
C. 经内囊后肢
D. 支配同侧脊髓前角细胞
E. 纤维不交叉

16. 视觉传导的第 2 级神经元胞体位于 ( )
A. 视网膜
B. 下丘
C. 外侧膝状体
D. 上丘
E. 内侧膝状体

17. 躯干和四肢浅感觉传导路的第 2 级神经元胞体位于 ( )
A. 脊髓灰质板层Ⅰ、Ⅳ到Ⅶ
B. 薄束核、楔束核
C. 中脑黑质
D. 丘脑腹后外侧核
E. 脑桥核

18. 瞳孔对光反射中枢位于 ( )
A. 脊髓
B. 中脑
C. 脑桥
D. 丘脑
E. 延髓

19. 躯干和四肢深感觉传导路的第 2 级神经元胞体位于 ( )
A. 脊髓灰质胸核和固有核
B. 下橄榄核
C. 丘脑腹前核和腹外侧核
D. 中脑红核
E. 薄束核和楔束核

20. 关于锥体系的描述，错误的是 ( )
A. 由上、下两级神经元组成
B. 主要发自中央前回和中央旁小叶前部
C. 包括皮质脊髓束和皮质核束
D. 经过内囊前肢下降
E. 皮质核束经内囊膝下降

(三)多项选择题

1. 与丘脑腹后外侧核有关的是 ( )
A. 意识性本体感觉
B. 精细触觉
C. 平衡觉
D. 头面部痛温觉
E. 躯干四肢痛温觉

2. 内侧丘系传导 ( )
A. 躯干和四肢意识性本体感觉
B. 躯干四肢的精细触觉
C. 躯干和四肢非意识性本体感觉
D. 躯干和四肢痛温觉

E. 头面部痛温觉

3. 下列与瞳孔对光反射有关的是　(　　)

A. 视交叉　B. 视束　C. 动眼神经副核

D. 视辐射　E. 顶盖前区

4. 下列与躯干、四肢痛温觉传导有关的是　(　　)

A. 脊神经节　B. 脊髓后角　C. 脊髓丘系

D. 锥体交叉　E. 脊髓外侧索

5. 关于锥体外系的叙述，正确的是　(　　)

A. 调节肌张力　B. 协调肌活动　C. 维持习惯性动作

D. 参与完成精细动作　E. 维持姿势

(四)填空题

1. 躯干和四肢意识性本体感觉传导通路第 1 级神经元胞体位于__________，第 2 级神经元胞体位于__________，第 3 级神经元胞体位于__________。

2. 视觉传导通路第 1 级神经元为__________，第 2 级神经元为__________，第 3 级神经元胞体位于__________。

3. 一侧视交叉外侧部的不交叉纤维损伤，出现__________。

4. 一侧舌下神经核受损，伸舌时舌尖偏__________。

5. 一侧面神经核受损，可致__________所有的面肌瘫痪。

6. 上运动神经元受损，表现为________，________，________，________。

(五)问答题

1. 盲人摸字的传导通路如何？

2. 何谓瞳孔对光反射？其反射通路如何？

3. 上运动神经元损伤和下运动神经元损伤的表现如何？。

4. 试述视觉传导通路(可用箭头示意)。

5. 试述头面部浅感觉传导通路。

练习题参考答案

(一)名词解释

1. 上运动神经元：胞体位于大脑皮质的躯体运动中枢，其轴突聚集形成锥体束，投射到脑干的躯体、特殊内脏运动核以及脊髓前角运动神经元。

2. 皮质核束：主要由中央前回下部锥体细胞的轴突聚集而成，经由内囊膝到达脑干，陆续发出纤维到脑干的躯体运动核和特殊内脏运动核。

3. 核上瘫：即上神经元损伤造成的瘫痪，表现为肌张力增高、腱反射亢进和病理反射阳性等，又称痉挛性瘫痪。

(二)单项选择题

1. C　2. A　3. D　4. D　5. D　6. A　7. E　8. B　9. C　10. E　11. D　12. D　13. E
14. D　15. C　16. A　17. A　18. B　19. E　20. D

(三)多项选择题

1. ABE 2. AB 3. ABCE 4. ABCE 5. ABCDE

(四)填空题

1. 脊神经节 薄束核和楔束核 丘脑腹后外侧核

2. 双极细胞 节细胞 外侧膝状体

3. 患侧眼视野的鼻侧半偏盲

4. 伤侧

5. 伤侧

6. 随意运动障碍 肌张力增高 深反射亢进 出现病理反射

(五)问答题

1. 盲人摸字的传导通路是:手指皮肤触觉小体→尺神经、正中神经→脊神经节→脊髓后角→楔束→楔束核→内侧丘系→丘脑腹后外侧核→内囊后肢→大脑皮质中央后回中部。

2. (1)强光照射一侧瞳孔时,引起两眼瞳孔缩小的反射称瞳孔对光反射;其中同侧瞳孔缩小,称直接对光反射,对侧瞳孔缩小,称间接对光反射。

(2)光线刺激视觉感觉器→视网膜双极细胞→节细胞→视神经→视交叉→视束→上丘臂→顶盖前区→双侧动眼神经副核→动眼神经→睫状神经节→节后纤维→支配瞳孔括约肌,使瞳孔缩小。

3. ①上运动神经元损伤可导致肌张力增高、深反射亢进、浅反射减弱或消失、出现病理反射(如 Babinski 征)、早期肌萎缩不明显,称痉挛性瘫痪;②下运动神经元损伤可导致肌张力降低、深反射和浅反射消失、不出现病理反射、肌肉萎缩,称迟缓性瘫痪。

4. 视觉传导路由 3 级神经元组成。第 1 级神经元为眼视网膜双极神经元,第 2 级神经元为节细胞,其轴突在视神经盘处汇合成视神经,经视神经管入颅腔,形成视交叉后,延续为视束。在视交叉中,来自两眼视网膜鼻侧半纤维交叉,颞侧半纤维不交叉。视束的大部分纤维止于外侧膝状体。第 3 级神经元胞体位于外侧膝状体,发出纤维组成视辐射→内囊后肢→枕叶距状沟上下的皮质。

5. 头面部浅感觉由 3 级神经元传导。第 1 级神经元为三叉神经节假单极神经元,其周围突分布至头面部感受器,中枢突组成三叉神经根→三叉神经脑桥核、三叉神经脊束核→大部分交叉至对侧→三叉丘系→丘脑腹后内侧核→内囊后肢→中央后回下部。

(宋铁山)

第十七章　脑和脊髓的被膜、血管及脑脊液循环

📖复习纲要

一、脑和脊髓的被膜

脑和脊髓均包裹3层被膜，由外向内依次为硬膜、蛛网膜和软膜。

（一）脊髓的被膜

1.硬脊膜　由致密结缔组织构成，厚而坚硬，上端附于枕骨大孔边缘，与硬脑膜延续，下端在第2骶椎水平变细，包裹终丝，末端附于尾骨。硬脊膜与椎管内骨膜之间的间隙，称硬膜外隙，内含疏松结缔组织、淋巴管和静脉丛等，并有脊神经根通过，临床上常在此处进行硬膜外麻醉。

2.脊髓蛛网膜　位于硬脊膜与软脊膜之间，上续脑蛛网膜。蛛网膜与软脊膜之间有宽阔的蛛网膜下隙，其下端自脊髓下端至第2骶椎水平扩大为终池，内有马尾。蛛网膜下隙充满脑脊液。

临床上常在第3、4或第4、5腰椎间进行穿刺抽取脑脊液或注射药物。

3.软脊膜　薄而富含血管，紧贴脊髓表面，深入脊髓沟裂中，至脊髓下端形成终丝。

（二）脑的被膜

1.硬脑膜　由两层构成。在颅盖硬脑膜与颅骨结合疏松，外伤时，常因硬脑膜血管损伤而形成硬膜外血肿；在颅底硬脑膜与颅底骨结合紧密，颅底骨折时，易将硬脑膜与蛛网膜同时撕裂，使脑脊液外漏。

在某些部位，硬脑膜两层相互分开，形成硬脑膜窦，窦壁无平滑肌，不能收缩，出血时难以止血。重要的硬脑膜窦有上矢状窦、乙状窦和海绵窦等。

海绵窦位于蝶鞍两侧，窦内侧壁有颈内动脉和展神经通过，外侧壁自上而下有动眼神经、滑车神经、眼神经和上颌神经通过；海绵窦前端借眼静脉与面静脉交通，向下借卵圆孔与翼静脉丛相通。

2.脑蛛网膜　与脊髓蛛网膜相延续，它和软脑膜之间有宽阔的蛛网膜下隙，容纳脑脊液。

脑蛛网膜在上矢状窦附近形成许多绒毛状的、伸入硬脑膜窦内的突起，称蛛网膜颗粒。

3.软脑膜　薄而富含血管，覆盖于脑的表面并伸入到脑的沟裂内。

二、脑和脊髓的血管

1.脑的动脉　来自颈内动脉系和椎-基底动脉系。

(1)颈内动脉系:颈内动脉起自颈总动脉→颈部→颅底→颈动脉管→海绵窦→分支。根据颈内动脉的行程分为4部:颈部、岩部、海绵窦部和前床突上部。其中,海绵窦部和前床突上部合称为虹吸部,常呈"U"或"V"形弯曲,是动脉硬化的好发部位。颈内动脉系分支和分布见图17-1所示。

(2)椎-基底动脉系:椎动脉发自锁骨下动脉→6～1颈椎横突孔→枕骨大孔→颅腔。椎-基底动脉系分支和分布见图17-1所示。

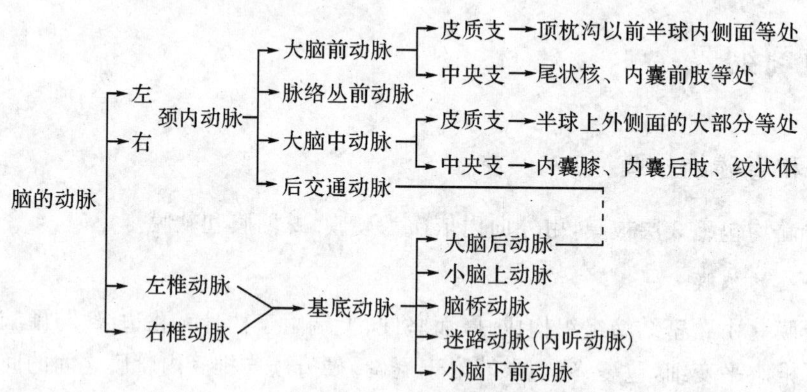

图17-1 脑的动脉

大脑动脉环(Willis环):位于蝶鞍上面,环绕视交叉、灰结节及乳头体周围。由前交通动脉、两侧大脑前动脉起始段、两侧颈内动脉末端、两侧后交通动脉和两侧大脑后动脉的起始段共同构成。此环使两侧颈内动脉系与椎-基底动脉系相互交通,具有重要生理意义。

2.脊髓的动脉　脊髓的动脉有两个来源,即纵行和横行动脉,两者相互吻合。

纵行动脉来自椎动脉的脊髓前动脉和脊髓后动脉;横行动脉来自一些节段性动脉,如肋间后动脉、腰动脉和骶外侧动脉的脊髓支等。

三、脑脊液及其循环

脑脊液是充满脑室系统、脊髓中央管和蛛网膜下隙的无色透明液体。在中枢神经系统中,脑脊液起缓冲、保护、营养、运输代谢产物以及维持颅内压的作用。脑脊液的产生和循环简示如下:

左、右侧脑室(脉络丛产生)→室间孔→第三脑室(脉络丛产生)→中脑水管→第四脑室(脉络丛产生)→正中孔、两外侧孔→蛛网膜下隙→蛛网膜粒→上矢状窦→窦汇→乙状窦→颈内静脉

练习题

(一)名词解释

1.硬膜外隙　2.蛛网膜下隙　3.Willis环

(二)单项选择题

1.硬膜外隙位于 (　　)

A. 硬脊膜与软脊膜之间　B. 硬脊膜与椎管内骨膜之间
C. 软脊膜与蛛网膜之间　D. 软脊膜与脊髓之间
E. 硬脊膜与蛛网膜之间

2. 关于硬膜外隙的叙述，错误的是　（　）
A. 呈负压状态　B. 有脊神经根通过
C. 内含静脉丛　D. 与颅内相通
E. 硬脊膜与椎管骨膜之间

3. 颈内静脉是下列哪项的直接延续　（　）
A. 上矢状窦　B. 横窦　C. 窦汇
D. 乙状窦　E. 下矢状窦

4. 上端附于枕骨大孔，下端包裹马尾的是　（　）
A. 脊髓蛛网膜　B. 硬脊膜　C. 硬脑膜
D. 软脊膜　E. 椎管骨膜

5. 关于蛛网膜下隙的叙述，错误的是　（　）
A. 呈负压　B. 内含脑脊液　C. 与第四脑室相通
D. 脑与脊髓的蛛网膜下隙相通　E. 终池是蛛网膜下隙的一部分

6. 关于上矢状窦的叙述，错误的是　（　）
A. 位于大脑镰上缘　B. 位于上矢状窦沟内
C. 有蛛网膜粒　D. 向后汇入窦汇
E. 与下矢状窦直接相通

7. 关于小脑幕的描述，错误的是　（　）
A. 附于颞骨岩部上缘　B. 附于横窦沟　C. 与枕叶相邻
D. 游离缘与中脑密切相关　E. 幕的前外侧游离

8. 脑脊液产生的部位在　（　）
A. 上矢状窦　B. 脉络组织　C. 脑蛛网膜粒
D. 软脑膜　E. 脑室脉络丛

9. 属于颈内动脉分支的是　（　）
A. 脊髓前动脉　B. 大脑中动脉　C. 大脑后动脉
D. 小脑上动脉　E. 小脑下动脉

10. 属于硬脑膜形成的结构是　（　）
A. 小脑幕　B. 蛛网膜颗粒　C. 齿状韧带
D. 蛛网膜下隙　E. 脑室脉络丛

11. 由蛛网膜形成的结构是　（　）
A. 大脑镰　B. 蛛网膜颗粒　C. 齿状韧带
D. 蛛网膜下隙　E. 脉络丛

12. 属于软脊膜形成的结构是　（　）
A. 小脑幕　B. 蛛网膜颗粒　C. 齿状韧带
D. 蛛网膜下隙　E. 脉络丛

13. 产生脑脊液的结构是　（　）

A. 脉络丛组织 B. 蛛网膜颗粒 C. 海绵窦
D. 蛛网膜下隙 E. 脑室脉络丛

14. 腰穿是将针头刺入 ( )
A. 小脑幕 B. 硬膜外隙 C. 齿状韧带
D. 蛛网膜下隙 E. 脉络丛

15. 关于脑脊液的叙述，正确的是 ( )
A. 为无色透明、不含内容物的液体
B. 由脑室脉络丛产生
C. 自外侧孔流入第三脑室
D. 正中孔是脑脊液从脑室流向蛛网膜下隙的惟一途径
E. 是从下矢状窦沟内的蛛网膜粒汇入静脉

16. 动脉硬化高血压患者容易破裂出血的血管是 ( )
A. 大脑前动脉 B. 大脑中动脉 C. 大脑后动脉
D. 小脑上动脉 E. 小脑下动脉

17. 左侧小脑幕切迹疝，出现左侧瞳孔散大的原因是 ( )
A. 压迫动眼神经核 B. 压迫动眼神经 C. 压迫滑车神经
D. 压迫锥体束 E. 压迫动眼神经副核

18. 通过小脑幕切迹的是 ( )
A. 间脑 B. 中脑 C. 脑桥
D. 延髓 E. 小脑

19. 形成小脑幕切迹疝的结构是 ( )
A. 小脑扁桃体 B. 海马 C. 海马旁回和钩
D. 海马和齿状回 E. 背侧丘脑

20. 形成枕骨大孔疝的结构是 ( )
A. 海马旁回和钩 B. 小脑扁桃体 C. 绒球
D. 小脑蚓部 E. 海马和齿状回

21. 窦汇由 ( )
A. 上矢状窦与下矢状窦汇合形成 B. 左、右横窦汇合形成
C. 上矢状窦与直窦汇合形成 D. 下矢状窦与直窦汇合形成
E. 乙状窦与下矢状窦汇合形成

22. 不经过海绵窦外侧壁的是 ( )
A. 动眼神经 B. 滑车神经 C. 眼神经
D. 上颌神经 E. 下颌神经

23. 沿胼胝体沟后行的动脉是 ( )
A. 大脑前动脉 B. 大脑中动脉 C. 大脑后动脉
D. 基底动脉 E. 脉络丛前动脉

24. 关于椎动脉的叙述，错误的是 ( )
A. 起自锁骨下动脉 B. 穿斜角肌间隙
C. 穿第 6～1 颈椎横突孔 D. 穿枕骨大孔

E. 主要分布于脊髓、小脑、间脑、脑干和端脑后 1/3

25. 腰椎穿刺时，脑脊液流出提示穿刺针到达　(　　)

A. 硬膜外隙　B. 软脊膜下隙　C. 蛛网膜下隙

D. 软脊膜下面　E. 脊髓

26. 中脑水管阻塞将导致　(　　)

A. 第四脑室积水　B. 蛛网膜下隙积水

C. 第三脑室和第四脑室积水　D. 第三脑室和侧脑室积水

E. 颅内压下降

(三)多项选择题

1. 下列属于脊髓被膜的有　(　　)

A. 硬脊膜　B. 硬脑膜　C. 软脊膜

D. 软脑膜　E. 脊髓蛛网膜

2. 由硬脑膜形成的结构有　(　　)

A. 上矢状窦　B. 海绵窦　C. 乙状窦

D. 大脑镰　E. 岩上窦

3. 供应脊髓的动脉有　(　　)

A. 脊髓前动脉　B. 肋间后动脉　C. 腰动脉

D. 骶外侧动脉　E. 脊髓后动脉

4. 脑屏障包括　(　　)

A. 血脑屏障　B. 脑脊液脑屏障　C. 血软脊膜屏障

D. 血脑脊液屏障　E. 血蛛网膜屏障

5. 大脑动脉环包括　(　　)

A. 大脑前动脉　B. 前交通动脉　C. 大脑后动脉

D. 后交通动脉　E. 基底动脉

(四)填空题

1. 硬脊膜向上附于__________边缘，与硬脑膜相续，向下于第二骶椎变细，包裹__________，下端附于尾骨。

2. 海绵窦的外侧壁自上而下有__________、__________、__________、__________。

3. 上矢状窦前方起于__________，向后与直窦汇合形成__________。

4. 脑脊液主要由__________产生，经__________流向第 3 脑室，汇同第 3 脑室产生的脑脊液经__________入第 4 脑室，再汇同第 4 脑室产生的脑脊液经第 4 脑室__________流入蛛网膜下隙。

(五)问答题

1. 试述脑脊液的产生和循环途径及其阻塞时产生的临床疾病。

2. 何为小脑幕切迹疝，可能压迫哪些结构？

练习题参考答案

(一)名词解释

1. 硬膜外隙:硬脊膜与椎管内面的骨膜之间的间隙称为硬膜外隙,内有脂肪、淋巴管、静脉丛、脊神经根通过。

2. 蛛网膜下隙:蛛网膜与软膜之间的宽阔间隙,隙内充满脑脊液。

3. Willis 环即大脑动脉环,位于蝶鞍上面,环绕视交叉、灰结节及乳头体周围。由前交通动脉、两侧大脑前动脉起始段、两侧颈内动脉末端、两侧后交通动脉和两侧大脑后动脉的起始段共同形成。

(二)单项选择题

1. B 2. D 3. D 4. B 5. A 6. E 7. E 8. E 9. B 10. A 11. B 12. C 13. E 14. D 15. B 16. B 17. B 18. B 19. C 20. B 21. C 22. E 23. A 24. B 25. C 26. D

(三)多项选择题

1. ACE 2. ABCDE 3. ABCDE 4. ABD 5. ABCD

(四)填空题

1. 枕骨大孔 终丝

2. 动眼神经 滑车神经 眼神经 上颌神经

3. 盲孔 窦汇

4. 侧脑室脉络丛 室间孔 中脑水管 正中孔和两个外侧孔

(五)问答题

1. 脑脊液由脑室脉络丛产生。侧脑室产生脑脊液→室间孔→第 3 脑室,与第 3 脑室脉络丛产生的脑脊液一起→中脑水管→第 4 脑室,再汇同第 4 脑室脉络丛产生的脑脊液→第 4 脑室正中孔和外侧孔→蛛网膜下隙→硬脑膜窦。若脑脊液回流途中发生阻塞,可导致脑积水和颅内压增高,使脑组织受压移位,甚至出现脑疝而危及生命。

2. 当小脑幕上方的颅脑病变引起颅内压增高时,位于小脑幕上方的海马旁回和钩,可能被挤入小脑幕切迹称小脑幕切迹疝。可压迫动眼神经和大脑脚。

(周 鹏 宋铁山)

第十八章　周围神经系统

复习纲要

一、脊神经

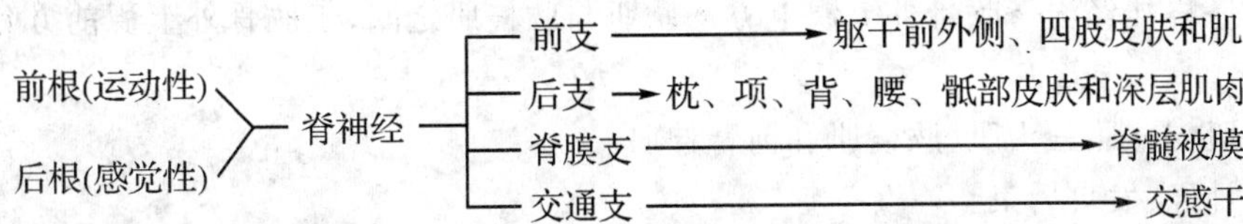

脊神经共 31 对:颈神经 8 对、胸神经 12 对、腰神经 5 对、骶神经 5 对、尾神经 1 对,除胸神经前支外,其他脊神经的前支均分别吻合成神经丛。

每对脊神经都含有 4 种纤维成分:

①躯体感觉纤维:分布于皮肤、骨骼肌和关节的感受器;

②躯体运动纤维:分布于骨骼肌;

③内脏感觉纤维:分布于内脏感受器;

④内脏运动纤维:分布于平滑肌、心肌和腺体。

(一)颈丛

1.组成　第 1～4 颈神经前支。

2.位置　胸锁乳突肌上部的深面。

3.分支

(1)皮支:自胸锁乳突肌后缘中点浅出,有:①枕小神经→枕部;②耳大神经→耳廓周围;③颈横神经→颈前部;④锁骨上神经→肩部等。

(2)肌支:主要有膈神经(颈 5～8)→前斜角肌前面→锁骨下动、静脉之间→肺根前方→心包外侧→膈,分布于膈、心包、部分胸膜、腹膜;一般认为右膈神经还分布于胆囊、肝和肝外胆道。

(二)臂丛

1.组成　颈 5～8 和胸 1 的前支。

2.位置　斜角肌间隙→锁骨后方→腋腔。在腋腔内,于腋动脉周围,形成外侧束、内侧束和后束。

3.分支

(1)胸长神经:→前锯肌

(2)正中神经:由内外两根合成,分别发自内和外侧束,两根夹持腋动脉。

1)行程:沿肱二头肌内侧沟→穿旋前圆肌→浅、深屈肌之间→桡侧腕屈肌腱与掌长肌腱之间→腕管→掌腱膜深面。

2)分支:肌支支配前臂屈肌(除肱桡肌、尺侧腕屈肌和指深屈肌尺侧半)、第1、2蚓状肌和除拇收肌外的鱼际肌。

(3)尺神经:发自内侧束。

1)行程:→臂中点穿内侧肌间隔→臂后→肱骨尺神经沟→尺侧腕屈肌与指深屈肌之间→豌豆骨外侧→手掌。

2)分支:①肌支→尺侧腕屈肌及指深屈肌的尺侧半;掌深支→小鱼际肌、拇收肌、骨间肌和3、4蚓状肌;②皮支:掌浅支→手掌面尺侧1个半手指掌间和小鱼际皮肤;手背支→手背尺侧半及尺侧2个半手指背侧面皮肤。

(4)桡神经:发自后束。

行程:→桡神经沟→肱骨外上髁上方→肱肌与肱桡肌之间,于肱骨外上髁前方分为浅深两支。

分支:肌支→肱三头肌、肱桡肌和前臂伸肌。

(5)腋神经:发自后束。

行程:穿四边孔→绕肱骨外科颈→三角肌深面。

分布:至三角肌、小圆肌、肩部皮肤。

(6)肌皮神经:发自外侧束。

行程:穿喙肱肌→肱二头肌深面。

分支:①肌支→肱二头肌、肱肌和喙肱肌;②皮支→前臂外侧皮肤。

(三)胸神经前支

胸神经前支共12对,第1～11对行于肋间隙,称肋间神经,第12对行于肋下,称肋下神经。

1.肌支　支配肋间肌、腹前外侧肌群。

2.皮支　胸腹壁皮肤,呈节段性分布:

胸2——胸骨角平面

胸4——乳头平面

胸6——剑突平面

胸8——肋弓平面

胸10——脐平面

胸12——耻骨联合与脐连线中点平面

(四)腰丛

1.组成　第12胸神经前支和第1～3腰神经前支及第4腰神经前支的一部分。

2.位置　腰大肌深面。

重要的分支为股神经。股神经经腰大肌与髂肌之间→腹股沟韧带深面、股动脉外侧→大腿,分支分布:①皮支→大腿前面皮肤;②肌支→股四头肌、缝匠肌、耻骨肌;③终支称隐神经,随股动脉(大腿部)及大隐静脉→小腿部→足内侧缘。

(五)骶丛

1.组成 由腰骶干、骶神经前支和尾神经前支组成。

2.位置 骨盆内、梨状肌前面。

3.重要分支有:

(1)阴部神经:经梨状肌下孔→坐骨小孔→坐骨直肠窝→会阴肌、肛门外括约肌及会阴部、肛门和外生殖器皮肤。

(2)坐骨神经:全身最粗大的神经。

行程:出梨状肌下孔→臀大肌深面→坐骨结节和股骨大转子之间→大腿后面→股二头肌与半腱肌、半膜肌之间→腘窝。

分支:分支支配大腿后群肌,本干于腘窝上方分为胫神经和腓总神经。

1)胫神经 →小腿深、浅层屈肌间→内踝后→足底。

①肌支:支配小腿后肌群;②腓肠内侧皮神经→小腿后面皮肤。

2)腓总神经→沿腘窝外侧壁→绕腓骨颈→小腿,分为:①腓浅神经:行于腓骨长、短肌之间(发出肌支→腓骨长、短肌)→小腿中、下1/3交界处浅出→小腿外侧面、足背及趾背的皮肤;②腓深神经:行于胫骨前肌与趾长伸肌之间→胫骨前肌与踇长屈肌之间→小腿前肌群、足背肌及第1、2趾间隙背面皮肤。

二、脑神经

脑神经共12对,按头尾侧排列顺序用罗马数字Ⅰ、Ⅱ、Ⅲ、Ⅳ、Ⅴ、Ⅵ、Ⅶ、Ⅷ、Ⅸ、Ⅹ、Ⅺ、Ⅻ表示。

脑神经的纤维成分及分类:

1.脑神经含7种纤维成分:①一般躯体感觉纤维;②特殊躯体感觉纤维;③一般内脏感觉纤维;④特殊内脏感觉纤维;⑤躯体运动纤维、⑥一般内脏运动纤维;⑦特殊内脏运动纤维。

2.脑神经按所含纤维成分分为3类:①感觉神经:嗅神经、视神经、前庭蜗神经;②运动神经:动眼神经、滑车神经、展神经、副神经、舌下神经;③混合神经:三叉神经、面神经、舌咽神经、迷走神经。

(一)嗅神经

嗅神经分布于鼻腔嗅黏膜(鼻腔顶、上鼻甲上部和鼻中隔上部)。传导嗅觉冲动。

(二)视神经

视网膜节细胞轴突,在视网膜后部汇集成神经盘→视神经→颅中窝→视交叉→视束→脑。

(三)动眼神经

中脑脚间窝→海绵窦→眶上裂→眶。动眼神经主要含两种成分:

(1)躯体运动纤维→眼外肌(除上斜肌、外直肌外)。

(2)内脏运动纤维→睫状神经节→节后纤维→睫状肌、瞳孔括约肌,参与瞳孔对光反射和调节反射。睫状神经节位于眶内视神经外侧。

(四)滑车神经

滑车神经细长,由中脑背侧出脑,绕大脑脚→海绵窦→眶上裂→眶→上斜肌。

(五)三叉神经

三叉神经含特殊内脏运动纤维(支配咀嚼肌等)和一般躯体感觉纤维(传导面部皮肤、眼球、口腔、鼻腔黏膜及牙龈等处的感觉)。感觉纤维的胞体集中在三叉神经节,该神经节(感觉性)位于颞骨岩部尖端的三叉神经压迹处。

1.眼神经(感觉性)穿海绵窦→眶上裂→眶,在眶内分为:

(1)泪腺神经:沿外直肌上缘→泪腺(感觉)。

(2)额神经:在上睑提肌上方→出眶,发出眶上神经,分布于眼裂以上的额部皮肤。

(3)鼻睫神经:经视神经上方→眶内侧,分布于眼球、泪囊和部分鼻腔黏膜等处。

2.上颌神经(感觉性)穿海绵窦→圆孔→眶下裂→眶,分支为:

(1)眶下神经:为本干的延续→眶下沟→眶下管→眶下孔→分布于上颌前、中部、牙及牙龈、眼裂与口裂间皮肤。

(2)颧神经:分布于颧部皮肤。

(3)上牙槽后支:穿上颌骨后面→分布于上颌窦、上颌磨牙及牙龈、眼裂与口裂间皮肤。

(4)翼腭神经:在上颌神经与翼腭神经节(位于翼腭窝内)之间,分布于鼻、腭、咽黏膜。

3.下颌神经(混合性)→卵圆孔→颞下窝。

(1)耳颞神经:起始为两根,夹持脑膜中动脉,合成一干,穿腮腺至耳屏前,分布于耳屏前、外耳道及颞区皮肤。

(2)颊神经:分布于颊部皮肤及黏膜。

(3)舌神经:感觉性,分布于口腔底、舌前 2/3 的黏膜。

(4)下牙槽神经:下颌孔→颏孔浅出,称颏神经,分布于下颌牙齿、牙龈、颏部、下唇皮肤及黏膜。分出下颌舌骨神经→二腹肌前腹、下颌舌骨肌。

(六)展神经

经海绵窦内侧壁→眶上裂→眶→外直肌。

(七)面神经

1.行程　自脑桥→内耳门→内耳道→面神经管→茎乳孔→穿腮腺→面部。

2.分支　(1)面神经管内分支:①鼓索,穿经鼓室→颞下窝→加入舌神经,鼓索含两种纤维——味觉纤维(→舌前 2/3 味蕾)和副交感纤维(下颌下神经节内换元→下颌下腺、舌下腺);②岩大神经,起于翼腭窝,至翼腭神经节换元→泪腺、鼻、腭黏膜腺。

(2)面神经管外分支:①颞支;②颧支;③颊支;④下颌缘支;⑤颈支。

(八)前庭蜗神经

属特殊躯体感觉。

1.前庭神经　球囊斑、椭圆囊斑、壶腹嵴(感受器)→前庭神经节→前庭神经→内耳道→脑,传导平衡觉。

2.蜗神经　螺旋器(感受器)→螺旋神经节→内耳道→内耳门→脑,传导听觉。

(九)舌咽神经

①特殊内脏运动纤维→茎突咽肌;②一般内脏运动纤维→腮腺;③一般躯体感觉纤维→

耳后皮肤；④一般内脏感觉纤维→颈动脉窦和颈动脉小球，舌后1/3和咽、软腭等处黏膜；⑤特殊内脏感觉纤维→舌后1/3味蕾。

重要的分支有：

(1)鼓室神经：进入鼓室与交感神经纤维组成鼓室丛，发出小支分布于鼓室、乳突小房和咽鼓管的黏膜，其终支为岩小神经，岩小神经含副交感纤维→耳神经节→随耳颞神经→腮腺。

(2)颈动脉窦支：有1～2支，分布于颈动脉窦和颈动脉小球，将动脉压力变化和血液中二氧化碳浓度变化的刺激传入中枢，以调节血压和呼吸。

(十)迷走神经

特点是行程长、分布广。

①一般内脏运动纤维→颈、胸、腹器官；②特殊内脏运动纤维→软腭、咽喉肌；③一般内脏感觉纤维→颈、胸、腹部脏器；④一般躯体感觉纤维→硬脑膜、耳廓及外耳道皮肤。

1.迷走神经→颈静脉孔→颈动脉鞘内→锁骨下动脉前方→胸腔→肺根后方→

①左迷走神经形成食管前丛→迷走神经前干
②右迷走神经形成食管后丛→迷神经走后干　}→穿膈食管裂孔→腹腔。

2.主要分支

(1)颈部分支　喉上神经：在舌骨大角处分为：①内支：与喉上动脉一起穿甲状舌骨膜，分布于声门裂以上的喉黏膜以及会厌、舌根等；②外支：支配环甲肌。

(2)胸部分支　喉返神经：左侧后返神经绕主动脉弓，右侧喉返神经绕右锁骨下动脉→气管食管沟→喉→除环甲肌以外的所有喉肌和声门裂以下黏膜。

3.腹部分支：

(1)迷走神经前干→胃前支和肝支→胃、肝。

(2)迷走神经后干→胃后支和腹腔支→结肠左曲以上腹部消化管和肝、胰、脾、肾等。

(十一)副神经

副神经属特殊内脏运动神经，由两根(颅根和脊髓根)组成，脊髓根经枕骨大孔入颅腔与颅根合成一干→颈静脉孔→胸锁乳突肌深面→在该肌后缘中点浅出→胸锁乳突肌、斜方肌。

(十二)舌下神经

舌下神经属躯体运动神经。舌下神经→舌下神经管→颈内动、静脉间→经舌骨上方向前→舌内肌和大部分舌外肌。

三、内脏神经系统

内脏神经系统分布于内脏、心血管、平滑肌和腺体。

(一)内脏运动神经

内脏运动神经又称为自主神经或植物神经。

1.交感神经

(1)中枢：位于脊髓胸1～腰3节段的侧角内。

(2)交感神经节：椎旁神经节及椎前神经节。

(3)交感干：位于脊柱两侧，自颅底→尾骨，在肋骨头前方→穿膈→腹腔；由椎旁神经节及节间支相连而成。

(4)交通支：

1)白交通支：含来自胸1～腰3侧角神经元发出的节前纤维，有3种去向：①终于相应的椎旁节；②在交感干内上升或下降，止于上方或下方的椎旁节；③穿出椎旁节→椎前节。

2)灰交通支：由椎旁神经节发出的节后纤维组成，连于31对脊神经。

交感神经节发出的节后纤维也有3种去向：①经灰交通支→31对脊神经；②攀附动脉，形成动脉丛(颈内、颈外动脉丛，锁骨下动脉丛等)→头颈、上肢的血管、汗腺及竖毛肌；③直接到达所支配的脏器。

(5)交感神经的分布：

1)颈部：颈上神经节位于第2～3颈椎横突前方；颈中神经节位于第6颈椎处；颈下神经节位于第7颈椎处(颈下神经节与胸1神经节常合并称星状神经节)。

节后纤维去向：①经灰交通支→8对颈神经；②形成动脉丛；③直接到脏器，如咽、心脏等。

2)胸部：胸部交感干位于肋骨小头前方。

①灰交通支→12对胸神经，分布于胸、腹壁血管、汗腺和竖毛肌。

②分支参与组成主动脉丛、食管丛、肺丛和心丛等。

③内脏大神经，起自第5～9胸髓侧角，向前下方合成一干。

④脏内小神经(节前纤维)，起自第10～12胸髓侧角。

内脏大神经→穿膈→腹腔神经节⊙→腹腔神经节 ┐
脏内小神经→穿膈→主动脉肾节⊙→主动脉肾节 ┘→肝、脾、肾及结肠左曲以上的腹腔消化管。

2.副交感神经

(1)中枢：脑干的一般内脏运动核和骶2～4副交感神经核。

(2)副交感神经节：器官旁节(睫状神经节、翼腭神经、下颌下神经节、耳神经节)和壁内节。

(3)颅部副交感神经节后纤维的分布：

①动眼神经副核⊙→动眼神经→⊙睫状神经节换元→节后纤维→睫状肌、瞳孔括约肌。

②上泌涎核⊙→面神经 ┌⊙翼腭神经节→节后纤维→泪腺、鼻腔和腭部黏膜腺。
　　　　　　　　　　 └⊙下颌下神经节→节后纤维→下颌下腺、舌下腺。

③下泌涎核⊙→舌咽神经→⊙耳神经节换元→节后纤维→腮腺。

④迷走神经背核⊙→迷走神经→⊙胸腹腔器官旁节及器官内节→节后纤维→胸腔器官、腹腔器官(到结肠左曲为止)。

(4)盆部副交感神经节后纤维的分布：

盆部副交感神经节前纤维发自骶2～4副交感神经核→盆内脏神经→盆丛→器官旁节或器官内节→节后纤维→结肠左曲以下的消化管、盆腔脏器及外阴。

(二)内脏感觉神经

内脏感觉神经接受来自内脏的刺激，内脏感觉与躯体感觉相比较有如下特点：

1.痛阈高。

2.弥散的内脏痛。

当某些器官发生病变时，常在体表的一定区域产生感觉过敏或疼痛，这种现象称牵涉痛。

练习题

(一)名词解释

1.脑神经　2.白交通支　3.内脏大神经　4.交感干　5.内脏神经　6.牵涉痛

(二)单项选择题

1.支配面肌的神经是　(　)

A.下颌神经　B.面神经　C.三叉神经
D.上颌神经　E.动眼神经

2.经卵圆孔出颅的神经是　(　)

A.视神经　B.上颌神经　C.下颌神经
D.面神经　E.眼神经

3.有迷走神经分布的器官是　(　)

A.喉　B.子宫　C.直肠
D.乙状结肠　E.膀胱

4.分布于脐平面的胸神经前支是　(　)

A.T6 前支　B.T7 前支　C.T8 前支
D.T10 前支　E.T12 前支

5.关于颈交感干神经节节后纤维的走向，错误的是　(　)

A.经灰交通支入八对颈神经　B.形成颈内、外动脉丛
C.形成内脏大神经　D.发出咽支加入咽丛
E.必须交换神经元再分布于脏器

6.沿腰大肌内侧缘穿出的神经是　(　)

A.髂腹下神经　B.坐骨神经　C.股神经
D.髂腹股沟神经　E.闭孔神经

7.关于盆内脏神经的叙述，正确的是　(　)

A.由交感神经节前纤维组成　B.由副交感神经节前纤维组成
C.由交感神经节后纤维组成　D.由副交感神经节后纤维组成
E.盆内脏神经属于内脏感觉神经

8.支配瞳孔括约肌的神经走行于　(　)

A.动眼神经　B.面神经　C.舌咽神经
D.迷走神经　E.滑车神经

9.支配肱二头肌的神经是　(　)

A.正中神经　B.桡神经　C.肌皮神经
D.腋神经　E.尺神经

10.动眼神经不支配　(　)

A.上睑提肌　B.上直肌　C.下斜肌

D. 上斜肌　　E. 下直肌

11. 不属于脑神经节的是　　(　　)

A. 睫状神经节　　B. 下颌下神经节　　C. 膝状神经节

D. 椎旁神经节　　E. 翼腭神经节

12. 舌下神经不支配　　(　　)

A. 茎突舌肌　　B. 舌内肌　　C. 舌骨舌肌

D. 颏舌肌　　E. 茎突舌骨肌

13. 不属于腰丛分支的神经是　　(　　)

A. 闭孔神经　　B. 胫神经　　C. 股神经

D. 生殖股神经　　E. 髂腹下神经

14. 脊神经节连于　　(　　)

A. 脊神经前根　　B. 脊神经后根　　C. 脊神经前支

D. 脊神经后支　　E. 脊髓前角

15. 不通过颈静脉孔的是　　(　　)

A. 舌咽神经　　B. 迷走神经　　C. 前庭蜗神经

D. 副神经　　E. 颈内静脉

16. 正中神经不支配　　(　　)

A. 桡侧腕屈肌　　B. 旋前方肌　　C. 肱桡肌

D. 拇长屈肌　　E. 指深屈肌桡侧半

17. 下列关于坐骨神经的描述,正确的是　　(　　)

A. 腰丛的分支　　B. 经坐骨小孔出盆腔

C. 是运动性神经　　D. 仅支配大腿后肌群

E. 以上都不正确

18. 不经过眶上裂的神经是　　(　　)

A. 动眼神经　　B. 滑车神经　　C. 展神经

D. 视神经　　E. 眼神经

19. 经坐骨小孔进入坐骨肛门窝的神经是　　(　　)

A. 臀下神经　　B. 臀上神经　　C. 阴部神经

D. 坐骨神经　　E. 闭孔神经

20. 关于膈神经的描述,正确的是　　(　　)

A. 感觉性神经　　B. 运动性神经　　C. 混合性神经

D. 支配膈肌和腹直肌　　E. 以上都不正确

21. 臀下神经支配　　(　　)

A. 臀小肌　　B. 臀中肌　　C. 阔筋膜张肌

D. 臀大肌　　E. 股二头肌

22. 盆腔脏器的副交感神经来自　　(　　)

A. 迷走神经　　B. 内脏大神经　　C. 盆内脏神经

D. 肠系膜下丛　　E. 内脏小神经

23. 通过茎乳孔的神经是　　(　　)

A. 下颌神经　B. 面神经　C. 舌咽神经
D. 副神经　E. 前庭蜗神经

24. 交感神经和副交感神经的相同点是　(　)
A. 低级中枢位置　B. 节前纤维和节后纤维的长度
C. 分布范围和生理功能　D. 均属内脏感觉神经
E. 均属内脏运动神经

25. 桡神经不支配　(　)
A. 旋前圆肌　B. 肱桡肌　C. 旋后肌
D. 尺侧腕伸肌　E. 肱三头肌

26. 肱骨中段骨折易损伤　(　)
A. 正中神经　B. 腋神经　C. 桡神经
D. 尺神经　E. 肌皮神经

27. 经圆孔出颅的神经是　(　)
A. 视神经　B. 上颌神经　C. 下颌神经
D. 滑车神经　E. 眼神经

28. 支配咀嚼肌的神经是　(　)
A. 下颌神经　B. 下牙槽神经　C. 舌下神经
D. 面神经　E. 上颌神经

29. 支配小腿外侧肌群的神经是　(　)
A. 腓总神经　B. 腓浅神经　C. 腓深神经
D. 胫神经　E. 以上都不对

30. 控制腮腺分泌的神经是　(　)
A. 舌咽神经　B. 面神经　C. 迷走神经
D. 鼓索　E. 副神经

31. 没有迷走神经分布的器官是　(　)
A. 食管　B. 心脏　C. 十二指肠
D. 甲状腺　E. 前列腺

32. 第六胸神经前支分布于　(　)
A. 乳头平面　B. 脐与耻骨联合连线中点平面
C. 脐平面　D. 剑突平面
E. 髂嵴最高点平面

33. 受躯体运动神经支配的器官是　(　)
A. 肝　B. 膈　C. 心
D. 肺　E. 脾

34. 关于下肢神经的分布，错误的是　(　)
A. 闭孔神经分布于股内侧肌群　B. 坐骨神经分布于股后肌群
C. 胫神经分布于小腿后肌群　D. 腓浅神经分布于小腿外侧肌群
E. 腓深神经分布于足底肌群

35. 支配前锯肌的神经是　(　)

A. 胸外侧神经　B. 肩胛下神经
C. 胸内侧神经　D. 胸背神经
E. 胸长神经

36. 关于正中神经的描述，错误的是　(　　)
A. 支配旋前圆肌　B. 支配指浅屈肌　C. 支配拇长屈肌
D. 支配肱桡肌　E. 支配掌长肌

37. 腓骨颈处的外伤易导致　(　　)
A. 胫神经损伤　B. 腓总神经损伤　C. 隐神经损伤
D. 股后皮神经损伤　E. 股外侧皮神经损伤

38. 腋神经损伤，主要表现为　(　　)
A. 肩关节不能外展　B. 肩关节不能内收
C. 肩关节不能屈　D. 肩关节不能伸
E. 肩关节不能旋内

39. 视神经交叉中央部的纤维来自　(　　)
A. 双眼颞侧半视网膜　B. 双眼鼻侧半视网膜
C. 左眼颞侧半视网膜　D. 右眼鼻侧半视网膜
E. 双眼左侧半视网膜

40. 滑车神经兴奋可使同侧瞳孔转向　(　　)
A. 内上方　B. 内下方　C. 外上方
D. 外下方　E. 正上方

41. 关于舌下神经的描述，正确的是　(　　)
A. 自卵圆孔出颅　B. 管理舌的感觉和运动
C. 神经根连于延髓脑桥沟　D. 一侧损伤，伸舌时舌尖偏向对侧
E. 管理所有舌肌的运动

42. 关于内脏大神经的描述，正确的是　(　　)
A. 属交感神经节后纤维　B. 属交感神经节前纤维
C. 属迷走神经节后纤维　D. 属迷走神经节前纤维
E. 属副交感神经前纤维

43. 迷走神经属于　(　　)
A. 感觉性神经　B. 运动性神经　C. 内脏神经
D. 混合性神经　E. 躯体神经

44. 控制泪腺分泌的神经是　(　　)
A. 面神经　B. 三叉神经　C. 迷走神经
D. 副神经　E. 泪腺神经

45. 支配眼球外肌的神经是　(　　)
A. 视神经、展神经和动眼神经
B. 滑车神经、展神经和动眼神经
C. 动眼神经、三叉神经和展神经
D. 面神经、三叉神经和舌咽神经

E. 面神经、展神经和动眼神经

46. 动眼神经损伤表现为　(　　)

A. 角膜反射消失　B. 瞳孔缩小　C. 上睑下垂

D. 眼球向内上方斜视　E. 以上都不对

47. 关于右视束的叙述，正确的是　(　　)

A. 损伤后导致双眼右侧半视野偏盲

B. 由左眼鼻侧视网膜、右眼颞侧视网膜纤维构成

C. 损伤后导致右眼全盲

D. 由同侧眼视网膜纤维构成

E. 损伤后导致左眼全盲

48. 传导面部浅感觉的神经是　(　　)

A. 面神经　B. 三叉神经　C. 舌咽神经

D. 迷走神经　E. 副神经

49. 面神经在茎乳孔以下损伤，不可能出现　(　　)

A. 泌泪和泌涎障碍　B. 伤侧额纹消失　C. 角膜反射消失

D. 发笑时口角偏向健侧　E. 伤侧鼻唇沟变浅

50. 味觉纤维走行于　(　　)

A. 面神经、舌咽神经　B. 面神经、舌下神经

C. 面神经、三叉神经　D. 舌咽神经、三叉神经

E. 三叉神经、舌下神经

51. 关于喉返神经的描述，正确的是　(　　)

A. 左喉返神经勾绕主动脉弓下缘

B. 属于副交感神经　C. 右喉返神经勾绕头臂干下缘

D. 支配全部喉肌　E. 是迷走神经在颈部发出的分支

52. 一侧舌下神经损伤表现为　(　　)

A. 不能伸舌　B. 伸舌时舌尖偏向患侧

C. 伸舌时舌尖居中　D. 伸舌时舌尖偏向健侧

E. 全部舌肌不能运动

53. 内脏大神经起自　(　　)

A. 胸 5～6 交感干神经节　B. 胸 5～9 交感干神经节

C. 胸 9～10 交感干神经节　D. 胸 10～12 交感干神经节

E. 胸 9～12 交感干神经节

54. 含有一般和特殊内脏运动纤维的脑神经是　(　　)

A. 三叉神经　B. 迷走神经　C. 舌下神经

D. 眼神经　E. 展神经

55. 舌咽神经不分布于　(　　)

A. 颈动脉窦　B. 舌后 1/3 黏膜　C. 颈动脉小球

D. 舌前 2/3 黏膜　E. 腮腺

56. 分布于舌的神经不包括　(　　)

A. 舌咽神经　　B. 迷走神经　　C. 舌下神经
D. 鼓索　　E. 三叉神经

57. 关于副神经的描述，错误的是　　(　　)
A. 就是副交感神经的简称　　B. 由颅根和脊髓根组成
C. 纤维起自疑核、副神经核　　D. 属特殊内脏运动神经
E. 经颈静脉孔出颅

58. 关于内脏神经的描述，错误的是　　(　　)
A. 在形态结构上是神经系的独立部分
B. 分布于平滑肌、心肌、腺体
C. 其感觉神经元位于脑、脊神经节内
D. 其运动神经分为交感和副交感神经
E. 包括内脏感觉神经和内脏运动神经

(三)多项选择题

1. 经颈静脉孔出颅的脑神经有　　(　　)
A. 前庭蜗神经　　B. 舌咽神经　　C. 迷走神经
D. 副神经　　E. 舌下神经

2. 含运动神经纤维的有　　(　　)
A. 动眼神经　　B. 滑车神经　　C. 副神经
D. 舌下神经　　E. 迷走神经

3. 动眼神经支配　　(　　)
A. 上睑提肌　　B. 下斜肌　　C. 下直肌
D. 上斜肌　　E. 内直肌

4. 关于舌下神经的描述，正确的有　　(　　)
A. 经舌下神经管出颅　　B. 纤维起自舌下神经核
C. 支配所有舌内、外肌　　D. 损伤后，伸舌时舌尖偏向患侧
E. 是特殊内脏运动性神经

5. 一侧视神经完全性损伤，表现为　　(　　)
A. 伤侧眼视野全盲　　B. 健侧眼瞳孔间接对光反射消失
C. 伤侧眼瞳孔直接对光反射消失　　D. 伤侧眼瞳孔间接对光反射存在
E. 健侧眼瞳孔间接对光反射存在

6. 关于动眼神经的描述，正确的是　　(　　)
A. 是运动性神经
B. 含有躯体运动纤维和内脏运动纤维
C. 是睫状肌和瞳孔括约肌运动的支配神经
D. 兴奋时可提上眼睑
E. 损伤后眼球不能动

7. 三叉神经一侧损伤，表现为　　(　　)
A. 张口时下颌偏向健侧　　B. 张口时下颌偏向患侧
C. 伤侧舌前 2/3 感觉全部丧失　　D. 患侧角膜反射消失

E. 伤侧舌后 1/3 感觉全部丧失

8. 关于三叉神经的描述，错误的有 （ ）

A. 分为眼神经、上颌神经、下颌神经

B. 眼神经经眶下裂出颅

C. 眼神经、上颌神经是混合性神经

D. 下颌神经分支支配咀嚼肌

E. 下颌神经是混合性神经

9. 动眼神经完全损伤，可导致 （ ）

A. 上眼睑下垂 B. 眼球完全不能动

C. 瞳孔对光反射消失 D. 眼向外下方斜视

E. 瞳孔散大

10. 关于舌神经的描述，正确的是 （ ）

A. 下颌神经的分支 B. 传导舌前 2/3 黏膜一般感觉

C. 传导舌后 1/3 黏膜一般感觉 D. 岩小神经加入舌神经

E. 在颞下窝有鼓索与其结合

11. 关于展神经的描述，正确的有 （ ）

A. 躯体运动神经 B. 特殊内脏运动神经

C. 支配眼外直肌 D. 损伤后产生内斜视

E. 经眶上裂入眶

12. 做腮腺手术时若不慎损伤了面神经，则可能出现 （ ）

A. 伤侧面肌瘫痪，但舌前 2/3 味觉无碍

B. 伤侧下颌下腺、舌下腺分泌障碍

C. 伤侧面瘫且舌前 2/3 味觉障碍

D. 伤侧闭眼不全

E. 口角歪向健侧

13. 关于舌咽神经的描述，正确的有 （ ）

A. 是混合性神经

B. 副交感节后纤维经耳颞神经布于腮腺

C. 特殊内脏运动纤维支配咽喉部肌

D. 一般内脏感觉纤维分布于颈动脉窦、颈动脉小球等处

E. 一般躯体感觉纤维传到三叉神经脊束核

14. 关于迷走神经的描述，正确的有 （ ）

A. 在颈部，左右迷走神经均和颈总动脉伴行

B. 左迷走神经跨越主动脉弓前方

C. 含交感节前纤维

D. 在腹部，分布于结肠左曲以上的消化管等

E. 右迷走神经跨越右锁骨下动脉前方

15. 下列属于混合性神经的是 （ ）

A. 动眼神经、视神经 B. 面神经、三叉神经

C. 迷走神经、舌咽神经　　D. 前庭蜗神经、舌下神经
E. 舌咽神经、副神经

16. 属于运动神经的是 (　　)
A. 舌下神经　　B. 面神经　　C. 动眼神经
D. 滑车神经　　E. 上颌神经

17. 关于副交感神经的描述，正确的有 (　　)
A. 低级中枢位于脊髓的 S2～4 副交感核和脑干
B. 脑干副交感核发出的纤维行于Ⅲ、Ⅶ、Ⅸ、Ⅹ中
C. 骶副交感核发出的纤维组成盆内脏神经加入盆丛
D. 神经节分为器官旁节和壁内节
E. 分布和交感神经完全相同

18. 关于膈神经的描述，正确的有 (　　)
A. 是颈丛的分支　　B. 运动性神经
C. 经肺根后方下降　　D. 支配膈肌
E. 穿锁骨下动、静脉之间

19. 腓总神经损伤后，主要表现为 (　　)
A. 足不能背屈　　B. 足不能跖屈　　C. 足不能内翻
D. 趾不能伸　　E. 呈“马蹄”内翻足

(四)填空题

1. 脊神经共有______对，其中颈神经______对、腰神经______对、骶神经______对、尾神经______对。

2. 每对脊神经均为混合性神经，根据分布和功能，可将其组成的纤维成分分为______、______、______和______四类。

3. 除胸神经前支外，其余脊神经前支均形成神经丛，计有______、______、______和______。

4. 颈丛由______前支组成，可分为浅支和深支，浅支由______、______、______、______，深支是______。

5. 膈神经的运动纤维支配______，感觉纤维分布于______、______和部分膈下的腹膜。

6. 臂丛由______前支和______前支的大部分组成，经______间隙行于锁骨下动脉后上方进入腋窝。

7. 腋神经发自臂丛______束，穿______孔，支配______和______肌。

8. 肌皮神经发自臂丛______束，支配______、______和______肌。

9. 正中神经外侧根起自______，内侧根起自______，两根夹持______动脉向下合成一干。

10. 尺神经在前臂支配______和______肌尺侧半。

11. 桡神经发自______，向外下沿肱骨______走行，于肱骨外上髁附近分为______和______。

12. 肱三头肌接受______神经支配，前臂后肌群接受______神经支配。

13. 肱骨外科颈骨折易损伤________神经，导致________肌瘫痪和萎缩，出现________肩。

14. 肱骨干中段骨折易损伤________神经，其运动障碍主要表现为抬前臂时呈________，感觉障碍最明显的部位是________。

15. 肱骨内上髁骨折易损伤________神经，其运动障碍主要表现为屈腕________、拇指不能________、小鱼际肌________、手形为________。

16. 胸神经前支在胸腹部的分布规律，自上而下依次为：T2 相当于________、T4 相当于________、T6 相当于________、T8 相当于________、T10 相当于________、T12 分布于________与________连线中点平面。

17. 股神经支配________、________、________肌，其终末支称________，分布于________、________和________的皮肤。

18. 膝跳反射的感受器位于________，传入神经是________，中枢位于________，传出神经是________，效应器是________。

19. 阴部神经起自________，经________出盆腔，绕坐骨棘通过________入坐骨肛门窝，分为________、________和________三支。

20. 坐骨神经经________出盆腔，支配股后肌群的________、________、________，通常在腘窝上方分为________和________。

21. 小腿前肌群受________神经支配、后肌群受________神经支配、外侧肌群受________神经支配。

22. 腓总神经易在________处损伤，损伤后，运动障碍主要表现为：足不能________、足下垂、足底________、趾不能________、形成________足畸形。

23. 行程中，贴近肱骨外科颈的神经是________、肱骨干的是________、肱骨内上髁的是________，贴近腓骨颈的是________神经。

24. 动眼神经含有________和________两种纤维，其中________纤维起于动眼神经核，________纤维起于动眼神经副核。

25. 动眼神经经________入眶，上支支配的眼外肌是________、________，下支支配的眼外肌是________、________、________。

26. 动眼神经的副交感节前纤维进入________交换神经元，节后纤维支配________和________肌，参与瞳孔对光反射和调节反射。

27. 一侧动眼神经的完全损伤，可导致________下垂、瞳孔向________斜视、瞳孔对光反射________、瞳孔散大。

28. 支配眼外肌的神经有________、________、________。

29. 三叉神经的三大分支是________、________、________。

30. 面神经含有四种纤维成分，即________、________、________和________。

31. 面神经出颅部位是________，其特殊内脏运动纤维支配________，一般内脏运动纤维控制________、________和________的分泌，特殊内脏感觉纤维传导________。

32. 鼓索是________的分支，含有两种纤维：即随________神经分布到舌前 2/3 味蕾的味觉纤维和副交感节前纤维。

33. 面神经主干在腮腺实质内形成腮腺内丛，由该丛发出的分支有______、______、______、______和______。

34. 舌咽神经出颅的部位是______，其特殊内脏感觉纤维分布于舌______味蕾，特殊内脏运动纤维始于脑干的______核，支配______肌。

35. 舌咽神经的颈动脉窦支分布于______、______，感受______和______的变化刺激。

36. 与迷走神经有关的脑神经核包括______、______、______和______核。

37. 迷走神经在颈部的主要分支是______和______，在胸部的主要分支是______，在腹部的主要分支有______、______、______和______。

38. 一侧副神经损伤，可使颈向______侧倾斜，面转向______。

39. 舌下神经始于脑干的______核，经______出颅，支配______和______肌。

40. 一侧舌下神经完全损伤，同侧舌肌______，伸舌时，舌尖偏向______。

(五)问答题

1. 试述坐骨神经的走行及分支。

2. 面神经出颅后进入何器官？形成何结构？分支有几条？

3. 试述舌的神经分布(名称及范围)。

练习题参考答案

(一)名词解释

1. 脑神经：与脑相连的神经。

2. 白交通支：发自脊神经连于交感干的细小神经支。

3. 内脏大神经：由穿过第 5～9 胸交感干神经节的节前纤维向下合成的神经干。

4. 交感干：脊柱两侧的椎旁神经节(交感干神经节)借节间支连成的呈串珠状的神经干。

5. 内脏神经：分布于内脏、心血管、平滑肌和腺体的神经。

6. 当某些器官发生病变时，常在体表的一定区域产生感觉过敏或疼痛，这种现象称牵涉痛。

(二)单项选择题

1. B　2. C　3. A　4. D　5. C　6. E　7. B　8. A　9. C　10. D　11. D
12. E　13. B　14. B　15. C　16. C　17. E　18. D　19. C　20. C　21. D　22. C
23. B　24. E　25. A　26. C　27. B　28. A　29. B　30. A　31. E　32. D　33. B
34. E　35. E　36. D　37. B　38. A　39. B　40. D　41. E　42. B　43. D　44. A
45. B　46. C　47. B　48. B　49. A　50. A　51. A　52. B　53. B　54. B　55. D
56. B　57. A　58. A

(三)多项选择题

1. BCD　2. ABCDE　3. ABCE　4. ABCD　5. ABCD　6. ABCD　7. BCD　8. BC

9. ACDE 10. ABE 11. ACDE 12. ADE 13. ABCDE 14. ABDE 15. BC 16. ACD 17. ABCD 18. ADE 19. ADE

(四)填空题

1. 31 8 5 5 1

2. 躯体运动 躯体感觉 内脏运动 内脏感觉

3. 颈丛 臂丛 腰丛 骶丛

4. 颈1～4 枕小神经 耳大神经 颈横神经 锁骨上神经 膈神经

5. 膈肌 胸膜 心包

6. 颈5～8 胸1 斜角肌

7. 后 四边 三角肌 小圆

8. 外侧 喙肱肌 肱二头肌 肱

9. 臂丛外侧束 臂丛内侧束 腋

10. 尺侧腕屈肌 指深屈

11. 臂丛后束 桡神经沟 深支 浅支

12. 桡 桡

13. 腋 三角 方

14. 桡 垂腕 虎口区

15. 尺 能力减弱 内收 萎缩 爪形手

16. 胸骨角水平 男性乳头水平 剑突水平 肋弓下缘水平 脐水平 脐 耻骨联合上缘

17. 股四头肌 缝匠肌 耻骨 隐神经 髌下 小腿内侧面 足内侧缘

18. 髌韧带(股四头肌腱) 股神经 脊髓 股神经 股四头肌

19. 骶丛 坐骨大孔(梨状肌下孔) 坐骨小孔 肛神经 会阴神经 阴茎(阴蒂)神经

20. 坐骨大孔(梨状肌下孔) 股二头肌 半腱肌 半膜肌 胫神经 腓总神经

21. 腓深 胫 腓浅

22. 腓骨颈 背屈 内翻 伸 马蹄内翻

23. 腋神经 桡神经 尺神经 腓总

24. 躯体运动 副交感(内脏运动) 躯体运动 副交感(内脏运动)

25. 眶上裂 上睑提肌 上直肌 内直肌 下直肌 下斜肌

26. 睫状神经节 瞳孔括约肌 睫状

27. 上睑 外下方 消失

28. 动眼神经 滑车神经 展神经

29. 眼神经 上颌神经 下颌神经

30. 特殊内脏运动纤维 一般内脏运动纤维 特殊内脏感觉纤维 一般躯体感觉纤维

31. 茎乳孔 面肌 舌下腺 下颌下腺 泪腺 舌前2/3味觉

32. 面神经 舌神经(三叉神经)

33. 额支 颧支 颊支 下颌缘支 颈支

34. 颈静脉孔 后1/3 疑 茎突咽

35. 颈动脉窦 颈动脉小球 血压 血液中二氧化碳浓度

36.迷走神经背核　疑核　三叉神经脊束核　孤束

37.喉上神经　耳支　喉返神经　胃前支　胃后支　腹腔支　肝支

38.对　同侧

39.舌下神经　舌下神经管　舌内肌　舌外

40.瘫痪　同侧

(五)问答题

1.坐骨神经　由骶丛发出→穿梨状肌下孔→臀大肌深面→坐骨结节和股骨大转子之间→大腿后面,在股二头肌与半腱肌、半膜肌之间下行→腘窝→股二头肌下缘分出胫神经和腓总神经。

2.面神经出茎乳孔后,进入腮腺内形成腮腺丛,由丛发出额支、颧支、颊支、下颌缘支和颈支分布于各表情肌。

3.舌的神经分布如下:①三叉神经的第三个分支下颌神经发出的舌神经分布于舌前2/3黏膜,传导一般感觉;②面神经在面神经管内发出的鼓索,在颞下窝并入舌神经,随其分布于舌前 2/3 的味蕾,传导味觉冲动;③舌咽神经的舌支分布于舌后 1/3 黏膜,传导一般感觉和味觉;④舌下神经分布于舌肌,支配舌肌的运动。

(戴开宇)

第十九章　内分泌系统

复习纲要

一、垂体

位于颅底蝶鞍的垂体窝内，呈椭圆形，借垂体柄与丘脑下部相连，分腺垂体（分泌物影响身体的生长，并有促甲状腺、性腺、肾上腺皮质的发育和分泌等作用）和神经垂体（分泌物使血压升高，尿量减少，子宫肌收缩）。

二、甲状腺

在颈下部气管两侧，呈“H”形，分左、右侧叶，中间以峡部相连。分泌甲状腺素，促进细胞氧化过程，促进全身物质代谢，调节机体的生长。

三、甲状旁腺

位于甲状腺侧叶后面，呈扁椭圆形的小腺体，一般有两对。分泌甲状旁腺素，调节钙磷代谢，维持血钙平衡。

四、肾上腺

位于肾的上端，左为半月形，右为三角形，肾上腺分为表层的皮质和内部的髓质。肾上腺皮质分泌多种类固醇激素，调节水盐、碳水化合物的代谢；肾上腺髓质分泌肾上腺素，使心跳增强、心率加速、支气管平滑肌松弛，还分泌去甲肾上腺素，使血管收缩。

五、松果体

在丘脑的上后方，为椭圆形小体，有抑制性成熟的作用。

练习题

（一）名词解释

1. 激素　　2. 内分泌组织

（二）单项选择题

1. 不属于内分泌腺或内分泌组织的是　　（　　）

A. 甲状腺　　B. 肾上腺　　C. 胸腺

D. 胰腺　　　　　　　　　　　　E. 垂体

2. 关于激素的叙述,错误的是　（　　）

A. 抗利尿激素作用于肾,增加对水的重吸收

B. 催产素有促进子宫收缩和乳腺分泌的功能

C. 甲状腺素能影响性行为和副性特征

D. 盐皮质激素可调节机体水盐代谢

E. 糖皮质激素影响机体血糖浓度

(三)多项选择题

1. 对甲状腺的描述,正确的是　（　　）

A. 呈“H”形

B. 分为左、右两个侧叶,中间以甲状腺峡相连

C. 甲状腺峡位于第 1 至 5 气管软骨环前方

D. 甲状腺外面有真假两层被膜包绕

E. 吞咽时甲状腺可随喉上、下移动

(四)填空题

1. 人体内的内分泌腺或内分泌组织包括________、________、________、________、________。

2. 垂体位于颅底蝶鞍的________内。

3. 松果体附于第________脑室顶的后部。

(五)问答题

1. 内分泌腺具有哪些结构特征?

2. 激素的功能可概括为哪几种?

3. 内分泌腺包括哪些?

4. 简述甲状腺的形状、分部。吞咽时,甲状腺为什么可随喉上下移动?

5. 与持维血钙平衡有关的是哪个内分泌腺?它的形态、位置如何?

6. 简述肾上腺和垂体的位置及其分部。

练习题参考答案

(一)名词解释

1. 内分泌腺分泌的物质称激素,它直接进入血液被运送至全身,作用于特定的靶器官。

2. 内分泌组织以细胞团分散存在于机体的其他器官或组织内,如消化道、呼吸道、神经组织、胰腺内的胰岛、睾丸内的间质细胞、卵巢内的卵泡和黄体等。

(二)单项选择题

1. D　2. C

(三)多项选择题

1. ABDE

（四）填空题

1. 垂体　甲状腺　甲状旁腺　肾上腺　胰岛

2. 垂体窝

3. 三

（五）问答题

1. 内分泌腺体积较小，重量较轻，但其分泌的激素对人体的新陈代谢、生长发育、生殖等的调节作用很大；内分泌腺的血液供应非常丰富，与其旺盛的新陈代谢和激素的运送有关；内分泌腺的结构和功能活动有显著的年龄变化。

2. 激素可调节机体新陈代谢；调节机体生长发育；调节机体水盐平衡；调节机体生殖活动。

3. 内分泌腺包括垂体、甲状腺、甲状旁腺、肾上腺、胰岛、松果体、胸腺和性腺等。

4. 甲状腺呈"H"形，分为左、右两个侧叶，中间以甲状腺峡相连。甲状腺侧叶与甲状软骨、环状软骨之间有韧带相连，故吞咽时，甲状腺可随喉上、下移动。

5. 与维持血钙平衡有关的是甲状旁腺。它是两对扁椭圆形小体，颜色棕黄，形状及大小似黄豆，甲状旁腺有上下两对，上甲状旁腺位置较恒定，在甲状腺侧叶后缘上、中 1/3 交界处；下甲状旁腺位置变异较大，多位于甲状腺侧叶后缘近下端的甲状腺下动脉处。

6. 肾上腺位于肾的上端，左为半月形，右为三角形，肾上腺分为表层的皮质和内部的髓质；垂体位于颅底蝶鞍的垂体窝内，呈椭圆形，借垂体柄与丘脑下部相连，分腺垂体和神经垂体。

（梅　劲）

附:《系统解剖学》自测试卷

《系统解剖学》自测试卷 1

一、名词解释(本大题共 5 题,每题 2 分,共 10 分)

1. 胸骨角

2. 膀胱三角

3. 三尖瓣复合体

4. 局部淋巴结

5. 大脑动脉环

二、填空题(本大题共 40 个空格,每个空格 0.5 分,共 20 分)

1. 根据骨的形态不同,可将骨分为________骨、________骨、________骨和________骨四种类型。

2. 男性尿道的狭窄分为________、________和________。

3. 输卵管由外侧向内侧分为________、输卵管峡、________和________。

4. 颈动脉窦是________感受器,颈动脉小球是________感受器。

5. 主动脉弓的上缘发出 3 条分支,从右向左依次为________、________和________。

6. 腋淋巴结分为________、________、肩胛下淋巴结、________和尖淋巴结五群。

7. 视觉感受器位于________,听觉感受器是________,位觉感受器是________、________和________。

8. 除胸神经前支外,其余脊神经前支均形成神经丛,计有________、________、________和________。

9. 脑干由________、________和________ 3 部分组成。

10. 视觉性语言中枢位于________,听觉性语言中枢位于________,书写中枢位于________。

11. 混合性脑神经包括________、________、________、和________ 4 对。

12. 交感神经的低级中枢位于________。副交感神经的低级中枢位于________和________。

三、问答题(本大题共 6 题,每题 5 分,共 30 分)

1. 试述膝关节的结构特点及运动形式。

2. 简述肝外胆道的组成及胆汁的产生和排出途径。

3. 维持心腔内血液定向流动的结构有哪些?

4. 小儿咽部感染为何易引起中耳炎?

5. 饮茶时,水的温度是如何通过舌和口腔黏膜感知的?

6. 简述内囊的位置、分部及通过内囊各部的主要投影纤维。

四、单项选择题(本大题共 30 题,每题 1 分,共 30 分)

1. 关节的基本构造,正确的是 ( )
   A. 关节腔、关节囊、关节盘 B. 关节腔、关节面、关节囊
   C. 关节窝、关节头、关节囊 D. 关节面、关节唇、关节腔
   E. 关节盂、关节头、关节腔
2. 椎间孔是由 ( )
   A. 椎体与椎弓围成 B. 椎体与椎弓根围成
   C. 椎弓根与椎弓板围成 D. 上、下棘突间围成
   E. 上、下相邻的椎弓根围成
3. 无关节盘的关节是 ( )
   A. 肩关节 B. 胸锁关节 C. 膝关节
   D. 下颌关节 E. 肩锁关节
4. 约平第四胸椎体下缘的是 ( )
   A. 胸骨上缘 B. 胸骨角 C. 剑突

D. 乳头　　E. 心尖

5. 伸肘的肌是 (　　)

A. 肱二头肌　　B. 肱三头肌　　C. 大圆肌

D. 三角肌　　E. 肱肌

6. 构成跟腱的肌是 (　　)

A. 胫骨后肌　　B. 腓肠肌　　C. 比目鱼肌

D. 踇长屈肌、趾长屈肌　　E. 小腿三头肌

7. 以下描述正确的是 (　　)

A. 胆汁由胆囊产生

B. 额窦开口于上鼻道

C. 肾蒂内的结构由上向下分别为肾动脉、肾静脉和肾盂

D. 子宫的前屈是指子宫长轴与阴道长轴形成的夹角

E. 精子由睾丸精直小管产生

8. 不属于消化腺的是 (　　)

A. 口腔腺　　B. 肝　　C. 胆囊

D. 胰　　E. 消化管壁内的小腺体

9. 阑尾根部的体表投影(麦氏点)位于 (　　)

A. 脐与左髂前上棘连线的中、内 1/3 交点处

B. 脐与左髂前上棘连线的中、外 1/3 交点处

C. 脐与右髂前上棘连线的中、内 1/3 交点处

D. 脐与右髂前上棘连线的中、外 1/3 交点处

E. 左、右髂前上棘连线的右 1/3 处

10. 开口于上鼻道的鼻旁窦是 (　　)

A. 后筛窦　　B. 前筛窦　　C. 上颌窦

D. 蝶窦　　E. 额窦

11. 输精管结扎术的常选部位在 (　　)

A. 盆部　　B. 腹股沟管部　　C. 精索部

D. 睾丸部　　E. 起始部

12. 属于腹膜间位器官的是 (　　)

A. 子宫　　B. 胃　　C. 卵巢

D. 胰　　E. 肾

13. 以下描述正确的是 (　　)

A. 小循环的功能是将血液运送至全身各处

B. 心室收缩时动脉瓣开放

C. 房室结是心的正常起搏点

D. 颈动脉小球是压力感受器

E. 心房收缩时房室瓣关闭

14. 下列关于肝门静脉的描述，正确的是 (　　)

A. 为导血出肝的血管

B. 经附脐静脉直接与上腔静脉吻合
C. 经食管静脉丛与上、下腔静脉吻合
D. 无功能性静脉瓣
E. 内含动脉血

15. 不属于右冠状动脉供血的是 ( )
A. 窦房结　B. 房室结　C. 室间隔前 2/3
D. 左心室后壁的右侧份　E. 右心房

16. 冠状窦注入 ( )
A. 上腔静脉　B. 下腔静脉　C. 左心室
D. 右心房　E. 左心房

17. 在体表触摸不到 ( )
A. 锁骨下动脉的搏动　B. 髂内动脉的搏动
C. 股动脉的搏动　D. 面动脉的搏动
E. 颞浅动脉的搏动

18. 肠系膜下动脉栓塞引起坏死的脏器是 ( )
A. 乙状结肠　B. 直肠下部　C. 胃
D. 小肠　E. 横结肠

19. 盲点位于 ( )
A. 视网膜虹膜部　B. 视网膜睫状体部
C. 黄斑中央凹　D. 视网膜视部
E. 黄斑颞侧

20. 下列关于视神经的描述,错误的是 ( )
A. 含特殊躯体感觉纤维　B. 内有视网膜中央动脉通过
C. 外有 3 层脑被膜包裹　D. 经眶上裂进入颅中窝
E. 传导视觉

21. 滑车神经支配 ( )
A. 上睑提肌　B. 上斜肌　C. 下斜肌
D. 下直肌　E. 上直肌

22. 下列关于迷走神经的描述,正确的是 ( )
A. 左迷走神经从锁骨下动、静脉之间入胸腔
B. 右迷走神经从肺根前方到达食管
C. 迷走神经前干发出胃前支和腹腔支
D. “鸦爪”形分支分布于胃幽门部
E. 迷走神经伴随胸主动脉穿过主动脉裂孔

23. 下列关于膈神经的描述,正确的是 ( )
A. 感觉性神经　B. 运动性神经　C. 混合性神经
D. 支配膈肌和腹直肌　E. 以上都不正确

24. 肱骨中段骨折易损伤 ( )
A. 正中神经　B. 腋神经　C. 桡神经

D. 尺神经　　E. 肌皮神经

25. 下列关于坐骨神经的描述，正确的是 (　　)

A. 腰丛的分支　　B. 经坐骨小孔出盆腔

C. 是运动性神经　　D. 仅支配大腿后群肌

E. 以上都不正确

26. 下列关于脊髓的描述，正确的是 (　　)

A. 外形上有明显的节段性　　B. 在第 4～5 腰椎间作腰穿时可能被损伤

C. 脊髓圆锥平第 3 腰椎体　　D. 前正中沟有脊神经前根附着

E. 后外侧沟有脊神经后根附着

27. 成人脊髓下端平对 (　　)

A. L4　　B. L1 下缘　　C. L3

D. L3 下缘　　E. 骶管裂孔处

28. 下列关于脊髓丘脑束的描述，正确的是 (　　)

A. 终于丘脑腹后外侧核　　B. 由脊神经节神经中枢突组成

C. 在延髓下部交叉　　D. 传导对侧头面部痛温、触压觉

E. 传导对侧躯体的本体感觉

29. 下列位于中脑的副交感神经核是 (　　)

A. 动眼神经副核　　B. 迷走神经背核

C. 副神经核　　D. 上泌涎核

E. 下泌涎核

30. 右眼鼻侧、左眼颞侧视野偏盲，可能是损伤了 (　　)

A. 右侧视神经　　B. 右侧内囊　　C. 左侧视束

D. 视交叉　　E. 左侧视神经

五、多项选择题（本大题共 5 题，每题 2 分，共 10 分）

1. 下列关于子宫的描述，正确的是 (　　)

A. 前方有膀胱，后方有直肠

B. 前屈是指子宫体与子宫颈之间向前开放的钝角

C. 子宫体内的腔隙称子宫腔

D. 剖宫产的部位在子宫峡（子宫下段）

E. 子宫圆韧带有维持子宫前倾的作用

2. 下列关于体循环的描述，正确的是 (　　)

A. 起自左心室

B. 流经范围广，流程长

C. 功能是为血液加氧，并将代谢产物运回心

D. 终于右心房

E. 包括大循环和小循环两部分

3. 连于延髓脑桥沟的有 (　　)

A. 展神经　　B. 舌下神经　　C. 面神经

D. 前庭蜗神经　　E. 舌咽神经

4. 与面神经有关的核团是 (　　)

A. 面神经核　B. 下泌涎核　C. 上泌涎核

D. 孤束核　E. 疑核

5. 有关视觉传导通路的描述,正确的是 (　　)

A. 视网膜节细胞轴突构成视神经

B. 光感受器是视锥细胞和双极细胞

C. 一侧视束含同侧视网膜颞侧半和对侧视网膜鼻侧半节细胞轴突

D. 视束的少数纤维止于上丘和顶盖前区

E. 视觉中枢位于顶枕沟上下的皮质

参考答案

(一)名词解释

1. 胸骨柄与胸骨体连接处微向前突,称胸骨角。两侧与第二肋连接,是计数肋的重要标志。

2. 膀胱三角是指在膀胱底内面,两侧输尿管入口与尿道内口之间的三角形区域,黏膜光滑而无皱襞,是肿瘤和炎症的好发部位,也是膀胱镜检查时的标志。

3. 三尖瓣环、三尖瓣、腱索和乳头肌在结构和功能上是一个整体,称三尖瓣复合体,具有防止血液逆流的作用。

4. 局部淋巴结是指收纳某个器官或部位淋巴的第一级淋巴结,当某个器官或部位发生病变时,有害物可经淋巴管进入相应局部淋巴结,可防止病变扩散。

5. 两侧颈内动脉末端、大脑前动脉与大脑后动脉起始段及连接各动脉的前、后交通动脉,在脑底形成的吻合,称为大脑动脉环。

(二)填空题

1. 长　短　扁　不规则

2. 尿道内口　尿道膜部　尿道外口

3. 输卵管子宫部　输卵管壶腹　输卵管漏斗

4. 压力　化学

5. 头臂干　左颈总动脉　左锁骨下动脉

6. 胸肌淋巴结　外侧淋巴结　中央淋巴结

7. 视网膜　螺旋器　球囊斑　椭圆囊斑　壶腹嵴

8. 颈丛　臂丛　腰丛　骶丛

9. 延髓　脑桥　中脑

10. 角回　颞上回后部　额中回后部

11. Ⅴ　Ⅶ　Ⅸ　Ⅹ

12. 脊髓侧角中间外侧核　脑干一般内脏运动神经核　骶副交感核

(三)问答题

1. 膝关节的关节面由股骨下端、胫骨上端和髌骨构成;关节囊宽、松弛,前壁有股四头肌腱、髌骨和髌韧带。膝关节的特点是:①关节囊内有交叉韧带,前交叉韧带可防止胫骨向前移位,后交叉韧带可防止胫骨向后移位;②关节腔内有半月板(内侧半月板和外侧半月板);③关节囊前后松弛,囊外有胫侧副韧带、腓侧副韧带和髌韧带加强。运动形式:主要做屈伸运动,半屈膝时可做旋转运动。

2.肝外胆道包括左、右肝管、胆囊、肝总管、胆总管。进食前,肝细胞分泌的胆汁经左、右肝管→肝总管→胆囊储存;进食后储存在胆囊的胆汁→胆囊管→胆总管→肝胰壶腹→十二指肠大乳→十二指肠。

3.维持心腔内血液定向流动的结构有:三尖瓣复合体(三尖瓣环、三尖瓣、腱索、乳头肌)可防止血液由右心室倒流至右心房;肺动脉瓣可防止血液由肺动脉干倒流至右心室;二尖瓣复合体(二尖瓣环、二尖瓣、腱索、乳头肌)可防止血液由左心室倒流至左心房;主动脉瓣可防止血液由主动脉倒流至左心室。

4.咽鼓管连通咽部与鼓室,功能是使鼓室与外界大气压相等。幼儿的咽鼓管较成人短而平,管腔也较大,故咽部感染易沿咽鼓管侵入鼓室,引起化脓性中耳炎。

5.饮茶时,水的温度是通过头面部浅感觉传导通路感知的。该通路由3级神经元传导。第1级神经元为三叉神经节假单极神经元,其周围突分布至头面部感受器,中枢突组成三叉神经根→三叉神经脑桥核、三叉神经脊束核→左右交叉→三叉丘系→丘脑腹后内侧核→内囊后肢→中央后回下部。

6.内囊是位于尾状核、豆状核与背侧丘脑之间的白质板,分为:①内囊前肢,由额桥束和丘脑前辐射通过;②内囊膝,有皮质核束通过;③内囊后肢,有皮质脊髓束、丘脑中央辐射、视辐射、听辐射通过。

(四)单项选择题

1.B 2.E 3.A 4.B 5.B 6.E 7.C 8.C 9.D 10.A 11.C 12.A 13.B 14.D 15.C 16.D 17.B 18.A 19.D 20.D 21.B 22.D 23.C 24.C 25.E 26.E 27.B 28.A 29.A 30.B

(五)多项选择题

1.ABCDE 2.ABD 3.ACD 4.ACD 5.ACD

(温 昱)

《系统解剖学》自测试卷 2

一、名词解释(本大题共 5 题,每题 2 分,共 10 分)

1.翼点

2.麦氏点

3.动脉韧带

4.视神经盘

5.内囊

二、填空题(本大题共 40 个空格,每个空格 0.5 分,共 20 分)

1.关节的基本构造包括__________、__________和__________。

2.胸锁乳突肌起于__________,止于__________,受__________神经支配。

3.将人体分为左、右均等两部分的切面称为__________。

4.食管的三个狭窄与中切牙的距离分别为______cm、______cm、______cm。

5.输精管分为__________、__________、__________和__________四部分,通常选取__________进行结扎。

6.心传导系包括__________、__________、__________、__________、__________。

7.掌浅弓由__________与__________吻合而成。

8.眼的折光装置从前向后依次为__________、__________、__________、__________。

9.成人脊髓末端平对__________,新生儿脊髓末端平对__________。

10.颈丛皮支浅出点位于__________。

11.第 1 躯体运动区位于__________,第 1 躯体感觉中枢位于__________,视觉中枢位于__________,听觉中枢位于__________。

12.间脑分为__________、__________、__________、__________和__________。

13.一侧舌下神经完全损伤,同侧舌肌__________,伸舌时,舌尖偏向__________。

三、问答题(本大题共 6 题,共 30 分)

1.根据形态可以将骨分为哪几种类型?并各举一例。(4 分)

2. 简述膈上的裂孔及穿行的结构。(6 分)

3. 试述子宫的位置、毗邻和固定装置。(4 分)

4. 简述肝门静脉系的特点、收集范围及与上下腔静脉的吻合部位。(8 分)

5. 简述脑脊液的产生和循环途径。(4 分)

6. 中脑脚间窝血肿,可能压迫什么脑神经?该神经损伤后可引起何症状?(4 分)

四、单项选择题(本大题共 30 题,每题 1 分,共 30 分)

1. 成人骨内不含红骨髓的是 ( )
   A. 长骨骨髓腔 B. 髂骨 C. 胸骨
   D. 椎骨 E. 跟骨
2. 蝶鞍是 ( )
   A. 垂体和颈动脉沟的统称 B. 垂体窝和交叉沟的统称
   C. 垂体窝和斜坡的统称 D. 垂体窝和鞍背的统称
   E. 垂体窝、蝶窦的统称
3. 下列有关髋关节的描述,错误的是 ( )
   A. 关节面由股骨头和髋臼构成 B. 髋臼周围附有关节唇
   C. 属三轴关节 D. 关节囊向下达转子间线和转子间嵴
   E. 关节囊周围有多条韧带加强
4. 下列有关腱鞘的描述,正确的是 ( )
   A. 腱鞘位于活动性较小的部位 B. 主要存在关节的伸侧
   C. 腱系膜由腱纤维鞘形成 D. 腱纤维鞘分为壁层和脏层
   E. 由腱纤维鞘和腱滑膜鞘组成
5. 下列有关膈的描述,正确的是 ( )
   A. 收缩时膈穹下降,助呼气 B. 收缩时膈穹上升,助吸气
   C. 舒张时膈穹上升,助吸气 D. 收缩时膈穹下降,助吸气
   E. 收缩时膈穹上升,助呼气
6. $\underline{|\mathrm{V}}$ 表示 ( )
   A. 左上颌第 2 乳磨牙 B. 左上颌第 2 前磨牙
   C. 右上颌第 2 乳磨牙 D. 右上颌第 2 前磨牙
   E. 左上颌第 1 前磨牙
7. 临床手术时,寻找阑尾的向导是 ( )
   A. 结肠带 B. 回盲瓣 C. 结肠袋

D. 肠脂垂　　E. 以上都不对

8. 下列关于胆囊的描述,错误的是　(　　)

A. 有贮存和浓缩胆汁的功能　　B. 位于肝左侧纵沟前部

C. 胆囊底与腹前壁相贴　　D. 胆囊颈内黏膜形成螺旋襞

E. 胆囊动脉多行于胆囊三角内

9. 下列关于唾液腺的描述,错误的是　(　　)

A. 分大唾液腺和小唾液腺两类　　B. 大唾液腺有腮腺、下颌下腺和舌下腺

C. 下颌下腺导管开口于舌下阜　　D. 舌下腺大管开口于舌下襞

E. 小唾液腺有唇、颊腺和舌腺

10. 上呼吸道最狭窄的部位是　(　　)

A. 前庭裂　　B. 喉口　　C. 声门裂

D. 喉中间腔　　E. 声门下腔

11. 肾蒂内各结构自前向后顺序是　(　　)

A. 肾动脉、肾静脉、肾盂　　B. 肾静脉、肾动脉、肾盂

C. 肾静脉、肾盂、肾动脉　　D. 肾盂、肾动脉、肾静脉

E. 肾动脉、肾盂、肾静脉

12. 下列有关男性尿道的描述,正确的是　(　　)

A. 只有排尿功能　　B. 全长分为两部分

C. 有 3 个狭窄和 3 个弯曲　　D. 分为前尿道、中尿道和后尿道

E. 3 个狭窄为尿道结石易滞留部位

13. 腹膜外剖宫取胎术的常选部位在　(　　)

A. 子宫底　　B. 子宫体　　C. 子宫下段

D. 子宫颈　　E. 子宫角

14. 下列有关心的位置,正确的是　(　　)

A. 位于后纵隔　　B. 位于中纵隔偏左

C. 2/3 在正中线的右侧　　D. 1/3 在正中线的左侧

E. 自右向左扭转

15. 房室交点是指　(　　)

A. 左冠状动脉与肺动脉干的交点　　B. 前室间沟与冠状沟的交点

C. 前、后室间沟的交点　　D. 前室间沟、后房间沟与冠状沟的交点

E. 后室间沟、后房间沟与冠状沟的交点

16. 于耳屏前方可压迫　(　　)

A. 枕动脉　　B. 上颌动脉　　C. 颞浅动脉

D. 面动脉　　E. 脑膜中动脉

17. 胆囊动脉一般发自　(　　)

A. 肝总动脉　　B. 肝固有动脉　　C. 肝固有动脉左支

D. 肝固有动脉右支　　E. 腹腔干

18. 在体表触摸不到其搏动的动脉是　(　　)

A. 锁骨下动脉　　B. 髂内动脉　　C. 股动脉

D. 面动脉 E. 颞浅动脉

19. 主动脉弓自右向左发出的第 3 个分支是 ( )

A. 头臂干 B. 腹腔干 C. 右锁骨下动脉

D. 左颈总动脉 E. 左锁骨下动脉

20. 下列关于脑膜中动脉的描述，正确的是 ( )

A. 发自上颌动脉 B. 发自颈外动脉

C. 发自颈内动脉 D. 经圆孔入颅腔

E. 经卵圆孔入颅腔

21. 上直肌收缩，瞳孔转向 ( )

A. 内上方 B. 上方 C. 外上方

D. 外方 E. 内方

22. 下列不属于内耳的是 ( )

A. 前庭 B. 耳蜗 C. 球囊

D. 乳突小房 E. 半规管

23. 支配瞳孔括约肌的神经是 ( )

A. 展神经 B. 三叉神经 C. 动眼神经

D. 滑车神经 E. 眼神经

24. 骶副交感神经核位于脊髓的 ( )

A. T1～L3 B. T2～T4 C. S2～S4

D. S5～Co1 E. L2～L4

25. 下列关于皮质脊髓侧束的描述，正确的是 ( )

A. 起自延髓下端脑神经核 B. 经过延髓锥体的深面

C. 控制同侧肢体的运动 D. 终于脊髓中间外侧核

E. 直接支配骨骼肌

26. 下列关于脊髓丘脑束的描述，正确的是 ( )

A. 终于丘脑腹后外侧核 B. 由脊神经节神经中枢突组成

C. 在延髓下部交叉 D. 与对侧头面部痛、温、轻触觉传导有关

E. 与对侧躯体的本体感觉有关

27. 右侧薄束受损可导致 ( )

A. 右侧上肢本体感觉障碍 B. 左侧上肢本体感觉障碍

C. 右侧上肢、下肢本体感觉障碍 D. 右侧下肢本体感觉障碍

E. 左侧下肢本体感觉障碍

28. 下列关于面神经核的描述，正确的是 ( )

A. 位于面神经丘深面 B. 支配下部面肌的核团受双侧皮质核束控制

C. 只支配面肌 D. 接受对侧皮质核束的控制

E. 损伤后可致同侧面肌瘫痪

29. 不属于特殊内脏运动核的是 ( )

A. 三叉神经运动核 B. 疑核 C. 面神经核

D. 动眼神经副核 E. 副神经核

30. 某病人左侧:舌前 2/3 味觉障碍,舌下腺、下颌下腺分泌障碍,眼不能闭合,额纹消失,鼻唇沟消失,口角偏向右侧,病变可能在 ( )

A. 左舌神经 B. 左面神经与脑干相连处
C. 左面神经核 D. 右侧皮质核束
E. 左侧皮质核束

五、多项选择题(本大题共 5 题,每题 2 分,共 10 分)

1. 上呼吸道包括 ( )

A. 鼻 B. 咽 C. 喉
D. 气管 E. 支气管

2. 男性尿道的扩大分别位于 ( )

A. 前列腺部 B. 膜部 C. 尿道球部
D. 尿道海绵体部 E. 尿道舟状窝

3. 右心房的入口有 ( )

A. 肺静脉口 B. 上腔静脉口 C. 冠状窦口
D. 肺动脉口 E. 下腔静脉口

4. 属于骶丛分支的有 ( )

A. 臀上神经 B. 阴部神经 C. 股神经
D. 坐骨神经 E. 臀下神经

5. 支配眼外肌的神经有 ( )

A. 眼神经 B. 动眼神经 C. 展神经
D. 面神经 E. 滑车神经

参考答案

(一)名词解释

1. 颞窝内额、顶、蝶、颞四骨的交汇处称翼点。此处骨质薄弱,深方有脑膜中动脉前支经过,外伤或骨折时容易损伤动脉,引起颅腔内血肿。

2. 麦氏点为阑尾根部的体表投影部位,位于脐与右髂前上棘连线的中、外 1/3 交界处。

3. 动脉韧带是连接在肺动脉干分叉处稍左侧与主动脉弓下缘之间的纤维束,是胚胎时期动脉导管闭锁后的遗迹。

4. 视神经盘是视网膜后部内面、视神经起始处的白色圆盘状结构,由节细胞的轴突汇集而成,此处无感光细胞,称生理性盲点。

5. 内囊是位于尾状核、豆状核和背侧丘脑之间的白质纤维,分为内囊前肢、内囊膝和内囊后肢。

(二)填空题

1. 关节面　关节囊　关节腔

2. 胸骨和锁骨　乳突　副

3. 正中矢状面

4.15　25　40

5.睾丸部　精索部　腹股沟管部　盆部　精索部

6.窦房结　房室结　房室束　左右束支　蒲肯野纤维

7.桡动脉掌浅支　尺动脉末端

8.角膜　房水　晶状体　玻璃体

9.第1腰椎体末端　第3腰椎体末端

10.胸锁乳突肌后缘中点

11.中央前回和中央旁小叶前部　中央后回和中央旁小叶后部　距状沟上下皮质　颞横回

12.背侧丘脑　上丘脑　下丘脑　底丘脑　后丘脑

13.瘫痪　患侧

(三)问答题

1.根据形态可以将骨分为四种:长骨,如肱骨;短骨,如腕骨;扁骨,如胸骨;不规则骨,如椎骨。

2.膈上有腔静脉裂孔、食管裂孔、主动脉裂孔,分别有下腔静脉,食管和迷走神经,主动脉和胸导管穿过。

3.子宫位于盆腔正中,前邻膀胱,后邻直肠。固定装置为:①子宫阔韧带:限制子宫向两侧移动;②子宫圆韧带:维持子宫前倾位的主要结构;③子宫主韧带:维持子宫颈正常位置,防止其向下脱垂;④子宫骶韧带:向后上方牵引子宫颈,与子宫圆韧带共同维持子宫的前倾前屈位。

4.肝门静脉系的特点:起始端和末端均与毛细血管相连,无静脉瓣。收集范围:主要是腹腔不成对脏器(除肝)的静脉血。吻合部位:食管静脉丛、脐周静脉网、直肠静脉丛和椎内、外静脉丛。

5.脑脊液由脑室脉络丛产生。侧脑室产生脑脊液→室间孔→第3脑室,与第3脑室脉络丛产生的脑脊液一起→中脑水管→第4脑室,再汇同第4脑室脉络丛产生的脑脊液→第4脑室正中孔和外侧孔→蛛网膜下隙→硬脑膜窦。若脑脊液回流途中发生阻塞,可导致脑积水和颅内压增高,使脑组织受压移位,甚至出现脑疝而危及生命。

6.中脑脚间窝血肿,损伤动眼神经。可出现下列症状:①外下方斜视,②上睑下垂,③瞳孔散大(瞳孔对光反射消失)。

(四)单项选择题

1.A　2.D　3.D　4.E　5.D　6.A　7.A　8.B　9.D　10.C　11.B　12.E　13.C　14.B　15.E　16.B　17.D　18.B　19.E　20.A　21.B　22.D　23.C　24.C　25.B　26.A　27.D　28.E　29.D　30.B

(五)多项选择题

1.ABC　2.ACE　3.BCE　4.ABDE　5.BCE

(温　昱)

《系统解剖学》自测试卷 3

一、名词解释（本大题共 5 题，每题 2 分，共 10 分）

1. 足弓

2. 腹股沟韧带

3. 纵隔

4. 心包腔

5. 核上瘫

二、填空题（本大题共 40 个空格，每个空格 0.5 分，共 20 分）

1. 将人体分为上、下两部分的切面称__________，将人体分为前后两部分的切面称为__________。

2. 脊柱侧面观，有四个生理性弯曲，自上而下是颈曲__________、__________和__________。

3. 骨盆界线是由__________向两侧经__________、__________、__________至__________上缘构成的环形线，线的上方称大骨盆，下方称小骨盆。

4. 止于肱骨大结节的肌有__________、__________、__________。

5. 咽淋巴环由________扁桃体、咽鼓管扁桃体、________扁桃体和________扁桃体共同构成

6. 女性输卵管结扎术的常选部位是__________；男性输精管结扎术的常选部位是__________。

7. 颈动脉窦是________感受器，颈动脉小球是________感受器，它们将感受的刺激转化为神经冲动，通过________神经传至________核。

8. 行程中，贴近肱骨外科颈的神经是__________、贴近肱骨骨干的是__________、贴近肱骨尺神经沟的是__________、贴近腓骨颈的是__________。

9. 膝跳反射的感受器位于__________，传入神经是__________，中枢位于__________，传出神经是__________，效应器是__________。

10. 脑干内的一般内脏运动核有__________、__________、__________和__________。

11. 听觉性语言（听话）中枢位于__________，颞横回是__________中枢，枕叶距状沟上下的皮质是__________中枢。

12. 尾状核与豆状核的壳合称为__________。产生脑脊液的结构是脑室的__________。

三、问答题(本大题共 5 题,共 20 分)

1. 上肢骨有哪些主要骨性标志?(3 分)

2. 试述泪器的组成及泪液的排出通道。(3 分)

3. 右侧视神经损伤后,右侧瞳孔对光反射有何变化?为什么?(4 分)

4. 什么结构损伤出现面神经核核下瘫?主要表现是什么?(4 分)

5. 试述躯干和四肢的意识性本体感觉和精细触觉传导通路。(6 分)

四、单项选择题(本大题共 45 题,每题 1 分,共 45 分)

1. 不属于短骨的是 ( )
   A. 月状骨 B. 钩骨 C. 豌豆骨
   D. 股骨 E. 距骨
2. 垂体窝位于 ( )
   A. 蝶骨体上面 B. 筛骨 C. 额骨
   D. 颞骨锥体上面 E. 上颌骨
3. 下列关于桡腕关节的描述,正确的是 ( )
   A. 近侧列腕骨构成关节头 B. 桡骨下端构成关节窝
   C. 属椭圆关节 D. 伸的幅度大于屈
   E. 外展的幅度大于内收
4. 屈髋关节的肌是 ( )
   A. 髂腰肌 B. 臀大肌 C. 臀中肌
   D. 梨状肌 E. 半腱肌
5. 下列关于咽的描述,错误的是 ( )
   A. 上至颅底
   B. 下平第 6 颈椎体下缘
   C. 自上而下依次分为鼻咽,喉咽和口咽
   D. 前通鼻腔、口腔和喉腔
   E. 下续食管
6. 进出肝门的是 ( )
   A. 肝动脉、肝静脉、肝门静脉 B. 肝动脉、肝门静脉和左右肝管

C. 肝动脉、肝静脉、肝管　　D. 胆总管、肝门静脉和肝动脉
E. 肝总管、胆囊管和肝门静脉

7. 不属于后纵隔(四分法)结构的是 (　　)
A. 气管　　B. 半奇静脉　　C. 内脏大神经
D. 胸交感神经干　　E. 胸导管

8. 肾固定装置不健全时,肾游走的方向是 (　　)
A. 向内侧　　B. 外侧　　C. 向上
D. 向下　　E. 向前

9. 下列关于睾丸的描述,正确的是 (　　)
A. 位于阴囊内　　B. 后缘和上端附有附睾
C. 前缘游离　　D. 睾丸小叶的间质细胞可分泌男性激素
E. 以上都对

10. 子宫峡 (　　)
A. 是子宫颈阴道部的下部　　B. 是子宫体与宫底相接处的狭窄
C. 是子宫腔下部的狭窄处　　D. 非妊娠时不明显
E. 是子宫体与输卵管连接处的狭窄

11. 输卵管最狭窄的部位在 (　　)
A. 漏斗部　　B. 壶腹部　　C. 峡部
D. 子宫部　　E. 以上都不对

12. 二尖瓣 (　　)
A. 分为前尖和后尖
B. 前尖较小,介于左房室口与主动脉口之间
C. 前尖位于前外侧,后尖位于后内侧
D. 后尖分隔流入道和流出道
E. 前尖的腱索连于前乳头肌

13. 下列关于肺动脉的描述,正确的是 (　　)
A. 内含动脉血
B. 左肺动脉较长,左行至左肺门
C. 右肺动脉向右经升主动脉与上腔静脉之间达右肺门
D. 肺动脉干位于心包内
E. 在肺动脉干分杈处的稍右侧有动脉带连于主动脉弓下缘

14. 腹主动脉的直接分支不包括 (　　)
A. 肠系膜上动脉　　B. 腹腔干　　C. 肾动脉
D. 子宫动脉　　E. 卵巢动脉

15. 阑尾动脉发自 (　　)
A. 回结肠动脉　　B. 回肠动脉　　C. 右结肠动脉
D. 中结肠动脉　　E. 肠系膜下动脉

16. 面部"危险三角"区感染传入颅内的途径是 (　　)
A. 颈内静脉　　B. 眼静脉　　C. 舌静脉

D. 额静脉　　E. 颈外静脉

17. 下腔静脉收纳　（　）

A. 肠系膜上静脉　　B. 肠系膜下静脉

C. 脾静脉　　D. 肝静脉

E. 胃左、右静脉

18. 对疑有鼻咽癌的人应仔细检查的淋巴结是　（　）

A. 下颌下淋巴结

B. 锁骨下淋巴结

C. 颈内静脉二腹肌淋巴结(角淋巴结)

D. 颈静脉角淋巴结(斜角肌前淋巴结)

E. 枕淋巴结

19. 胃的淋巴最终注入　（　）

A. 腹腔淋巴结　　B. 肝淋巴结　　C. 腰淋巴结

D. 胰脾淋巴结　　E. 膈上淋巴结

20. 下列关于角膜的描述,正确的是　（　）

A. 不属于屈光系统　　B. 无血管　　C. 无神经

D. 占眼纤维膜的前 5/6　　E. 富含淋巴管

21. 鼓室的前壁又称　（　）

A. 鼓室盖　　B. 鼓膜　　C. 颈动脉壁

D. 迷路壁　　E. 颈静脉壁

22. 瞳孔的大小　（　）

A. 与三叉神经的眼神经有关　　B. 与睫状肌收缩状态有关

C. 与副交感神经无关　　D. 与交感神经无关

E. 与交感、副交感神经有关

23. 颈丛的分支不包括　（　）

A. 枕大神经　　B. 耳大神经　　C. 枕小神经

D. 颈横神经　　E. 锁骨上神经

24. 下列关于坐骨神经的描述,错误的是　（　）

A. 在股二头肌长头深面下降

B. 在腘窝分为胫神经和腓总神经

C. 支配大腿后肌群

D. 运动支分布至膝关节,司关节屈

E. 损伤后伸髋和屈膝能力均减弱

25. 视觉的皮质下反射中枢位于　（　）

A. 上丘　　B. 下丘　　C. 下丘臂

D. 上丘臂　　E. 顶盖前区

26. 三叉神经第二级浅感觉纤维交叉部位在　（　）

A. 中脑下分　　B. 脑桥　　C. 延髓上分

D. 脑桥和延髓　　E. 中脑、脑桥和延髓

27. 中枢神经系统内,神经元胞体及其树突集聚的部位称 ( )
A. 白质 B. 皮质 C. 网状结构
D. 神经节 E. 灰质

28. 与脊髓相连的神经有 ( )
A. 25 对 B. 27 对 C. 29 对
D. 31 对 E. 33 对

29. 不属于小脑核团的是 ( )
A. 屏状核 B. 顶核 C. 齿状核
D. 栓状核 E. 球状核

30. 下列有关胸膜的体表投影,错误的是 ( )
A. 胸膜前界与肺前界大致相同
B. 胸膜下界比肺下界低约两肋
C. 胸膜顶高出肺尖 2～3cm
D. 左侧胸膜下界略低于右侧
E. 右侧胸膜下界略高于左侧

31. 脊髓后索内有 ( )
A. 脊髓丘脑前束、红核脊髓束
B. 皮质脊髓侧束、前庭脊髓束
C. 红核脊髓束、内侧纵束
D. 薄束、楔束
E. 皮质脊髓前束、皮质脊髓侧束

32. 出入中脑的神经有 ( )
A. 嗅神经 B. 面神经 C. 视神经
D. 三叉神经 E. 以上都不对

33. 下列有关小脑扁桃体的描述,错误的是 ( )
A. 位于小脑下面、邻近枕骨大孔
B. 颅内压增高时可形成枕骨大孔疝
C. 属小脑后叶
D. 属中枢神经系的淋巴器官
E. 小脑扁桃体疝可引起呼吸、心跳停止

34. 腹后内侧核接受 ( )
A. 内侧丘系 B. 脊髓丘系 C. 外侧丘系
D. 三叉丘系 E. 视束

35. 下列有关后丘脑的描述,正确的是 ( )
A. 由上丘和下丘构成 B. 位于丘脑前结节后下方
C. 借下丘脑沟与下丘脑分界 D. 包括内侧膝状体和外侧膝状体
E. 与本体感觉和精细触觉有关

36. 大脑半球额叶与顶叶的界线位于 ( )
A. 中央沟 B. 中央后沟 C. 中央前沟

D. 顶枕沟　　E. 外侧沟

37. 不属于大脑半球额叶结构的是　（　）

A. 嗅束　　B. 中央前沟　　C. 中央前回

D. 中央后回　　E. 额上回

38. 下列关于内囊的描述,错误的是　（　）

A. 位于尾状核、背侧丘脑与豆状核之间

B. 由投射纤维构成

C. 损伤时,会出现对侧偏瘫

D. 前肢有丘脑中央辐射通过

E. 损伤时,会出现对侧感觉丧失

39. 与视觉传导通路无关的是　（　）

A. 视细胞　　B. 视网膜双极细胞

C. 视网膜节细胞　　D. 外侧膝状体

E. 下丘

40. 双眼视野右侧半偏盲,可能是损伤了　（　）

A. 右视束　　B. 左视束　　C. 视交叉中心部

D. 左视神经　　E. 左侧内囊

41. 最易触及尺神经的部位在　（　）

A. 腋窝内　　B. 上臂中分　　C. 肱骨内上髁后方

D. 前臂　　E. 腕部

42. 正中神经不支配　（　）

A. 桡侧腕屈肌　　B. 旋前方肌　　C. 肱桡肌

D. 拇长屈肌　　E. 指深屈肌桡侧半

43. 经圆孔出颅的神经是　（　）

A. 视神经　　B. 上颌神经　　C. 下颌神经

D. 滑车神经　　E. 眼神经

44. 马蹄内翻足可能是损伤了　（　）

A. 坐骨神经　　B. 腓总神经　　C. 腓深神经

D. 腓肠神经　　E. 胫神经

45. 交感神经和副交感神经的相同点是　（　）

A. 低级中枢位置　　B. 节前纤维和节后纤维的长度

C. 分布范围和生理功能　　D. 均属内脏感觉神经

E. 均属内脏运动神经

五、多项选择题(本大题共 5 题,每题 1 分,共 5 分)

1. 脊柱可作的运动有　（　）

A. 屈　　B. 伸　　C. 侧屈

D. 旋转　　E. 环转

2. 大腿后肌群包括　（　）

A. 缝匠肌　　B. 股二头肌　　C. 股薄肌

D 半腱肌　　E. 半膜肌

3. 有味蕾的部位是　　(　　)

A. 软腭　　B. 轮廓乳头　　C. 菌状乳头

D. 丝状乳头　　E. 会厌

4. 参与心底构成的有　　(　　)

A. 左心房　　B. 大部分右心房

C. 小部分右心房　　D. 小部分左心室

E. 大部分右心室

5. 边缘叶的结构包括　　(　　)

A. 扣带回　　B. 齿状回　　C. 海马旁回

D. 缘上回　　E. 海马

参考答案

(一)名词解释

1. 足弓是由跗骨、跖骨借足底的韧带、肌腱等具有弹性和收缩力的组织共同构成的一个凸向上的弓,可分为纵弓和横弓。

2. 腹股沟韧带是腹外斜肌腱膜下缘增厚,张于髂前上棘与耻骨结节之间形成的韧带。

3. 纵隔是两侧纵隔胸膜之间的全部器官、结构和结缔组织的总称。

4. 心包腔是指浆膜心包的壁层与脏层之间的腔隙,内含少量浆液,起润滑作用。

5. 上运动神经元的损伤称核上瘫。

(二)填空题

1. 横切面　冠状面

2. 胸曲　腰曲　骶曲

3. 骶骨岬　弓状线　耻骨梳　耻骨结节　耻骨联合

4. 冈上肌　冈下肌　小圆肌

5. 咽　腭　舌

6. 输卵管峡部　精索部

7. 压力　化学　舌咽　孤束

8. 腋神经　桡神经　尺神经　腓总神经

9. 股四头肌　股神经　腰髓　股神经　股四头肌

10. 动眼神经副核　上泌涎核　下泌涎核　迷走神经背核

11. 颞上回后部　听觉　视觉

12. 新纹状体　脉络丛

(三)问答题

1. 上肢骨的主要骨性标志有:肩胛骨下角、肩峰、肱骨内上髁、肱骨外上髁、尺骨鹰嘴等。

2. 泪器由泪腺和泪道构成。泪道包括泪小管、泪囊和鼻泪管。泪腺分泌的泪液→泪小管→泪囊→鼻泪管→下鼻道。

3.右侧视神经完全损伤后，右侧瞳孔直接对光反射消失，间接反射存在。这是因为：①瞳孔对光反射的传入神经为视神经，损伤后信息传入中断，直接对光反射消失；②瞳孔对光反射的传出神经为动眼神经，光照左眼时，信息经左侧视神经→视交叉→左、右视束→顶盖前区→双侧动眼神经副核→动眼神经→睫状神经节→节后纤维→瞳孔括约肌→两眼瞳孔缩小（右侧为间接对光反射存在，左侧为直接对光反射存在）。

4.面神经核（下运动神经元）的损伤，称面神经核核下瘫，可导致病灶侧所有面肌瘫痪，主要表现为：额纹消失，不能闭眼、鼓腮、吸吮，口角下垂，鼻唇沟消失，角膜反射消失等。

5.躯干和四肢的意识性本体感觉和精细触觉由3级神经元传导。

第1级神经元是脊神经节细胞，其周围突分布于肌、关节和皮肤感受器；中枢突经后根内侧部进入脊髓后索，其中来自第4胸节以下的升支在后索内侧部形成薄束；来自第4胸节以上的升支在后索外侧部形成楔束，两束上行止于延髓的薄束核和楔束核。

第2级神经元为薄束核、楔束核，其发出纤维在延髓中央管腹侧左右交叉，交叉后的纤维折转上行，称内侧丘系。内侧丘系终于背侧丘脑腹后外侧核。

第3级神经元为背侧丘脑腹后外侧核，发出纤维称丘脑中央辐射，经内囊后肢投射至中央后回中、上部和中央旁小叶后部。

（四）单项选择题

1.D 2.A 3.C 4.A 5.C 6.B 7.A 8.D 9.E 10.D 11.D 12.A 13.D 14.D 15.A 16.B 17.D 18.C 19.A 20.B 21.C 22.E 23.A 24.D 25.A 26.D 27.E 28.D 29.A 30.C 31.D 32.E 33.D 34.D 35.D 36.A 37.D 38.D 39.E 40.B 41.C 42.C 43.B 44.B 45.E

（五）多项选择题

1.ABCDE 2.BDE 3.ABCE 4.AC 5.ABCE

（邵华信）

图书在版编目（CIP）数据

系统解剖学复习纲要和练习／邵华信，宋铁山主编．
—杭州：浙江大学出版社，2005.8(2012.3 重印)
面向 21 世纪高等医药院校精品课程教材
ISBN 978-7-308-04393-9

Ⅰ．系… Ⅱ．①邵…②宋… Ⅲ．系统解剖学－医学院校－教学参考资料 Ⅳ．R322

中国版本图书馆 CIP 数据核字（2005）第 087912 号

系统解剖学复习纲要和练习
邵华信　宋铁山　主编

丛书策划　阮海潮(ruanhc@163.com)
责任编辑　阮海潮
出版发行　浙江大学出版社
（杭州市天目山路 148 号　邮政编码 310007）
（网址：http://www.zjupress.com）
排　　版　杭州中大图文设计有限公司
印　　刷　杭州杭新印务有限公司
开　　本　787mm×1092mm　1/16
印　　张　13.75
字　　数　343 千
版 印 次　2005 年 8 月第 1 版　2012 年 3 月第 5 次印刷
书　　号　ISBN 978-7-308-04393-9
定　　价　25.00 元
